# 근력강화 밴드운동

제3판

대표역자 이 영 진 외

# Strength Band Training

THIRD EDITION

**Phil Page**
PhD, PT, ATC, CSCS

**Todd Ellenbecker**
DPT, MS, SCS, OCS, CSCS

영 문 출 판 사

■ 대표역자

이영진

- 동주대 물리치료과 겸임교수
- 소도구 메디컬트레이닝 코리아 대표

■ 공동역자 (가나다 순)

- 김지은 (물리치료사 & SOMEKO 실장)
- 나승은 (PT & 필라테스 강사)
- 문나람 (바디코드 필라테스 & PT 일산점 대표강사)
- 문지혜 (선릉 문필라테스 원장)
- 민은지 (필라테스 강사)
- 박민정 (메디앤컬 필라테스 강사)
- 서송이 (대구 라인랩필라테스 원장)
- 우정아 (필라테스 디어유 원장)
- 원은선 (필라테스강사 & 재활트레이닝전문가)
- 유다솜 (필라테스 강사 & 명상필라테스 founder)
- 이예림 (필라테스강사 & 재활트레이닝전문가)
- 이윤미 (Sallypilates 대표강사)
- 임수연 (클래식 필라테스 강사)
- 조수지 (METHOD:Pilates · Schroth · Yoga 원장)
- 최유미 (필라테스강사 & 재활트레이닝전문강사)
- 한혜성 (코리아요가얼라이언스 강사)

**Strength Band Training 3rd edition**

The best exercises and programs for sport, rehabilitation, and fitness
by Phil Page & Todd Ellenbecker



## 근력강화 밴드운동 제3판

2021년 4월 12일 초판인쇄
2021년 4월 20일 초판발행

지은이 : Phil Page & Todd Ellenbecker
옮긴이 : 이영진 외
발행인 : 박병조
발행처 : 도서출판 영문출판사
등　록 : 1987년 12월21일 제2-419호
주　소 : 서울시 강남구 삼성동 69-1
전　화 : (02) 514-5590, 776-5590
팩　스 : (02) 756-8943
홈페이지 : www.ymsbook.net
E-mail : yeongmunsa@empas.com
정　가 : 30,000원
ISBN 978-89-7224-499-8 93510

※ 파본은 교환해 드립니다.

나의 가족에게 - Angela, Madison, Caitlin, Hannah와 Andrew - 그들의 인내, 이해 및 격려에 감사드린다.

– Phil Page

사랑하는 Gail에게, 당신의 놀라운 지지와 사랑에 감사드린다.

– Todd Ellenbecker

## 역자 서문 (REVERSE LETTER PREFACE)

물리치료학 박사이자 풍부한 임상경험과 활발한 연구활동을 하고 있는 Page박사와 Ellenbecker박사의 서적을 번역하게 되어 영광으로 생각한다.

저 역시 임상과 강의경력이 15년차 물리치료사로서 수많은 밴드운동에 대한 서적을 접했으나 이 책의 구성이나 내용이 그동안 접한 밴드운동 서적 중에서 가장 뛰어나다고 추천 드릴 수 있다.

이 책은 소도구인 세라밴드와 루프밴드를 활용한 트레이닝에 대해 자세히 다루고 있다.
특히 기본적인 원리와 학문적 근거를 바탕으로 한 컨텐츠라서 물리치료사 뿐만아니라
필라테스강사, 요가강사, 퍼스널트레이너에게도 적극 소개하고 싶다.

또한, 이 책을 함께 번역한 소메코 김지은실장을 비롯하여 현재 필드에서 필라테스강사 또는 요가강사로 활발한 활동을 하고 계시는 나승은, 문나람, 문지혜, 민은지, 박민정, 서송이, 우정아, 원은선, 유다솜, 이예림, 이윤미, 임수연, 조수지, 최유미, 한혜성선생님께 진심으로 감사드린다.

마지막으로, 이 책이 번역출간되는데 도움을 주신 영문출판사 박병조사장님과 직원분들께도 깊은 감사를 드리면서 역자서문을 마무리한다.

역자대표 **이 영진**

# 목차 (CONTENTS)

# 운동 찾기 (EXERCISE FINDER)

계속

6장. 계속

| 타이틀 | 주요 근육 | 주요 스포츠 적용 | 고정점 | 페이지 |
|---|---|---|---|---|
| 견갑골 후인이 동반된 양쪽 팔의 신전 | 능형근, 후면 삼각근, 광배근 | 야구, 소프트볼, 수영, 테니스, 배구 | 예 | 85 |
| 하이 로우 | 능형근, 중부 승모근 | 야구, 소프트볼, 수영, 테니스, 배구 | 예 | 86 |
| **어깨와 팔 (Shoulders and Arms)** | | | | |
| 어깨 높이의 바이셉스 컬 | 상완이두근, 전면 삼각근 | 모든 스포츠 | 예 | 87 |
| 업 라이트 로우 | 상부 승모근, 삼각근 | 농구, 풋볼, 하키, 수영 | 아니오 | 88 |
| 오버헤드 프레스 | 삼각근, 상부 승모근 | 농구, 풋볼, 하키 | 아니오 | 89 |
| 대각선 굴곡: PNF | 삼각근, 회전근개 | 야구, 소프트볼, 수영, 테니스, 배구 | 예 | 90 |
| 대각선 신전: PNF | 흉근, 회전근개 | 야구, 소프트볼, 수영, 테니스, 배구 | 예 | 91 |
| 견갑골 후인이 동반된 어깨 외회전 | 회전근개, 능형근 | 야구, 소프트볼, 수영, 테니스, 배구 | 아니오 | 92 |
| Bruegger의 상체 운동 | 견갑골과 상부 등의 근육 | 모든 스포츠 | 아니오 | 93 |
| 90°에서 어깨 내회전 | 대흉근, 회전근개 | 야구, 소프트볼, 수영, 테니스, 배구 | 예 | 94 |
| 90°에서 어깨 외회전 | 회전근개, 후면 삼각근 | 야구, 소프트볼, 수영, 테니스, 배구 | 예 | 95 |
| 오버헤드 자세의 팔꿈치 신전 | 상완삼두근 | 야구, 소프트볼, 수영, 테니스, 배구 | 아니오 | 96 |
| 벽에서 걷기(60-90°) | 견갑골 고정근, 회전근개 | 농구 | 아니오 | 97 |
| **7장. 하체 근력강화 (LOWER BODY STRENGTH)** | | | | |
| **고관절과 둔부 (Hips and Glutes)** | | | | |
| 고관절 들어 올리기 | 장요근 | 농구, 풋볼, 하키, 축구 | 아니오 | 101 |
| 브릿지(교각 자세) | 대둔근, 햄스트링 | 농구, 풋볼, 하키, 축구 | 아니오 | 102 |
| 루프 밴드 브릿지 | 대둔근, 중둔근 | 모든 스포츠 | 아니오 | 103 |
| 고관절 신전(Donkey Kick) | 대둔근 | 농구, 풋볼, 하키, 축구 | 아니오 | 104 |
| 옆으로 누운 자세의 힙 리프트 | 중둔근 | 모든 스포츠 | 아니오 | 105 |
| 클램 | 둔부 근육, 고관절 외회전근 | 모든 스포츠 | 아니오 | 106 |
| 리버스 클램 | 고관절 내회전 | 모든 스포츠 | 아니오 | 107 |
| 닫힌 사슬에서의 고관절 회전 | 고관절 회전근, 대둔근 및 발목 고정근 | 모든 스포츠 | 예 | 108 |
| 스티프-레그드 데드리프트 | 햄스트링, 둔부 근육 및 허리 근육 | 모든 스포츠 | 예 | 109 |

계속

8장. 계속

| 타이틀 | 주요 근육 | 주요 스포츠 적용 | 고정점 | 페이지 |
|---|---|---|---|---|
| **10장. 노인** (OLDER ADULTS) | | | | |
| 목 안정화 운동 | 심층 경추 굴곡근, 상완삼두근, 삼각근 | 모든 스포츠 | 아니오 | 156 |
| 엘보우 컬 | 상완이두근 | 모든 스포츠 | 아니오 | 157 |
| 팔꿈치 신전 | 상완삼두근 | 모든 스포츠 | 아니오 | 158 |
| 체스트 프레스 | 대흉근, 전면 삼각근 | 농구, 풋볼, 하키 | 아니오 | 159 |
| 프론트 레이즈 | 가슴 근육, 전면 삼각근, 허리 | 농구, 풋볼, 하키 | 아니오 | 160 |
| 오버헤드 프레스 | 삼각근, 상완삼두근 | 농구, 풋볼, 하키 | 아니오 | 161 |
| 옆으로 들어 올리기 | 삼각근 | 농구, 풋볼, 하키 | 아니오 | 162 |
| 시티드 로우 | 후면 삼각근, 견갑골 고정근, 상완이두근 | 야구, 소프트볼, 수영, 테니스, 배구 | 예 | 163 |
| 오버헤드 풀-다운 | 광배근, 견갑골 고정근 | 모든 스포츠 | 아니오 | 164 |
| 백 풀 | 견갑골 고정근, 후면 삼각근 | 모든 스포츠 | 아니오 | 165 |
| 업 라이트 로우 | 상부 승모근, 삼각근 | 농구, 풋볼, 하키, 수영 | 아니오 | 166 |
| 힙 리프트 | 고관절 굴곡근 | 농구, 풋볼, 하키, 축구 | 아니오 | 167 |
| 레그 프레스 | 대둔근, 대퇴사두근 | 모든 스포츠 | 아니오 | 168 |
| 체어 스쿼트 | 대둔근, 대퇴사두근 | 모든 스포츠 | 아니오 | 169 |
| 레그 익스텐션 | 대퇴사두근 | 모든 스포츠 | 아니오 | 170 |
| 무릎 굴곡 | 햄스트링 | 모든 스포츠 | 아니오 | 171 |
| 발목 배측 굴곡 | 전경골근, 후경골근 | 모든 스포츠 | 아니오 | 172 |
| 발목 저측 굴곡 | 비복근, 가자미근 | 모든 스포츠 | 아니오 | 173 |
| **12장. 팀 스포츠** (TEAM SPORTS) | | | | |
| 배팅 시뮬레이션 | 몸통 회전근, 둔부 근육, 대퇴사두근, 장딴지 근육 | 야구, 소프트볼 | 예 | 185 |
| 사이드 스텝 런지(글로브 착용) | 모든 근육군 | 야구, 소프트볼 | 예 | 186 |
| 던지기 시뮬레이션(공을 가지고) | 모든 근육군 | 야구, 소프트볼 | 예 | 187 |
| 언더핸드 윈드 밀 시뮬레이션 | 모든 근육군 | 소프트볼 | 예 | 187 |
| 서브 시뮬레이션 | 모든 근육군 | 배구 | 아니오 | 189 |

계속

12장. 계속

| 타이틀 | 주요 근육 | 주요 스포츠 적용 | 고정점 | 페이지 |
|---|---|---|---|---|
| 오버헤드 블로킹 시뮬레이션 | 모든 근육군 | 배구 | 아니오 | 189 |
| 몬스터 워크와 범핑의 결합 | 모든 근육군 | 배구 | 아니오 | 190 |
| 익스플로전 아웃 오브 쓰리-포인트 스탠스 | 모든 근육군 | 풋볼 | 예 | 192 |
| 토털 바디 익스텐션 | 모든 근육군 | 풋볼 | 아니오 | 192 |
| 립컬 | 모든 근육군 | 풋볼 | 예 | 193 |
| 몬스터 워크 던지기 시뮬레이션 | 모든 근육군 | 풋볼, 라크로스 | 아니오 | 194 |
| 스케이팅 스트라이드 (스틱을 가지고) | 모든 근육군 | 하키 | 아니오 | 196 |
| 저항 슬라이드와 스트라이드(스틱을 가지고) | 고관절 외전근, 고관절 내전근 | 하키 | 아니오 | 196 |
| 저항 슬랩 샷 테이크-백 (스틱을 가지고) | 모든 근육군 | 하키 | 예 | 197 |
| 저항 슬랩 샷 팔로우-쓰로우 (스틱을 가지고) | 모든 근육군 | 하키 | 예 | 197 |
| 리스트 샷(스틱을 가지고) | 모든 근육군 | 하키 | 예 | 198 |
| 스텝-슬라이드(공을 가지고) | 코어 근육, 고관절 굴곡근, 고관절 외전근, 대퇴사두근 | 농구 | 아니오 | 200 |
| 스텝-오버(스틱과 탄성 저항을 가지고) | 모든 근육군 | 라크로스 | 예 | 202 |
| 라크로스 던지기 시뮬레이션 | 모든 근육군 | 풋볼, 라크로스 | 예 | 203 |
| 고관절 외전(축구공을 가지고) | 고관절 외전근, 굴곡근 | 축구 | 아니오 | 206 |
| 고관절 내전(축구공을 가지고) | 코어 근육, 고관절 내전근 | 축구 | 예 | 206 |
| 대각선 킥(축구공을 가지고) | 모든 근육군 | 축구 | 예 | 207 |
| 통제된 킥 안정화 | 둔부 근육, 햄스트링 | 축구 | 예 | 207 |
| 쓰로우-인 시뮬레이션과 오버헤드 패스 (축구공을 가지고) | 어깨 신전근, 광배근, 코어 근육, 고관절 굴곡근 | 축구 | 예 | 208 |

# 감사의 말 (ACKNOWLEDGMENTS)

저자들은 이 책에서 사용된 물품을 제공해준 Performance Health and TheraBand에 감사드리고 싶다. 이 운동들을 공유하기 위해 우리들에게 임상적 지식을 제공해 준 동료, 선생님, 클라이언트 및 환자들 모두에게 감사드린다. 그리고 이 책의 3판을 출간하는데 많은 경험을 제공해준 Human Kinetics의 훌륭한 스태프들에게 특별히 감사드린다.

근력강화 훈련은 폭 넓은 운동 프로그램을 구성하는 매우 중요한 요소이다. 미국 스포츠의학회와 U.S. Department of Health and Human Services는 모든 성인에게 주요 근육군을 포함해 1주일에 적어도 2일 이상 근력강화 운동을 하도록 권장하고 있다. 탄성 저항 밴드는 저항 운동으로서 저렴하고, 편리하고, 효율적인 방법이다. 연구에 따르면, 탄성 저항 훈련(ERT)은 활동이 적은 사람에서부터 운동선수까지, 그리고 모든 연령대(아동에서 노인에 이르기까지)에 효과적이었다고 한다.

탄성 저항은 피트니스 프로그램으로서 100년 이상 사용되어 왔고, 특히 최근에는 재활 프로그램으로써 많이 사용되고 있다. 탄성 저항은 임상 프로그램과 가정 프로그램으로 물리치료사들이 가장 많이 사용하는 저항 운동 방법이다. 탄성 저항의 다양성 때문에, 탄성 저항 운동은 다양한 환자와 조건에 맞는 이상적인 방법이다. 최근의 연구에 따르면, 탄성 저항은 전통적인 등장성 저항 운동과 비슷한 결과를 도출했다고 한다.

탄성 저항은 다재다능함 때문에 많은 재활 프로그램의 중요한 토대이다. 초기 재활 단계 환자를 위해, 종종 물리치료사는 탄성 저항 밴드를 이용한 근력강화운동을 처방하는데, 그 이유는 저항이 낮은 편이고, 환자의 향상에 따라 저항을 점차적으로 쉽게 증가시킬 수 있기 때문이다. 탄성 저항의 휴대성과 저렴한 가격 때문에, 가정 운동 프로그램의 일부로서 이상적인 방법일 수 있다. 이런 장점 때문에 ERT가 노인이나 장애인(전통적인 저항 운동을 이용하기 어려운)에게도 적용될 수 있다. 그리고 ERT는 전환, 다양성 및 진전이 용이하기 때문에 집단 운동 프로그램으로도 적합하다.

ERT는 효율적인 근력강화 도구로서 광범위하게 연구되고 인증되었다. ERT는 다른 저항운동에 비해 유례가 없을 만큼 다양성을 가진다. 다른 저항 운동은 운동 패턴, 속도 및 지점의 측면에서 다양성을 제공하지 못한다. 하나의 밴드를 이용해 포괄적인 저항 운동 프로그램을 쉽게, 그리고 어디(집이나 도로)에서나 수행할 수 있다.

이번 3번째 판(Strength Band Training)은 새로운 사진, 더 많은 운동, 그리고 수행 강화를 위한 단락으로 향상되었다. 제 1부는 탄성 저항 운동을 지지하는 과학과 연구를 포함해 ERT의 기본적인 내용을 다루고 있다. 그리고 웨이트나 장비를 이용하는 다른 저항 운동과 비교해 ERT의 장점과 단점을 다루고 있다. 그리고 특정 훈련 변수와 주의사항도 다루어지고 있다.

제 2부는 탄성 저항으로 이루어진 신장 기법과 근력강화를 다룬 단원이다. 독자들은 4장에서 PNF 수축-이완 기법을 포함한 신장 운동에 도움을 주는 탄성 저항의 사용 방법을 배울 것이다. 5-9장은 상지, 하지, 코어 및 전신을 위한 기능 활동과 주요 근육군을 근력강화하는 특별한 운동을 다루고 있다. 각 운동을 위해, 사진, 표적 근육의 목록, 지시사항과 팁을 제공하고 있고, 운동과 관련된 연구의 정보를 제공하고 있다. 10장은 폭넓은 운동 프로그램의 일환으로서 노인을 위한 탄성 저항 운동을 다루고 있다.

제 3부는 피트니스, 팀 스포츠, 개인 스포츠 및 재활을 위한 탄성 저항 운동 프로그램을 다룬다. 11장은 어느 장소(심지어 도로에서도)에서나 이루어질 수 있는 전신 순환 저항 훈련 프로그램을 다루고 있다. 12장과 13장의 프로그램은 각각 팀 스포츠와 개인 스포츠를 다루고 있고, 기본 운동과 스포츠 시뮬레이션 운동을 포함해 각종 스포츠에 맞는 훈련 프로그램을 제공한다. 끝으로, 14장은 상지, 하지, 목 및 허리 등 근골격계 손상 이후의 재활을 위해 탄성 저항을 이용한 근력강화운동을 권장한다.

제 1 부

# 탄성 저항 훈련의 개요

## Basics of Elastic Resistance Training

1

# 탄성 저항의 개요
# Elastic Resistance Explained

탄성 저항 운동의 비밀은 단순하다: 여러분이 탄성 밴드를 신장할수록 저항은 증가한다. 탄성 저항은 근력을 증가시킬 수 있도록 근육에 점진적인 자극을 제공하고, 근질량을 증가시키는데 도움을 준다. 우리는 탄성 저항 훈련(ERT)을 통해 한번에 단일 관절이나 여러 관절을 운동할 수 있고, 운동을 보다 기능적이고 효율적으로 만들 수 있다. 운동 장비나 덤벨을 이용하는 운동은 중력을 이용하고(등장성 운동), 종종 장비 당 하나의 운동만을 제한한다. 그러나 탄성 저항은 중력에 의존하지 않고, 저항은 밴드나 튜빙이 얼마나 신장되는지에 좌우된다. 그리고 탄성 저항은 무수히 많은 운동 선택을 제공한다.

탄성 저항 훈련은 어린 아동에서부터 노인에 이르기까지 큰 폭의 저항 훈련 선택(재활에서 웰니스까지)을 제공한다. 부상 예방과 수행 강화 프로그램을 위해 밴드와 튜닝을 이용한다. 많은 운동이 밴드나 튜빙으로 수행될 수 있고, 다양한 색깔의 밴드와 튜빙을 이용함으로써 저항을 쉽게 증가(또는 감소)시킬 수 있다. 벤치 프레스, 시티드 로우, 업 라이트 로우, 랫 풀-다운, 레그 프레스, 무릎 신전 또는 슬괵근(햄스트링) 길 등과 같이, 1개의 밴드를 이용한 운동으로 보는 수요 근육군을 강화시킬 수 있다. 탄성 밴드는 회전근개와 장비골근(발목 고정근으로 작용하는)과 같이 운동장비로 쉽게 활성화될 수 없는 특정 근육을 강화하는데도 이용될 수 있다. 표 1.1은 탄성 저항과 등장성 저항을 비교한 것이다.

## 전통적인 웨이트 훈련의 결과와 비슷한 결과
## (Outcomes Similar to Those of Traditional Weights)

연구에 따르면, ERT는 전통적인 등장성 저항 훈련과 비슷한 결과를 제공한다고 했다. 생체역학적으로, 탄성 저항은 웨이트와 덤벨과 같은 동일한 근력(저항 토크) 곡선을 제공하고, 평범한 엘리트 운

**표 1.1** 등장성 저항과 탄성 저항의 비교

| 특성 | 등장성 장비 | 탄성 저항 |
|---|---|---|
| 저항 근원 | 중력과 질량 | % 강도 |
| 힘 프로파일 | 선형적이고 일정함 | 선형적이고 상승적임 |
| 근력 곡선 | 종 모양 | 종 모양 |
| 운동 패턴 | 고정 | 가변적 |

동선수에 적절한 자극을 제공한다(Aboodarda 등, 2013). 탄성 저항의 합성 토크(resultant torque)는 등장성 저항과 비슷하게 가동범위 내에서 근육을 자극하고, 중간 가동범위에서 최대 토크를 생산한다(Hughes 등, 1999). 그리고 탄성 저항은 등장성 저항에 비해 관절력(joint force)을 감소시킴으로써 관절에 부담을 적게 줄 수 있다(Biscarini 2012).

ERT는 근력과 근비대의 근본적인 이득을 생산할 수 없다는 인식이 존재한다. 그러나, Aboodarda 등(2011)은 ERT와 웨이트 장비의 생리적 반응을 비교했고, 그들은 탄성 저항이 근비대에 적절한 훈련 자극이라고 했다. 그리고 Sundstrup 등(2012)은 탄성 저항을 이용한 어깨 운동에서 근 파손이 일어나기 전에 완전 근 활성화가 발생했음을 확인했다. 이것의 의미는 탄성 저항이 "전통적인 저항 장비를 대신할 수 있을 만큼 효율적이고, 실질적이고, 또 쉽게 이용할 수 있다"는 것이다.

ERT가 등장성 저항과 비슷한 훈련 자극을 제공하기 때문에, 근활성화의 수준이 등장성 저항과 비슷하다는 것은 놀라운 일이 아니다. Aboodarda 등(2016)은 탄성 저항과 등장성 저항을 비교한 14개 논문을 메타분석한 결과, EMG 근활성화에서 유의한 차이가 없음을 확인했다. 또 그들은 등장성 저항 운동에 비해 운동을 하는 동안 고정근의 활성화를 강화시킨다는 것도 확인했다. 사실, 탄성 밴드로 푸쉬-업을 수행했을 때, 39% 이상 근육의 활성화를 제공할 수 있고, 최대 벤치 프레스의 70% 만큼 흉근을 활성화할 수 있다(Calatayud 등, 2014). 이것은 탄성 저항이 적절한 훈련 자극을 제공할 수 있음을 지지하는 것이다.

ERT는 장비를 이용한 운동보다 더 좋은 근활성화 패턴을 제공한다. 예를 들어, 탄성 튜빙을 이용해 복부 컬-업을 수행하면, 장비를 이용했을 때보다 고관절 굴곡근의 활성화를 58%까지 감소시킬 수 있고, 또 복부 근육의 활성화를 24% 이상 더 활성화시킬 수 있다(Sundstrup 등, 2012). 게다가, 탄성 저항을 이용한 런지의 수행이 덤벨을 가지고 런지를 했을 때보다 뒤쪽 사슬 근육의 활성화를 더욱 증가시켰다(Jakobsen 등, 2013). 더 많은 연구들에 따르면, ERT가 비싼 웨이트 훈련 장비의 사용만큼 근력 증가의 이점을 보였다는 것이다. Colado와 Triplett(2008)은 동일한 강도로 10주간 이루어진 탄성 저항 운동과 등장성 장비 저항 운동을 비교했다. 그들에 따르면, 두 그룹간에 유의한 차이가 없었다: 두 그룹은 모두 근력과 근질량을 증가시켰다. 그리고 그들은 장비 기반 운동에 비해 탄성 저항이 저렴하고 공간을 많이 차지하지 않다고 했다.

## 탄성 저항 훈련과 피트니스 프로그램의 통합
## (Integrating Elastic Resistance Into Your Fitness Program)

탄성 저항은 피트니스 프로그램과 쉽게 통합될 수 있다. 여러분이 프리 웨이트나 장비 중 어느 것을 선호하던 간에, 여러분은 ERT를 통해 값비싼 장비의 운동과 동일한 운동을 수행할 수 있을 것이고, 또 집이나 여행 중에도 이런 운동을 수행할 수 있게 될 것이다. 탄성 밴드나 튜빙에 의해 제공되는 폭 넓은 저항 운동도 특정 목적을 위해 다양한 운동 강도를 제공한다. ERT의 사용은 중력 제한으로부터 여러분을 자유롭게 만들 것이고, 여러분은 근육을 분리하여 다양한 방법으로 동일 운동을 수행할 수 있을 것이다. 그리고 탄성 밴드를 이용해 유연성 운동이나 균형 운동을 쉽게 수행할 수 있을 것이고, 전반적인 피트니스의 향상을 위해 선택의 폭을 다양하게 확장할 수 있다.

## 단독 훈련(Isolated Training)

특정 밴드나 튜빙에 의해 제공되는 저항의 벡터는 장비 저항 운동으로 쉽게 훈련되지 않는 특정 운동과 근육에 적합한 탄성 저항을 허용한다. 운동의 고정된 패턴 이외에, 웨이트 장비는 회전근개와 같은 작은 근육에 적합한 매우 낮은 수준의 저항을 제공할 수 없다. 종종 높은 강도의 저항 훈련은 고정근과 같은 작은 근육보다 큰 근육을 대상으로 적용된다.

ERT는 중력에 의존하지 않고 특정 관절과 근육을 표적으로 하는 탄성 저항의 능력을 강화한다. 근섬유와 나란하게 배열된 밴드와 튜빙은 중력에 의존하지 않고 단독 근육에 저항 벡터를 제공할 것이다.

## 재활 훈련과 교정 훈련(Rehabilitative or Corrective Training)

ERT로 적용할 수 있는 낮은 저항 레벨이 재활 운동에 중요한 역할을 한다. 가장 흔하게 사용되는 저항으로서 ERT는 거의 모든 물리치료 클리닉이나 운동 훈련실에서 사용된다. 휴대성 때문에 ERT가 가정 운동 프로그램으로 매우 적합하다. 그리고 많은 사람들이 재활 이후에도 어깨 충돌증후군이나 만성 목 통증과 같은 근골격계 문제를 예방하거나 유지하기 위해 탄성 저항을 이용하고 있다.

물리치료사나 트레이너가 자세나 운동 패턴의 향상을 위해 특정 운동을 처방할 때 교정 운동을 많이 이용한다. 우리가 나쁜 자세나 비정상 운동 패턴과 관련된 위험요소를 공부할 때, 탄성 저항은 특정 관절이나 근육에 적합한 낮은 수준의 저항을 제공할 수 있다.

## 기능 훈련(Functional Training)

탄성 저항은 골프 스윙이나 야구 피칭 등과 같은 특정 스포츠 활동 동안 저항 벡터를 창조함으로써 기능적 운동 패턴을 재훈련하고자 할 때 이용된다. 탄성 저항은 전신 운동을 통하거나 자세 안정화와 균형을 시뮬레이션함으로써 코어 근육을 대상으로 하는 안정화 훈련에도 이용될 수 있다. 탄성 저항은 여러 운동면(전두면, 시상면 및 수평면)으로 저항을 제공하고, 단독 운동과 통합 기능적 훈련에 저항을 제공한다. 탄성 저항은 던지기, 들어 올리기 및 달리기 등 같은, 다관절 기능적 운동인 전신 운동에 적합하다.

## 준비운동과 마무리운동(Warm-Up and Cool-Down)

근육의 근력강화 이외에, 탄성 저항은 준비운동과 마무리운동에도 효율적으로 사용될 수 있다. 강한 탄성 저항 밴드는 준비운동이나 마무리운동의 일환으로서 정적 또는 동적 신장 운동에 종종 사용된다. 밴드와 튜빙의 탄성 특징은 수축-이완 신장기법에 매우 적합하다.

운동선수들은 종종 탄성 저항을 이용해 근육을 워밍업하기 위해 작은 저항과 많은 반복으로 운동을 수행한다. 예를 들어, 야구 투수는 회전근개를 워밍업하기 위해 튜빙을 종종 사용한다. 기능적 패턴을 모방하는 탄성 저항의 능력도 워밍업을 위해 낮은 저항으로 스포츠 활동을 수행하는데 적합하고, 또 훈련 이전에 교정 운동을 수행하는데도 적합하다.

## 증강 저항 훈련(Augmented Resistance Training)

탄성 저항은 높은 수행 훈련을 위해 프리웨이트 저항운동과 결합되어 왔고, 특히, 벤치 프레스나 스쿼트를 할 때 많이 이용되었다. 이론적으로, 탄성 저항과 등장성 저항의 결합은 초기 움직임 때 더 큰 가속을 주고 파워를 강화하기 위해 구심성 운동과 원심성 운동 모두를 보완한다. 그러나 문헌적으로 논란이 있다: 탄성 저항과 등장성 저항의 결합 시 어떤 연구들은 근력과 파워의 향상을 보고했고, 다른 연구들은 그렇지 않는 결과를 보고했다. 최근의 메타분석은 점핑 훈련 시 탄성 저항의 효율성을 평가했다(Aboodarda 등, 2015). 그들은 연구들이 원심성 운동 단계 동안에 하중의 증가가 일어났음을 보고했지만, 점핑 능력의 향상을 보고하지 못했음을 확인했다. 많은 연구들은 이론의 필요성을 보고했다.

## 장점과 단점(Advantages and Disadvantages)

다른 근력강화 운동과 마찬가지로, 탄성 저항도 여러 가지 장점과 단점을 가지고 있다. 그들의 훈련 방법에 ERT의 적용을 고려하는 사람들은 ERT의 장점과 단점을 주의깊게 고려해야 한다.

### 장점(Advantages)

탄성 저항의 가장 큰 장점은 휴대성, 저렴한 가격 및 다양성이다. 등장성 저항(프리 웨이트, 기구 및 활차)과는 달리, 탄성 저항은 중력의 당김 보다는 밴드의 장력에 의존한다. 등장성 저항 운동이 운동 방향(중력과 반대는 되는 방향)에 제한적이지만, 탄성 저항은 운동을 위해 많은 움직임과 방향(예, 좌우 움직임과 같은)을 제공한다. 탄성 저항은 장비를 이용한 운동에 비해 더 높은 수준의 신경근 조절을 제공한다.

우리는 탄성 저항을 통해 선 자세(장비 기구 위에 앉기 보다는)에서 다양한 운동면과 관절을 운동할 수 있고, 이를 통해 더 많은 고정근을 활성화할 수 있다. 그리고 여러분이 웨이트를 갑자기 움직이는 모멘텀을 사용할 수 없기 때문에, 탄성 저항 운동을 정확하게 수행해야 한다. 활차나 장비로 이루어지는 저항 운동과는 달리, 탄성 저항은 근육의 항중력 기능을 자극하는 움직임 복귀 단계 동안 고유의 점진적인 원심성 저항을 제공한다. 끝으로, 탄성 저항 운동은 빠른 속도의 운동과 플라이오메트릭 운동을 수행할 수 있지만, 등장성 저항 운동은 그렇지 못하다.

## 단점 (Disadvantages)

탄성 저항 운동은 많은 장점을 가지지만, 반대로 많은 단점도 가진다. 불행하게도, 탄성 밴드와 튜빙은 경우에 따라 끊어질 수 있다. 이들은 등장성 웨이트에 비해 쉽게 마모되기 때문에, 제조회사의 주의사항을 잘 지키는 것이 튜빙이나 밴드를 오래 동안 유용하게 사용할 수 있는 방법이다. 밴드를 사용할 때 관리를 철저히 해야 한다: 날카로운 물체에 밴드를 노출시키지 않아야 한다. 그리고 밴드가 여러분을 손상시키지 않도록 견고하게 고정물체에 연결되어야 한다.

탄성 저항은 등장성 저항에 비해 저항의 정도를 정량화하기가 어렵다. 예를 들어, 우리는 어떤 밴드의 저항이 등장성 장비(덤벨의 무게)의 특정 저항 정도와 동일하다고 말할 수 없다. 각 밴드에서 발생되는 힘은 밴드의 신장 정도에 따라 좌우되기 때문이다.

대부분의 탄성 밴드와 튜빙은 천연 라텍스 고무로 만들어지고, 어떤 사람의 경우에는 이들이 피부에 접촉되었을 때, 알레르기, 발진, 부종 및 자극이 생길 수 있다. 라텍스 알레르기 환자는 알레르기 반응을 피하기 위해 라텍스가 들어 있지 않는 밴드나 튜빙을 사용해야 한다.

본 장은 탄성 저항과 기타 저항 장비를 비교했고, ERT를 다양한 훈련 프로그램 안에 통합시켰고, 또 탄성 저항의 장점과 단점에 대해 설명했다. 제 1부의 다음 장들에서, 우리는 탄성 저항의 기본 개요와 저항 훈련의 변수에 대해 설명할 것이다.

2

# 밴드의 개요

## Band Basics

1장에서 언급했듯이, ERT는 생체역학, 근 활성 및 등장성 저항과 비슷한 훈련 결과를 제공한다. 탄성 저항의 단순성 때문에 많은 연구의 적용과 결과가 주목을 받지 못한다. 탄성 저항에 대한 생체역학이 어려울 수 있지만, 밴드와 튜빙의 단순성과 편리성에 초점을 맞추어 접근해 보자. ERT를 거론할 때 구분해야 하는 2가지 주요 생체역학적 용어는 힘(force)과 토크(torque)이다.

## 탄성 힘의 생산(Elastic Force Production)

잘 알려졌듯이, 탄성 저항은 밴드나 튜빙이 신장됨에 따라 증가된다. 그러나 힘 생산은 밴드나 튜빙의 두께와도 관련된다. 탄성 밴드나 튜빙에 의한 힘 생산은 대개 다음과 같은 공식에 의해 결정된다(물질의 탄성 계수가 일정하다는 전제 하에서):

탄성 저항 힘 = 단면적 × 신장률

그래서, 탄성 저항력은 탄성 물질의 양과 신장률에 비례한다. 단면적은 탄성 물질의 전체 두께이다(폭 × 높이). 종종 다양한 색깔의 밴드나 튜빙이 저항력을 의미하는 탄성 물질의 두께를 나타낸다.

신장률은 원래 길이(장력이 없는)에 대한 변화된 길이의 백분율이다. 예를 들어, 장력이 없는 3피트의 밴드가 6피트로 늘어났을 때, 신장률을 '100'이라고 한다. 비슷하게 1피트의 밴드가 2피트로 늘어났을 때도 신장률은 '100'이다. 신장률은 힘 생산을 결정하지만, 밴드나 튜빙의 원래 길이(안정 길이)를 결정하지 않는다. 본 예서, 3피트나 1피트의 비슷한 색깔의 밴드는 100% 신장률일 때 동일한 힘을 생산할 것이다.

꼭 명심해야 할 것은 여러 제조회사가 두께와 저항 수준을 나타내는 다른 색깔 도표를 사용한다는 것이다. 그리고 여러 제조회사들 사이의 동일 밴드 색깔도 동일한 탄성 저항을 나타내지 않을 것이다. 그러므로, 이들 수치는 탄성 밴드나 튜빙의 회사 브랜드에 따라 달라진다. 표 2.1은 TheraBand 브랜드 제품이 100%와 200% 신장되었을 때 발생한 힘을 보여준다.

밴드나 튜빙이 신장될 때 탄성 물질의 양이 일정함을 유지하기 때문에, 신장률이 증가할 때 저항력이 선형적으로 증가한다. 이것은 힘-신장 곡선에 의해 나타난다(그림 2.1). 임상적으로, 힘-신

**표 2.1** 신장률이 100%와 200%일 때 테라밴드 CLX의 저항력

| 테라밴드 색깔 | 100% 신장률(파운드) | 200% 신장률(파운드) |
|---|---|---|
| 노란색 | 2.96 ± 0.11 | 4.22 ± 0.16 |
| 빨간색 | 3.60 ± 0.16 | 5.52 ± 0.33 |
| 초록색 | 4.46 ± 0.13 | 6.32 ± 0.40 |
| 파란색 | 5.56 ± 0.29 | 8.24 ± 0.38 |
| 검정색 | 7.22 ± 0.18 | 10.12 ± 0.26 |
| 은색 | 10.36 ± 0.21 | 14.90 ± 0.16 |
| 금색 | 14.32 ± 0.16 | 20.80 ± 0.21 |

출처: P. Page, L. Andersen, J.C. Colado, M. Rogers, M. Voight, and D. Behm, "The Science of Elastic Resistance Exercise Dosing," *Journal of Performance Health Research* (in review, 2019). Used with permission of Performance Health.

장 곡선은 비교적 선형적이다. 밴드가 신장될 때 탄성 저항이 지수함수적으로 증가하는 것으로 믿겨진다. 탄성 저항의 지수함수적인 증가는 실험실에서만 볼 수 있는 매우 높은 신장일 때만 나타난다.

탄성 저항력은 운동의 강도를 의미한다. 웨이트나 밴드 둘 다 사람이 운동을 할 때 적절한 저항을 사용할 수 있도록 점진적인 강도를 제공한다. 앞에서 언급했듯이, 웨이트나 밴드는 저항을 결정하는 다른 특징을 가진다. 탄성 저항은 선형적으로 증가하는 반면, 등장성 저항은 일정함을 유지한다. 비록 각 물질의 힘 생산이 다르지만, 가동범위 내에서 적절한 저항을 생산하는 그들의 능력은 비슷하다. 이것은 운동의 근력 곡선으로 알려져 있고, 운동의 생체역학적 토크로 표시된다.

## 탄성 토크(Elastic Torque Production)

ERT의 특징은 중력에 관계없이 선형적으로 저항의 힘을 생산하는 능력이다. 반대로 프리-웨이트는 중력과 질량에 의존하여 저항을 생산한다. 이런 선형적인 힘은 지렛팔에 저항을 적용함으로써 관

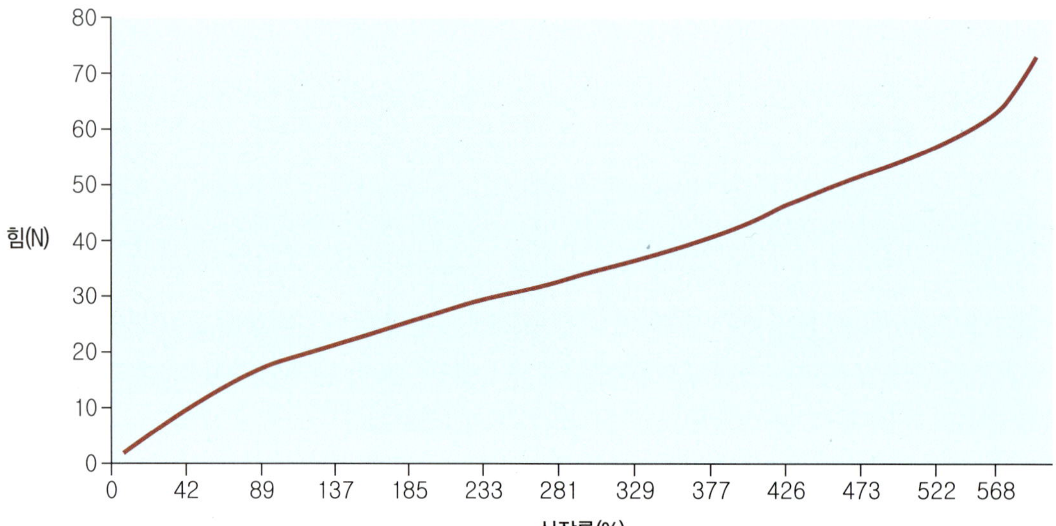


**그림 2.1** 저항력의 힘-신장 곡선.

출처: P. Page, "Dosing of Elastic Resistance Exercise." In *The Scientific and Clinical Application of Elastic Resistance*, edited by P. Page and T. Ellenbecker (Champaign, IL: Human Kinetics, 2003), 28.

절을 중심으로 토크를 일으킬 때 이용된다. 이런 근력 곡선은 가동범위 동안 근육을 자극하는 저항 토크를 나타낸다.

사람의 근력 곡선은 대부분 종 모양이고, 최대 저항 토크가 중간 가동범위일 때 발생하고, 최소 토크는 가동범위의 시작과 끝지점에서 발생한다는 것을 의미한다. 종 모양의 토크 곡선은 근수축의 활주설에서 액틴와 미오신의 불충분한 결합 때문에 그려진다. 그러나 근육과 관절에 따라, 일부 근력 곡선은 상승 곡선과 하강 곡선을 그릴 수 있다(그림 2.2 참고).

종 모양과 반대로, 상승 근력 곡선은 가동범위 끝지점 근처에서 최대 토크가 발생한다는 것을 의미하고, 반대 하강 근력 곡선은 가동범위 끝지점 근처에서 최소 토크가 발생한다는 것을 의미한다. 근육 길이-장력 관계에서의 차이 때문에, 이들 차이가 다른 관절의 가동범위와 지렛팔 길이에서 일반적으로 발생한다.

어떤 연구자들은 밴드훈련이 기능적이지 못하고, 밴드의 힘 증가가 상승-하강으로 이루어진 종 모양의 근력 곡선에 반한다고 주장했다. 그들의 주장은 가동범위 끝지점에서 근육이 힘을 제대로 내지 못할 때 밴드가 가장 큰 저항력을 발생한다는 것이다. 그러나 사실 탄성 저항이 발생하는 근력 곡선은 등장성 저항의 근력 곡선과 비슷하다. 둘다 종 모양의 곡선을 그린다(그림 2.3). 그리고 탄성 저항 운동은 전형적인 등장성 저항 운동이 제공하듯이, 단일 운동면으로 제한되지 않는다.

특정 밴드에 특정 저항력을 할당하는 것이 불가능하지만(예, 노란색 밴드는 3파운드), 연구자들은 탄성 저항과 등장성 저항의 토크 곡선을 비교했고, 탄성 밴드와 등장성 저항 모두 종 모양의 곡선을 그린다는 것을 확인했다(Page 등, 2017). 또 그들은 탄성 저항의 등장성 동등 수치가 약 125% 신장되었을 때 발생하는 힘과 동등함을 확인했다. 그러므로 만약 탄성 밴드가 완전 원호로 신장되면(200% 신장될 때), 탄성 저항의 근력 곡선은 밴드의 125%신장 때 발생하는 저항력과 동등한 덤벨의 근력 곡선과 비슷해질 것이다. 이런 정보는 부상을 치료하는 동안이나 수술후 환자에게 유용한 것이다. 예를 들어, 환자가 5파운드 이상 들어올릴 수 없다면, 그들이 사용해야 할 대부분의 밴드 색깔은 초록색일 것이다(그림 2.4 참고).

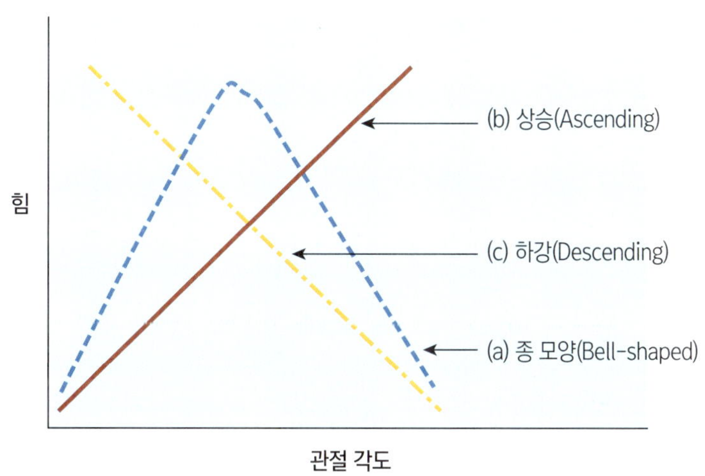


**그림 2.2** 근력 곡선의 3종류: (a) 종 모양, (b) 상승 모양, (c) 하강 모양

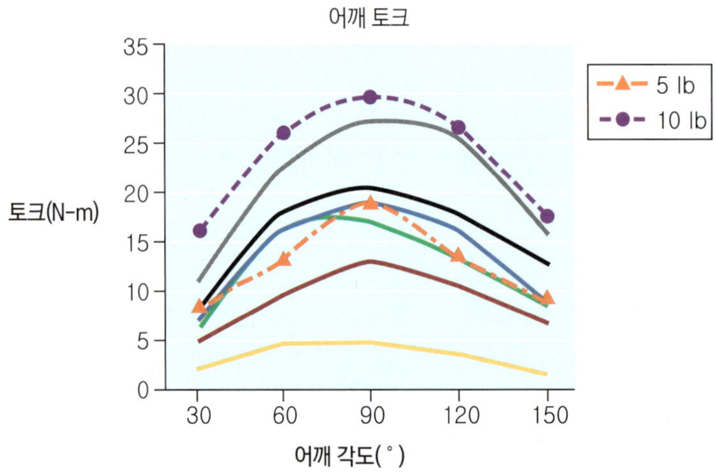


**그림 2.3** 등장성 저항(덤벨)과 탄성 저항(다양한 색깔의 테라밴드 사용)의 근력 곡선.

출처: C. J. Hughes, K. Hurd, A. Jones, and S. Sprigle, "Resistance Properties of Thera-Band Tubing During Shoulder Abduction Exercise," *Journal of Orthopaedic & Sports Physical Therapy* 29, no. 7 (1999): 413–420. Used with permission of JOSPT.

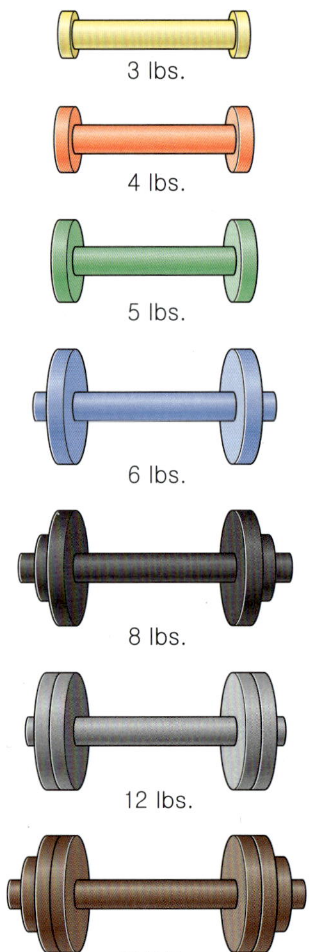


**그림 2.4** 100% 이상 신장률의 테라밴드 CLX와 동등한 등장성 저항.

출처: P. Page, R. Topp, P. Maloney, E. Jaeger, A. Labbe, and G.W. Stewart. "A Comparison of Resistive Torque Generated by Elastic Resistance and Isotonic Resistance (Abstract)." *Journal of Orthopedic & Sports Physical Therapy* 47, no. 1 (2017): A203.

## 탄성 저항 장비의 종류(Types of Elastic Resistance Devices)

탄성 저항은 다양한 장비로 이용가능하다. 탄성 밴드는 가장 흔하고 인기 좋은 형태이며, 3-6인치 폭으로 감겨진 형태로 제공된다. 탄성 밴드 루프도 이용되며, 이것은 밴드를 묶을 필요가 없는 편리한 운동 선택을 제공한다. 탄성 밴드 루프는 다양한 두께와 길이로 구성되며, 재활과 피트니스의 목적으로 많이 사용된다. 튜빙도 이용가능하며, 손잡이가 달린 것과 없는 것이 있다. 손잡이가 달린 튜빙이 그룹 피트니스 훈련때 인기가 좋다. 튜빙의 양쪽 끝단에 부착된 클립을 가진 꼬임 형태의 탄성 튜빙도 사용된다. 탄성 저항의 다른 혁신은 Theraband에서 나온 연속 루프 밴드(consecutive loop band)이며, 이것은 밴드 자체에 루프가 달려 있다(그림 2.5)

밴드와 튜빙 사이에 차이는 거의 없다. 동일 제조사이고 신장률이 같으면, 일반적으로 동일 색깔의 밴드와 튜빙은 동일한 저항력을 가진다. 그 이유는 일반적으로 제조회사가 동일한 색깔의 밴드와 튜빙 사이에 탄성 물질의 양(단면적)을 일치시키기 때문이다. 그러나 알아야 할 것은 제조사에 따라 탄성 저항이 다를 수 있다는 것이다. 저항-훈련 자극의 측면에서 볼 때, 생리학적으로나 생체역학적으로 밴드와 튜빙 사이에 차이점은 없다. 밴드와 튜빙 사이의 선택은 그 사람의 선호도이다: 튜빙은 팔 운동에서 많이 선택되고, 밴드는 다리 운동에 많이 선택된다. 튜빙이 팔 운동에 많이 선호되는 특별한 이유는 없고, 역사적으로 볼 때 탄성 튜빙이 밴드 이전에 사용되었고, 어깨 운동은 튜빙으로 쉽게 수행되었다.

밴드로 운동하는 장점은 밴드를 다른 것에 연결하기 보다는 여러분의 손에 쉽게 배치하거나 몸에 고정시킬 수 있다는 것이다(그림 2.6 참고). 그러나 일부 사용자들은 밴드에 손잡이를 연결하는 것을 선호한다. 손에 튜빙을 감을 때, 운동하는 동안 튜빙에 의해 손에 자국이 생기고 뼈 위에 감길 수 있다. 손잡이가 달린 운동 튜빙은 이런 문제점을 해소한다(그림 2.7). 반드시 필요하지 않지만, 밴드

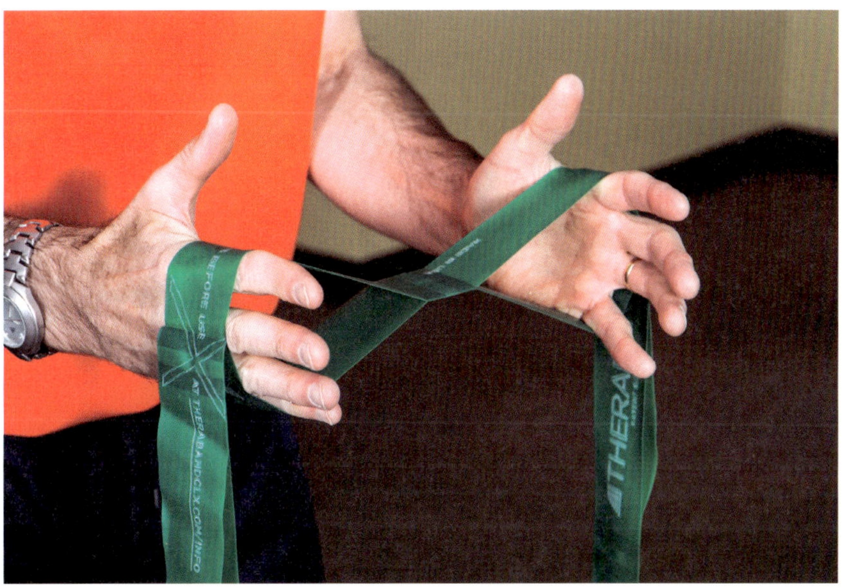


그림 2.5 Theraband CLX consecutive loop band.

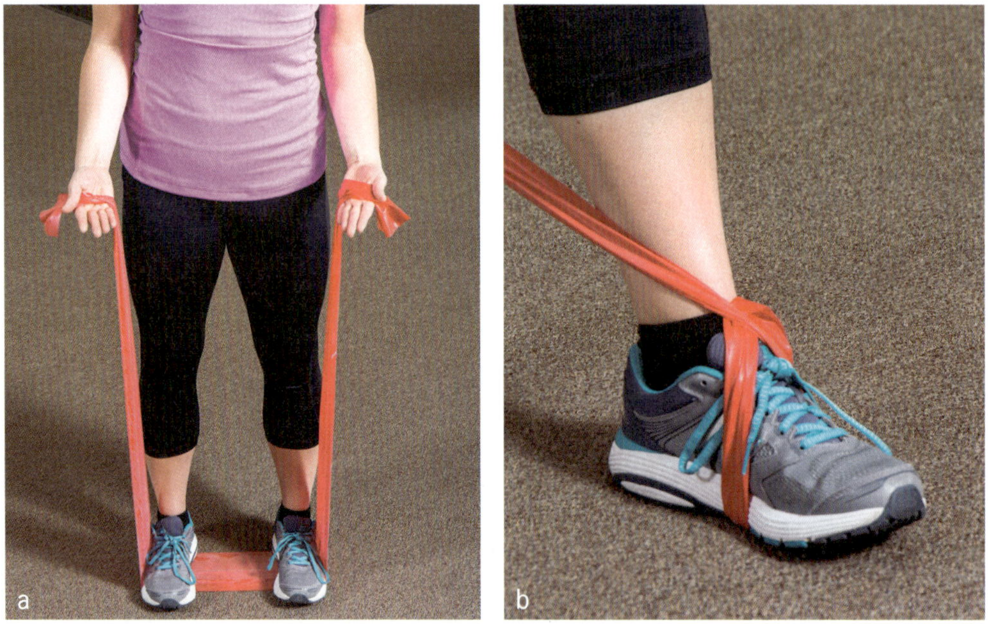

그림 2.6 탄성 밴드: (a) 손을 감은 모습, (b) 발목을 감은 모습.

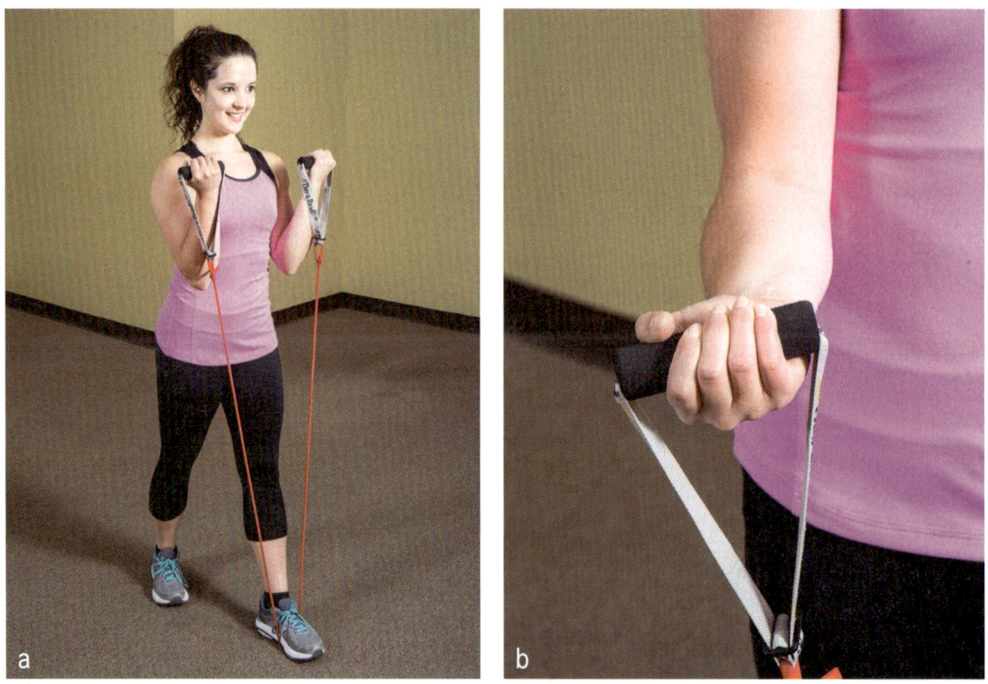

그림 2.7 손잡이가 달린 운동 튜빙.

와 튜빙의 부속품과 연결 소품(그림 2.8 참고)이 수행하는 운동의 횟수를 증가시킬 수 있다. 여러분은 연결지점을 만드는 방법에 관계없이, 부상을 예방하기 위해 밴드를 튼튼하게 연결하는 것이 매우 중요하다. 그러나 일반적으로 손잡이, 캘리버니어(carabineer), 도어 앵커, 팔다리 스트랩 등과 같은 부속품이 튜빙 운동을 할 때 손의 불편함을 해소하기 위해 권장된다. 밴드 사용자는 가정에서 도어 앵커를 이용하여 운동에 따라 다양한 위치로 쉽게 운동할 수 있다.

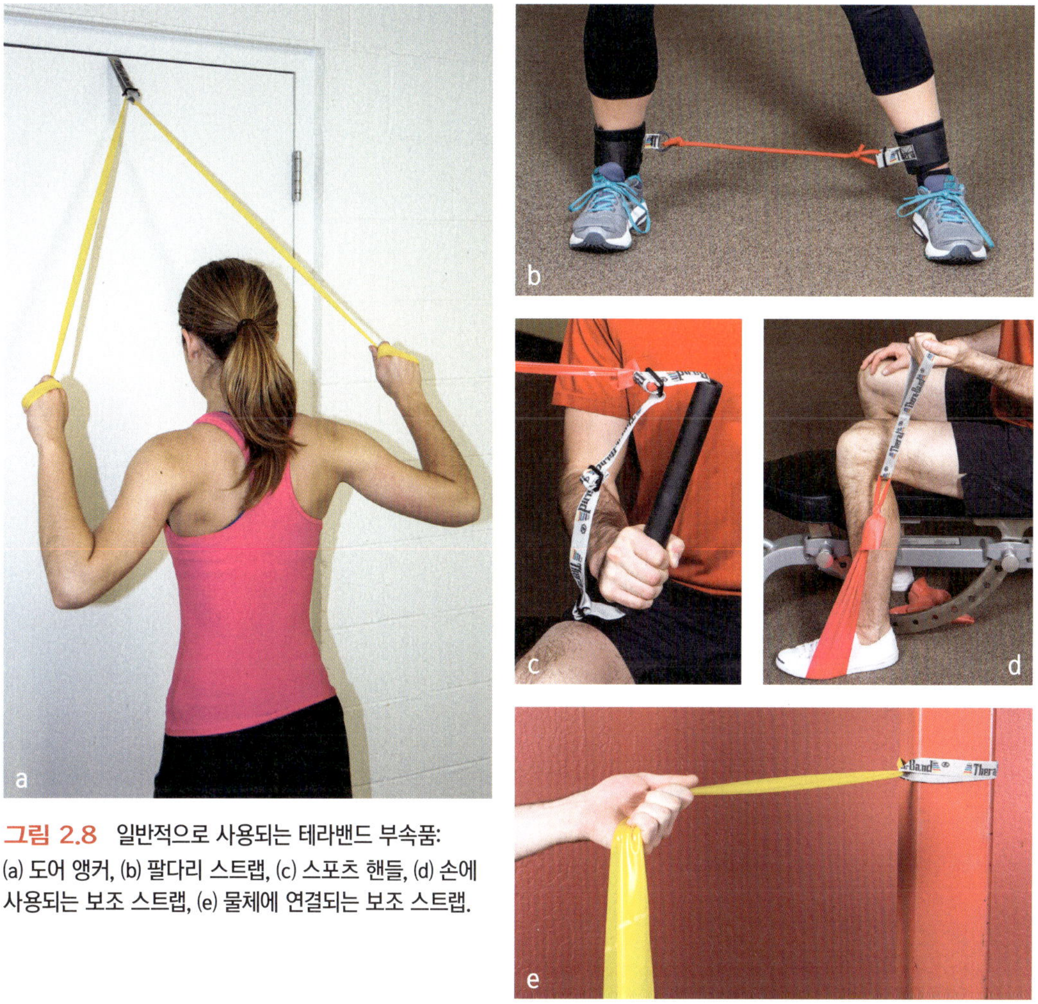

**그림 2.8** 일반적으로 사용되는 테라밴드 부속품: (a) 도어 앵커, (b) 팔다리 스트랩, (c) 스포츠 핸들, (d) 손에 사용되는 보조 스트랩, (e) 물체에 연결되는 보조 스트랩.

## 밴드를 관리하는 방법(How to Care for Your Band)

- 직사광선 밑에 밴드를 보관하지 말고, 또 밴드에 열을 가하지 않아야 한다. 그리고 높은 온도에 노출하지 않는다.
- 부드러운 비누와 물로 밴드를 세척한다.
- 밴드를 펼쳐서 건조시킨다.
- 만약 손으로 밴드를 잡기 어렵다면, 핸들을 사용한다.
- 정상 운동 범위를 초과해서 밴드를 과도하게 신장하지 않는다.
- 밴드를 사용하기 전에 마모 정도를 확인하고, 필요하면 다른 밴드로 대체한다.

본 장은 밴드와 튜빙에 의해 발생하는 저항과 근력 곡선을 포함하여 전반적인 탄성 저항의 개요에 대해 언급했다. 비록 탄성 저항 장비의 종류가 많지만, 이것들은 비슷한 특성을 가지고 있다. 다음 장에서는 ERT를 사용할 때, 적절한 저항 수준, 진전 및 주의사항 등을 포함하여 고려해야 될 특정 변수들에 대해 살펴 볼 것이다.

3

# 적용과 평가
## Application and Assessment

탄성 밴드는 모든 연령대를 위한 폭넓은 신체활동 프로그램의 일환일 수 있다. 아동에서부터 노인에 이르기까지 모든 사람은 밴드를 이용한 근력, 균형 및 유연성 활동으로부터 이득을 얻을 수 있다.

탄성 저항으로 6주보다 적은 기간의 운동 프로그램 수행은 어린 사람과 노인 모두에게 있어 10-30%의 근력을 증가시킬 수 있다. ERT의 추가 장점은 근질량 증가, 체지방 감소, 그리고 파워와 지구력의 증가를 포함한다. 사실, 밴드를 이용한 하지 근력강화 훈련은 균형, 보행 및 가동성을 향상시키는데 도움을 줄 수 있다. 일반적으로 탄성 저항은 다른 저항 운동과 동일한 이점을 제공한다. 이들 ERT의 장점을 받아들이는 것 이외에, 적절한 처방과 진전을 위해 저항 운동의 권장 변수를 따른다.

최근에 U.S. Department of Health and Human Services(HHS)는 "Physical Activity Guidelines for Americans"의 두 번째 판을 이슈화했다(2018). HHS는 모든 성인(만성 건강 질환자, 장애인 및 노인 등을 포함해)의 주요 근육군을 대상으로 중등도 강도에서 높은 강도의 근력강화 활동을 1주일에 2일 이상 하는 것을 권장하고 있다. 아동과 청소년을 대상으로 하는 근력강화 활동은 1주일에 3일 이상 수행하도록 권장한다.

The American College of Sports Medicine(ACSM)(2018)는 근육 피트니스에 대한 아래의 근거 중심 권장사항을 만들었다:

- 각 주요 근육군은 다양한 운동을 통해 1주일에 2-3번 훈련되어야 한다.
- 단일 근육군의 경우에는 운동 회기 사이에 적어도 48시간 이상 휴식을 취하도록 허용한다.
- 저항 운동 장비, 체중 또는 양쪽 모두를 사용한다.
- 근지구력을 위해서는 1-2세트를 수행하고, 또는 파워와 근력을 위해서는 2-4세트를 수행한다. 운동 세트 사이에 2-3분 휴식을 취한다. 초심자나 노인의 경우에는 단일 세트가 효과적일 것이다.
- 대부분 성인의 경우, 근력과 파워를 위해서는 8-12회를 반복 수행하고, 지구력을 위해서는 15-25회 반복 수행한다. 10-15회의 반복은 운동을 시작하는 중년이나 노인에게 적절할 것이다.
- 강도(들어 올리는 무게의 양)는 개인의 목표와 피트니스 수준에 따라 바뀔 수 있다. 예를 들어, 1 RM의 60-70%은 근력을 강화하고자 하는 초급 또는 중급 성인에게 권장되지만, 1 RM

의 50% 미만은 지구력을 향상시키는데 적합할 것이다. 프로그램을 시작하는 노인은 1 RM의 40–50%으로 이득을 얻을 수 있지만, 경험이 많은 근력강화 트레이너는 근력을 강화하기 위해 1 RM의 80% 이상까지 증가시킬 수 있다. 강도를 점진적으로 증가하고 세트당 반복 횟수를 증가시킨다.

출처: American College of Sports Medicine, *ACSM's Guidelines for Exercise Testing and Prescription*, 10th ed. (Philadelphia: Wolters Kluwer, 2018), 168.

## 훈련과 운동(Training and Exercise)

여러분은 저항 수준, 반복횟수, 운동 속도 등을 간단하게 변화시킴으로써, 체중감소, 뼈 강화, 전신 근력과 컨디셔닝의 향상 등 여러분의 희망을 충족시키거나 또는 스포츠를 위해 속도, 파워 및 민첩성을 향상시키기 위해 근력강화 프로그램을 개별적으로 맞춤 제작할 수 있다. 예를 들어, 많은 반복횟수와 작은 저항은 근육 크기와 파워를 증가시킬 것이고, 반면 적은 반복횟수와 큰 저항의 사용은 여러분의 상태를 유지하는데 도움을 줄 것이다. 여러분의 목적에 맞게 운동량(세트와 반복횟수)과 운동 강도(저항 수준이나 밴드 색깔)를 선택한다.

탄성 저항 강도가 선형적으로 증가하기 때문에, 탄성 저항을 사용할 때 1 RM의 특정 %를 사용하는 것이 쉽지 않다. 여러분이 탄성 밴드나 튜빙으로 운동할 때 여러분의 운동 강도를 모니터링하기 위해 운동자각도(RPE)를 사용해야 한다. 저항 훈련시 운동 정도를 측정하기 위해 가장 많이 사용되는 운동자각도는 Borg 척도와 OMNI–RES 척도이다(OMNI–RES 척도의 예를 위해 그림 3.1 참고). 예를 들어, 여러분은 "중등도 강도"를 유지하라는 USHHS 활동 지침을 충족하기 위해 이 척도를 사용할 수 있다. Borg 척도에서 중등도 강도는 12–14이고, OMNI–RES 척도에서는 5–7이다.

### 안전 우선(Safety First)

- 밴드나 튜빙을 사용하기 전에, 그들을 잘 살펴본다. 특히, 고정점에 잘 연결되어 있는지 그리고 만약 흠이나 손상 등의 문제점을 발견했다면, 다른 밴드나 튜빙을 사용한다.
- 밴드나 튜빙이 연결되는 고정점을 잘 유지한다. 예를 들어, 견고하게 닫힌 문을 사용한다. 문의 열림이 발생하는지를 확인하기 위해 문을 당겨본다.
- 천천히 그리고 통제하에서 운동을 수행한다. 밴드나 튜빙이 갑자기 원래 길이로 돌아가서는 안 된다.
- 밴드나 튜빙을 사용할 때 날카로운 물체(보석이나 손톱 등)를 피한다.
- 절대로 얼굴 쪽으로 밴드나 튜빙을 당겨서는 안 된다.
- 밴드나 튜빙이 얼굴쪽으로 향하는 운동을 수행할 때 얼굴을 보호해야 한다.
- 밴드나 튜빙을 원래 길이보다 3배 이상 당겨서는 안 된다(2피트 밴드를 6피트 이상 당기지 않는다).
- 라텍스 알레르기를 가진 사람은 다른 물질의 밴드나 튜빙으로 운동을 해야 한다.

표 3.1에 있는 용량 도표는 여러분의 운동 강도 수준을 결정하는데 도움을 줄 것이다. 각 목표에 대해 2번째 열은 RISE 척도를 기반으로 권장되는 운동 강도를 보여주고 있고, 3번째 열은 다중 RM를 사용할 때 수행되어야 할 반복횟수를 보여주고 있다. 다중 RM 강도는 특정 반복횟수를 허용하는 저항량이다. 예를 들어, 3-6 RM 하중은 3-6회만 움직일 수 있는 저항이다.

적절한 폼과 움직임을 강조하기 위해서는 여러분의 프로그램을 가벼운 저항으로 시작한다. 천천히 그리고 통제된 상태로 운동을 수행하고, 음의 운동(원심성 운동)을 강조한다. 밴드가 원래 길이로 갑자기 되돌아오지 않도록 한다. 부적절한 움직임은 종종 관절 손상과 통증을 일으킨다. 신체 뒷부분의 근육 뿐 만 아니라 앞부분의 근육도 운동함으로써 균형된 운동을 수행한다. 예를 들어, 여러분이 벤치 프레스를 수행한다면, 어깨 근육을 균형 맞추기 위해 시티드 로우를 실시해야 한다. 다른 운동 프로그램과 마찬가지로, 적절한 준비운동과 마무리운동을 권장한다.

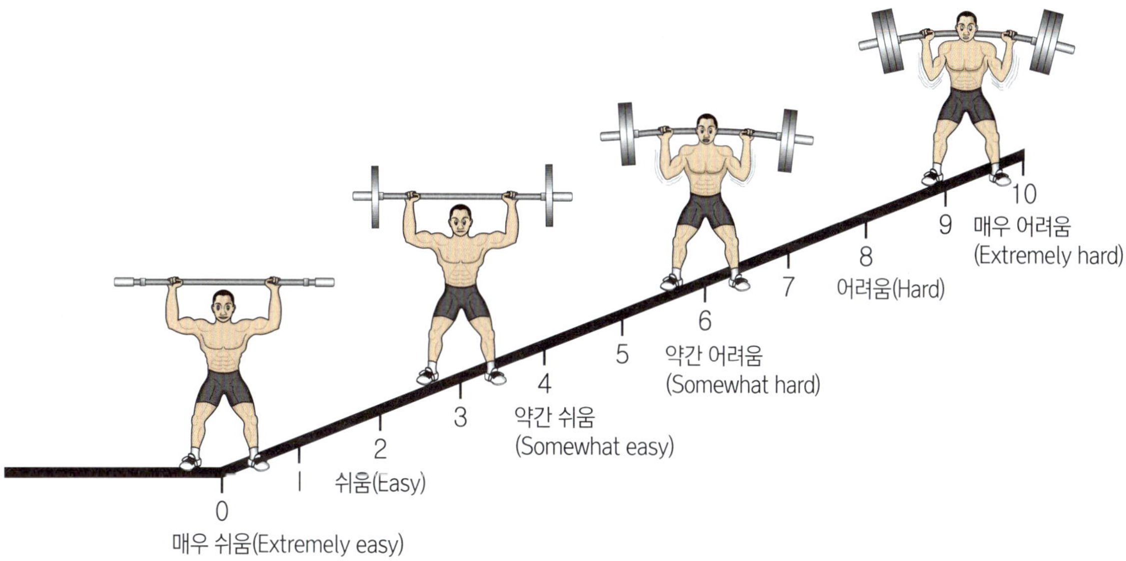


**그림 3.1** OMNI-RES 척도.
출처: R. J. Robertson, *Perceived Exertion for Practitioners: Rating Effort With the OMNI Picture System* (Champaign, IL: Human Kinetics, 2004), 144. Reprinted by permission of the author.

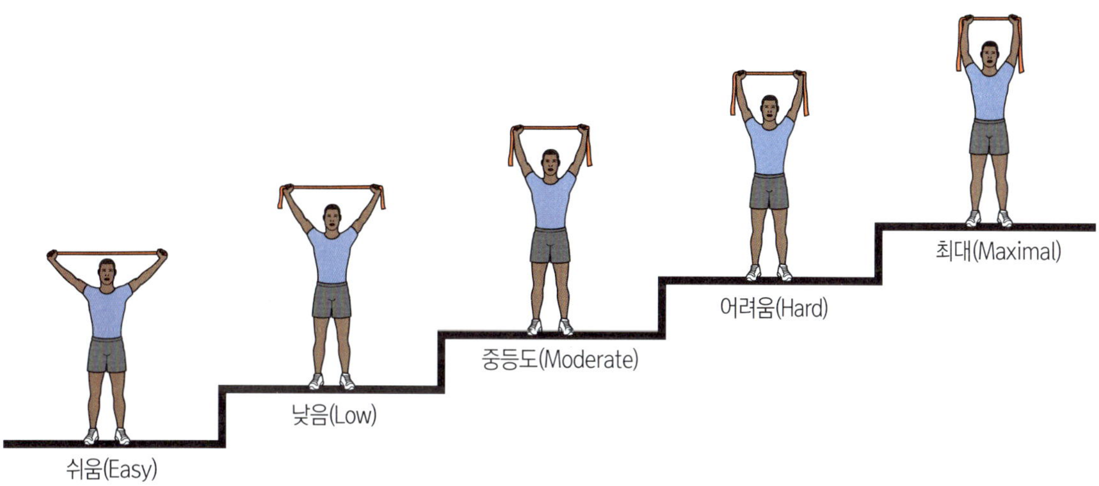


**그림 3.2** 테라밴드 RISE 척도.
사용 허락: Performance Health

**표 3.1** ERT 용량 도표

| 목표 | 강도(RISE) | 횟수(다중 RM) |
|---|---|---|
| 근력과 파워 | 최대 | 3-8 |
| 높은 강도의 지구력과 속도 | 어려움 | 8-12 |
| 낮은 강도의 지구력 | 중등도 | 15-20 |

## 적절한 자세와 호흡(Proper Posture and Breathing)

운동을 하기 전, 도중 그리고 운동 이후에 좋은 자세(특히, 적절한 척추 자세)를 유지하는 것이 중요하다. 어깨 운동만 수행할 때도, 어깨 근육이 작용할 안정된 기반을 유지하기 위해 허리와 고관절의 좋은 정렬을 가져야 한다. 본 책의 대부분 운동들은 코어 고정근의 활성화를 증가시키고 균형을 향상시키기 위해 선 자세에서 수행되지만, 다른 효과를 위해 동일한 움직임이 다른 자세에서도 수행될 수 있다. 예를 들어, 여러분은 선 자세나 공 위에 앉아서 벤치 프레스를 할 때보다 누운 자세에서 벤치 프레스를 수행할 때 더 큰 아래쪽 코어의 활성화를 가질 것이다. 그러나 불안정 지면 위에서의 근력강화 훈련의 수행은 힘 발생을 감소시킬 것이다(Behm과 Anderson, 2006).

우리는 본 책의 운동을 할 때 선 자세의 이용을 선호한다(그림 3.3 참고). 일반적으로, 여러분은 요추와 경추의 중립 자세를 유지해야 한다. 어깨를 뒤쪽과 아래쪽으로 위치시켜야 한다. 가볍게 복부를 수축하고, 배꼽을 안쪽으로 당긴다. 무릎은 잠김되지 않고 유연한 자세를 취한다. 손목은 중립 위를 유지해야 한다. 균형 잡힌 훈련 자세는 전반적인 신체 안정성을 촉진하고 코어의 활성화를 향상시킨다.

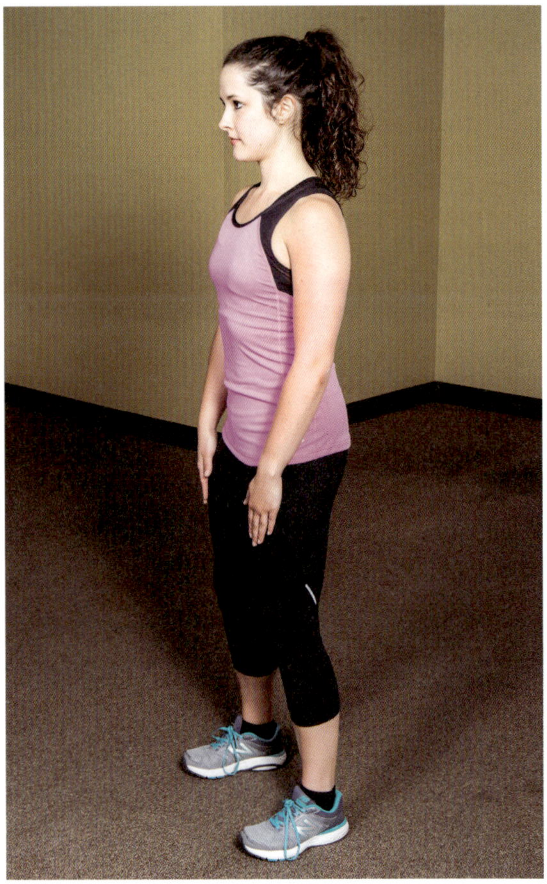

**그림 3.3** 균형 잡힌 자세.

코어 안정성은 적절한 호흡과 관련된다. 호기를 할 때의 일반적인 권장사항은 저항 훈련을 할 때 혈압 상승을 막아주는 것과 관련된다. 그러나 횡격막 호흡의 수행은 코어 안정성을 제공하는 복내압을 증가시킨다. 횡격막 호흡은 흉곽보다 복부가 팽창될 때 일어난다. 흡기 때, 흉곽이 위로 올라가는 것이 아니라, 복부는 가쪽으로 팽창해야 한다(그림 3.4 참고). 횡격막 호흡(흡기)과 원심성 운동(이완)의 단순한 협응은 적절한

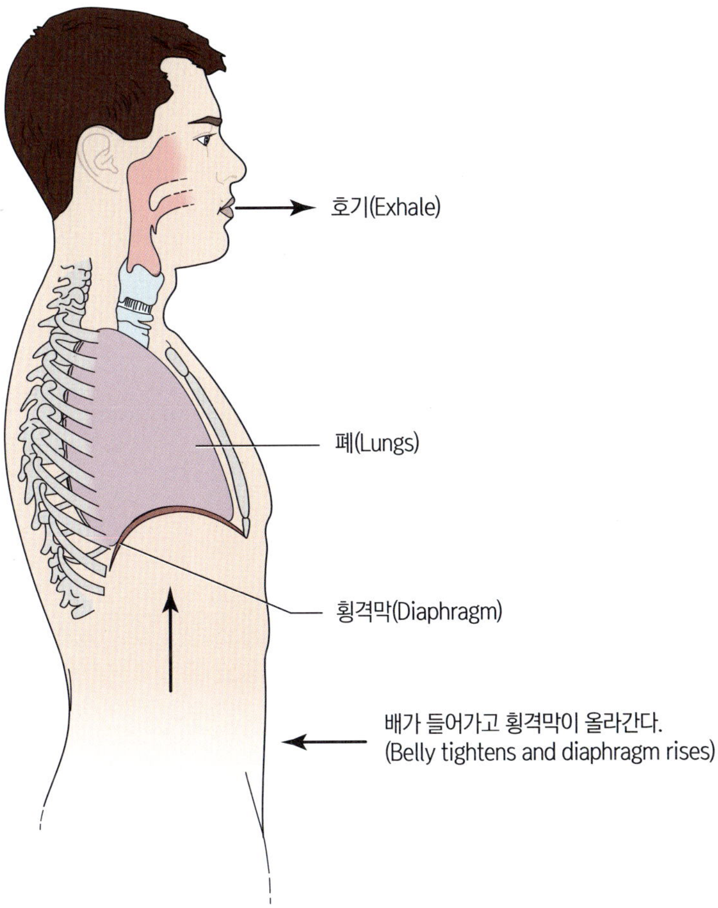


**그림 3.4** 호흡 동안의 횡격막.

호흡을 촉진할 것이다. 예를 들어, 벤치 프레스의 수행을 생각해 보자. 웨이트를 내릴 때 복부를 팽창하면서 흡기하고, 웨이트를 들어 올릴 때 호기를 한다.

## 질과 양(Quality Versus Quantity)

이 운동들이 관절 뿐 만 아니라, 전신에 부담을 증가시킬 수 있기 때문에, 우리의 신체는 쉽게 피로해지고 다른 신체 부위의 보상운동이 발생할 수 있다. 우리는 양적인 측면보다 질적인 측면에 맞춰 운동하는 것을 지지한다. 근력강화 훈련은 근육을 키우는 것 뿐 만 아니라, 올바른 운동 패턴을 위해 운동 기억을 향상시키는 것임을 명심한다. 그러므로 적절한 자세와 운동이 훈련량보다 더 중요하다.

전반적인 자세가 중요하고, 운동하는 사람에 대한 밴드의 위치가 운동에 중요한 효과를 가질 수 있음을 기억하는 것도 중요하다. 특히 밴드 연결점의 고정점, 밴드의 당김선 또는 저항 각도도 운동의 전반적인 근력 곡선과 운동의 안정화 요구에 영향을 줄 것이다. 일반적으로 저항 밴드는 운동면 내에 위치해야 하고, 움직임을 수행하는 근섬유와 평행을 이루어야 한다. 예를 들어, 바이셉스 컬을 하는 동안 운동 밴드는 시상면 내에 위치해야 하고, 상완이두근의 섬유와 일직선이 되거나 나란하게 배치되어야 한다(그림 3.5 참고).

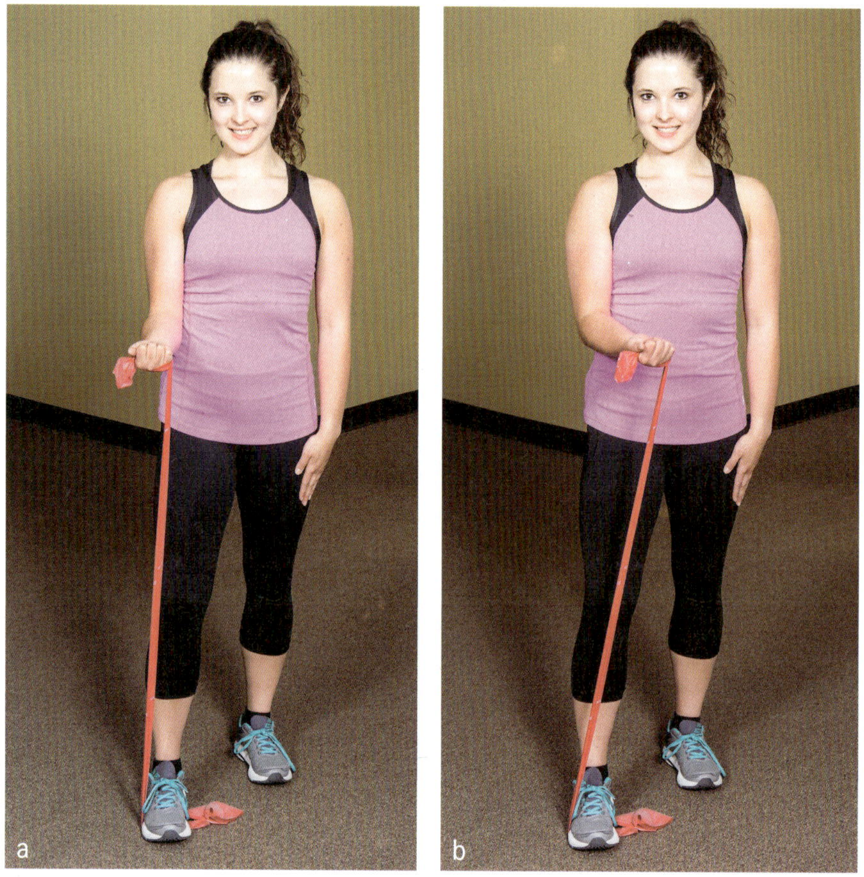


**그림 3.5** (a) 바이셉스 컬의 올바른 기법과 (b) 잘못된 기법.

## 진전의 평가(Assessing Your Progress)

탄성 저항으로 "여러분의 진전을 정량화하기"는 Strength Index를 통해 쉽게 이루어질 수 있다(Topp 등, 1998). Strength Index는 대상자가 탄성 저항으로 특정 운동을 수행할 때 객관적인 근력 수치를 설정한다. 운동 동안 전체 반복횟수에다 밴드나 튜빙의 힘을 곱한다. 그러므로 훈련 과정 동안, 동일 저항 수준에서 여러분의 반복횟수가 증가하면, 진전이 있는 것이다. Strength Index는 근력을 평가할 때 사용될 수 있는 운동면과 다중 관절을 포함해 특정 운동이나 기능 활동의 반복가능한 측정을 제공한다.

Strength Index는 사용되는 밴드의 종류와 브랜드마다 달라진다. 예를 들어, 표 3.2는 운동에 대한 Theraband Strength Index (100% 신장 = 원래길이의 2배)을 제공한다. 만약 환자가 빨간색 밴드로 10배 신장하는 운동을 수행한다면, Strength Index는 37이 될 것이다. 만약 환자가 동일한 운동을 초록색 밴드로 10회 반복한다면, Strength Index는 46이 될 것이다. 제조사에 따르면, 모든 Theraband 브랜드의 밴드, 튜빙 또는 CLX 밴드는 동일 색깔에서 동일 저항을 가진다는 것이다(빨간색 튜빙과 밴드는 100% 신장일 때 3.7파운드를 생산한다).

**표 3.2** Theraband Strength Index(100% 신장)

| 반복횟수 | 노란색 | 빨간색 | 초록색 | 파란색 | 검정색 | 은색 | 금색 |
|---|---|---|---|---|---|---|---|
| 1 | 3 | 3.7 | 4.6 | 5.8 | 7.3 | 10.2 | 14.2 |
| 2 | 6 | 7.4 | 9.2 | 11.6 | 14.6 | 20.4 | 28.4 |
| 3 | 9 | 11.1 | 13.8 | 17.4 | 21.9 | 30.6 | 42.6 |
| 4 | 12 | 14.8 | 18.4 | 23.2 | 29.2 | 40.8 | 56.8 |
| 5 | 15 | 18.5 | 23 | 29 | 36.5 | 51 | 71 |
| 6 | 18 | 22.2 | 27.6 | 34.8 | 43.8 | 61.2 | 85.2 |
| 7 | 21 | 25.9 | 32.2 | 40.6 | 51.1 | 71.4 | 99.4 |
| 8 | 24 | 29.6 | 36.8 | 46.4 | 58.4 | 81.6 | 113.6 |
| 9 | 27 | 33.3 | 41.4 | 52.2 | 65.7 | 91.8 | 127.8 |
| 10 | 30 | 37 | 46 | 58 | 73 | 102 | 142 |

사용 허락: Performance Health

최근 덴마크 연구자들은 어깨 근육의 근력을 평가함에 있어 Theraband 브랜드 CLX의 타당도와 신뢰도를 평가했다(Andersen 등, 2017). 그들은 어깨 근육의 최대 근력을 측정하기 위해 등척성 힘 변환기를 사용했다. 그들은 건강한 사람을 대상으로 CLX 밴드를 이용해 선 자세에서 양측 어깨관절을 90°까지 외전하도록 주문했다. 그들은 훌륭한 타당도(ICC=0.96)와 신뢰도(ICC=0.99)를 보고했다. 이것은 탄성 저항이 어깨 근력을 측정할 수 있는 적절한 방법임을 의미하고, 또 초기 근력을 빠르게 평가하고 진전을 정량화할 수 있는 저렴하고 편리한 방법임을 의미한다.

## 프로그램의 진전(Progressing Your Program)

여러분의 근력, 안정화 및 협응 능력이 향상되면, 여러분의 운동 프로그램도 진전되어야 한다. 여러분의 개별 프로그램은 여러분의 운동 능력이나 연령에 관계없이 여러분의 목표에 좌우한다. 진전은 근력강화 훈련 프로그램의 열쇠이다. 탄성 밴드와 튜빙은 다양한 저항을 가지고 있고, 여러분의 근력이 향상됨에 따라 쉽게 증가될 수 있다. 여러분이 근력과 조절 능력을 가지면, 운동 횟수와 저항 수준을 점진적으로 증가시킨다(저항이 강한 다른 색깔의 밴드와 튜빙을 이용한다). 여러분은 래터럴 레이즈(lateral raise)와 같은 단독 운동(5장 참고)에서 특정 스포츠 운동과 같은 통합 운동(12장과 13장 참고)으로 진전할 수 있다.

다음의 장들은 모든 주요 근육군과 기능 활동을 강화시키는 특정 운동을 제공한다. 표적 근육과 적절한 움직임에 대한 지시사항과 팁들은 각 운동마다 제시되어 있다. 여러분은 저항을 증가시키기 전에 운동을 적절하게 수행해야 한다. 과도한 피로나 보상운동 없이, 여러분의 목표 반복횟수를 완수할 수 있는 저항을 사용하는 것이 무엇보다 중요하다. 여러분의 목표를 기준으로 반복횟수(운동량)와 저항 수준(운동강도)을 선택한다(서론 단락의 ACSM 권장사항과 표 3.1 참고). 본 책의 대부분 운동들은 몸통의 안정화와 균형을 향상시키기 위해 선 자세에서 수행된다. 운동 수준은 난이도와 요구되는 근활성화 정도를 반영한다.

## 운동 프로그램 시작할 때의 주의사항

- 여러분이 의학적 문제를 가지고 있다면, 저항 운동을 위해 여러분을 건강관리하는 전문가(의사 등)의 승인을 얻어야 한다.
- 여러분이 만성 근골격계 통증을 가지고 있다면, 근력강화 프로그램을 시작하기 전에 물리치료사나 작업치료사로부터 치료받는 것을 고려해야 한다.
- 익숙하지 않는 운동 프로그램을 시작할 때 근육통이 발생할 수 있음을 명심해야 한다. 이런 근육통은 며칠 이후에 사라져야 한다.
- 심한 근육통이 3일 이상 지속되면, 주치의 진료를 받아야 한다.

제 2 부

# 탄성 저항 운동과 워크아웃

## Elastic Resistance Exercises and Workouts

4

# 유연성

## Flexibility

운동 전의 준비운동(워밍업)과 운동 이후의 마무리 운동은 모든 운동 프로그램의 중요한 구성 요소이다. 최근까지 스트레칭이 손상을 줄이고 수행력을 향상시킬 수 있는 가장 좋은 준비운동으로 고려되어 왔다. 그러나 연구에 따르면, 운동 이전에 수행되는 정적 스트레칭(static stretching)이 반드시 부상을 줄이지도 못하고, 오히려 수행능력을 실제로 방해할 수 있는 것으로 밝혀졌다. 오늘날에는 표적 근육을 완전 가동범위로 움직이는 능동적인 준비운동이 스트레칭보다 더 좋은 것으로 알려져 있다. 스트레칭이 부상을 막는다는 확실한 연구 결과는 없지만, 가동범위와 기능적 가동성을 향상시키는 기법으로 여전히 남아 있고, 특히 마무리 운동으로 운동 이후에 적용될 때 더욱 그러하다.

가벼운 탄성 저항 운동이 동적 준비운동의 일환으로 사용될 수 있으며, 대개 활동을 하기 전에 가동범위 내에서 빠른 반복 운동으로 수행된다. 예를 들어, 투수는 동적 준비운동으로서 종종 가벼운 탄성 튜빙을 이용해 어깨관절의 내회전과 외회전을 빠르게 수행한다. 근육으로 가는 혈류량의 증가가 유연성을 향상시킬 수 있다.

탄성 저항은 여러 유형의 스트레칭 프로그램을 지원하는데 사용될 수 있다. '신장이전 근수축 스트레칭(prestretch contaction stretching)'을 포함한 운동이 특히 유용할 수 있다. 근육을 신장하기 전에 근수축을 수행함으로서, 여러분은 더욱 효율적으로 근육을 스트레칭할 수 있다. 연구에 따르면, '신장이전 근수축'이 '정적 스트레칭'보다 근육길이를 증가하고 관절가동범위를 증가하는데 더 효율적이라고 했다. 신장이전 수축 스트레칭은 탄성 저항의 사용으로 쉽게 수행될 수 있다. 여러분은 탄성 저항에 대항하여 근육을 수축하고, 그다음 느린 스트레칭으로 근육 길이와 가동범위를 증가시킨다. 예를 들어, 스트레칭을 하기 전에, 탄성 저항을 이용해 슬괵근(햄스트링)을 수축하면 고관절 가동범위의 증가를 얻을 수 있다. '신장이전 수축'은 신경학적으로 근육의 이완을 촉진할 뿐만 아니라, 근육의 온도를 향상시켜 그 근육의 스트레칭을 더 쉽게 할 수 있도록 만들 것이다.

PNF에서 나온 신장이전 수축 스트레칭 기법에는 몇 가지 버전이 있다. PNF는 뇌졸중과 같은 신경학적 손상 환자를 위한 재활 기법으로서 물리치료사들에 의해 수십 년 전에 개발되었다. PNF는 고유수용성(관절 위치와 움직임의 무의식적 자각) 자극을 통해 근육의 신경학적 조절에 이점을 주는 운동 기법이다. 물리치료사들은 근력 향상, 움직임 패턴 향상 및 근육 길이 회복 등을 위해 맨손이나 외적 저항을 이용하여 다양한 PNF 기법을 사용한다. 최근에 몇 가지 'PNF 근육 길이 기법'이 재활 분야가 아닌 쪽에서 스트레칭 프로그램으로 사용되어 왔다. 특히 운동선수들은 준비운동으로 이 기법들을 많이 이용하고 있다.

가장 인기 있는 PNF 근육 길이 기법은 '유지-이완(hold-relax)'이고, 이것은 근육을 최대한으로 신장시키기 위해 가동범위의 끝지점에서 이루어진다. 그리고, 관절을 움직이지 않고, 약 5초 정도 근육을 수축(등척성 수축)한다. 끝지점에서 느슨함이 발생하면, 새로운 스트레칭 위치에서 10-30초 동안 자세를 유지한다. 이런 과정을 3-4회 실시한다. 비슷한 방법으로서, PNF의 수축-이완(contract-relax) 기법이 있는데, 이 기법은 신장 끝지점까지 돌아가기 전에, 전체 가동범위를 통해 관절의 움직임을 허용한다.

탄성 밴드의 저항 수준은 PNF 스트레칭 기법을 수행할 때 고려해야 하는 중요한 사항이다. 여러분이 편안하게 근육을 수축하고 관절을 움직일 수 있을 정도의 저항 강도를 선택하여 스트레칭을 실시한다. 비록 타이트한 근육을 스트레칭할 때 어느 정도의 불편은 있을 수 있지만, 통증이 발생해서는 안 된다. 끝으로, 스트레칭할 때 정상적인 호흡을 해야 한다. 스트레칭하는 동안 호흡을 멈추어서는 안 된다(숨을 참고 스트레칭하지 않아야 한다).

다음의 스트레칭 운동들은 다양한 신체 부위를 표적으로 하고 있고, 전체적인 스트레칭 프로그램의 한 부분으로서 사용될 수 있다. 이 근육들의 타이트니스(긴장)는 흔한 편이며, 근불균형을 초래할 수 있다.

## 상부 승모근 스트레칭(Upper Trapezius Stretch)

밴드의 한쪽 끝을 발밑에 배치하고 시작한다. 신장할 상부 승모근 섬유 쪽의 손으로 다른 쪽 밴드의 끝을 잡는다. 여러분의 다른 손을 머리의 측면에 배치하고, 신장되는 방향으로 목을 측방굴곡한다(a). 팔꿈치를 곧게 편 상태를 유지하면서, 밴드가 천장 쪽으로 당기도록 어깨를 위쪽으로 으쓱한다. 그리고 흡기를 한다(b). 2-6초 동안 유지한 후, 호기를 하면서 어깨가 밴드에 의해 시작자세가 되도록 여러분의 힘을 천천히 뺀다. 추가적으로 10-30초 동안 스트레칭을 유지한다(c).

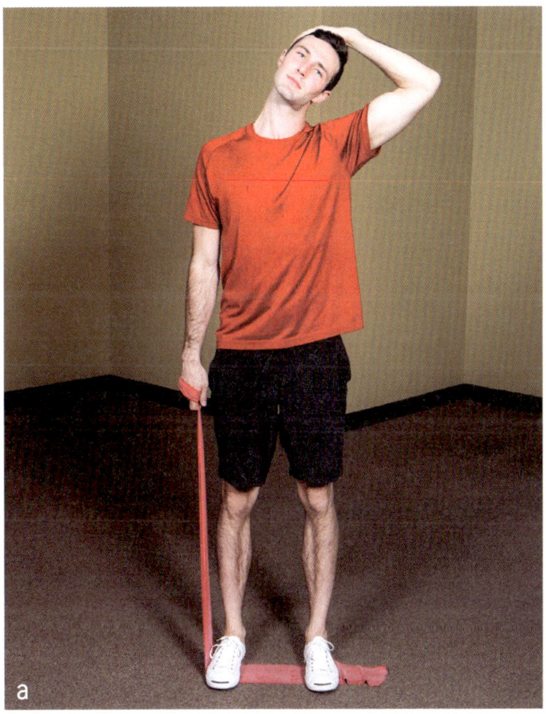

a

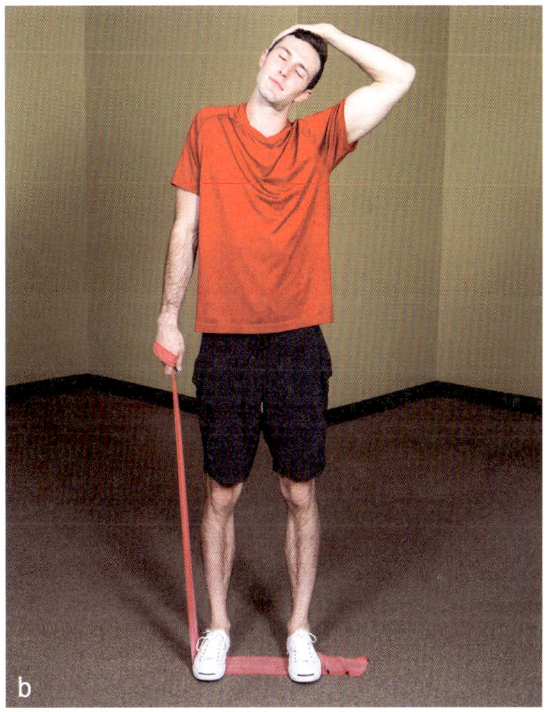

b

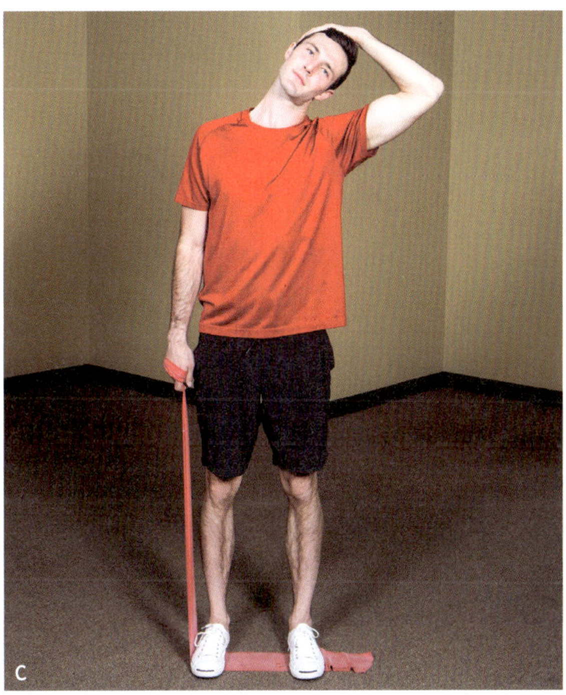

c

## 대흉근 스트레칭(Pectoralis Major Stretch)

상부 등을 가로질러 밴드를 배치하고, 밴드의 양쪽 끝을 손으로 잡는다. 이때 밴드의 저항에 대항하면서 여러분의 양쪽 팔을 옆으로 벌린다(a). 밴드의 양쪽 끝을 가슴 앞쪽으로 당긴 후, 2-6초 동안 이 자세를 유지한다(b). 그런 다음, 호기를 하면서 밴드에 의해 양쪽 팔이 몸통 보다 약간 뒤쪽으로 이동할 수 있도록 팔의 힘을 천천히 뺀다. 부가적으로 10-30초 동안 스트레칭을 유지한다(c).

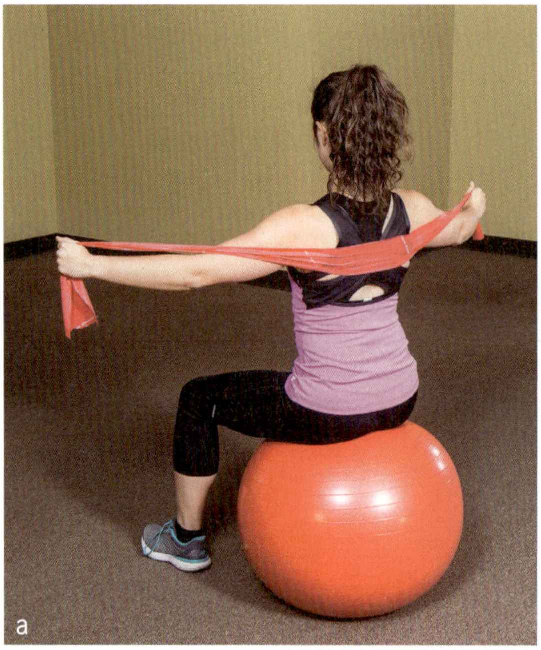
a

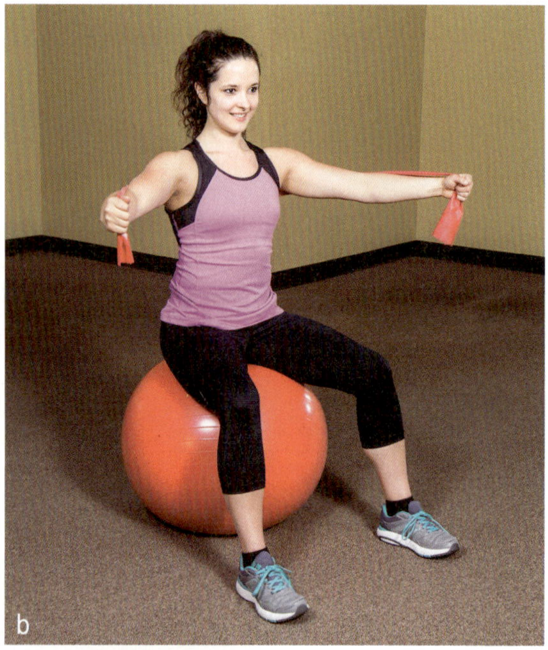
b

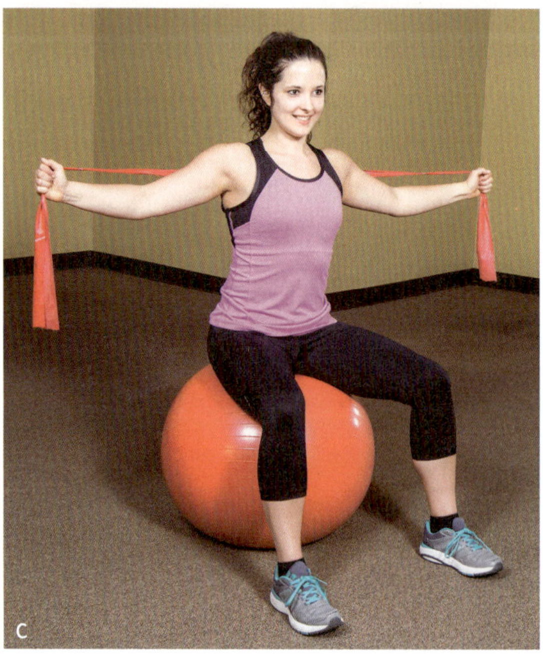
c

## 어깨 외회전(Shoulder External Rotation)

밴드의 한쪽 끝을 여러분의 머리 근처인 테이블이나 침대 밑에 고정한다. 여러분은 누운 자세를 취하고, 팔꿈치를 90°로 굴곡하며 어깨를 외회전한다(a). 여러분은 팔꿈치의 굴곡을 유지한 채 밴드를 당겨서 팔을 내회전시킨 후, 2-6초 동안 그 자세를 유지한다(b). 그런 다음, 호기를 하면서 밴드에 의해 팔이 외회전되도록 힘을 천천히 뺀다. 추가적으로 10-30초 동안 스트레칭을 유지한다(c).

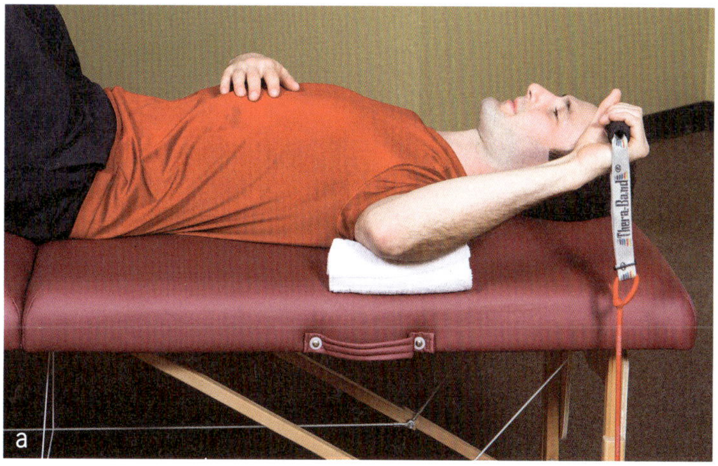
a

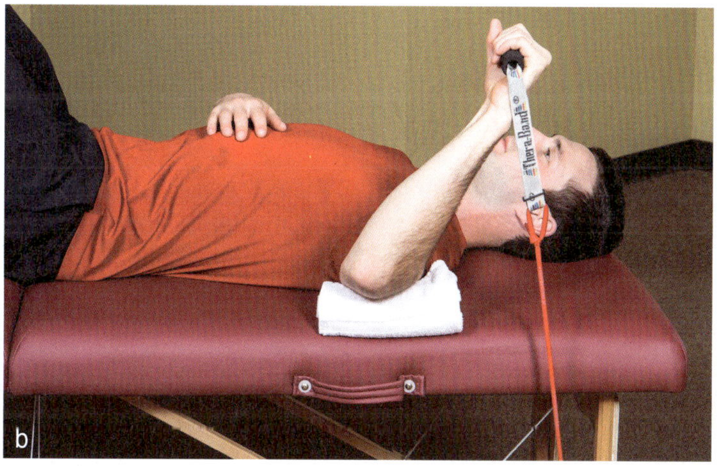
b

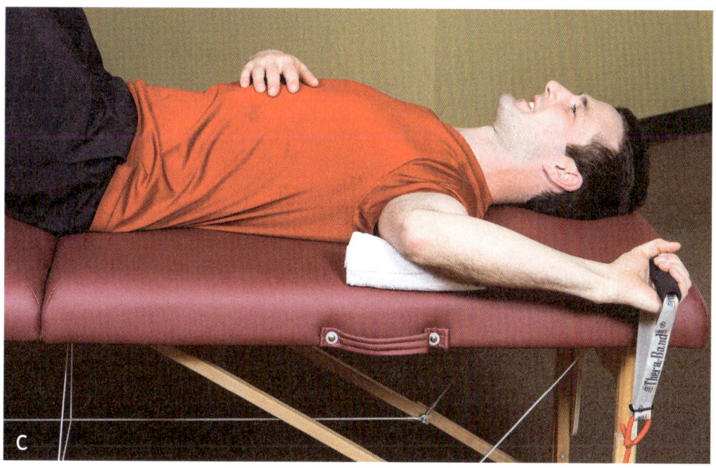
c

## 어깨 내회전/상완삼두근 (Shoulder Internal Rotation/Triceps)

여러분은 선 자세를 취한다. 밴드의 한쪽 끝은 오버헤드한 손(신장되는 쪽)으로 잡고, 또 다른 쪽 밴드의 끝은 팔을 등 뒤로 가져가서 잡는다(a). 등 뒤에 놓인 팔의 자세를 그대로 유지하면서, 오버헤드한 쪽 팔꿈치를 신전한 후, 2-6초 동안 그 자세를 유지한다(b). 그런 다음, 오버헤드쪽 팔이 천천히 등 뒤로 내려가도록(팔꿈치가 굴곡되도록) 호기를 하면서 천천히 힘을 뺀다. 추가적으로 10-30초 동안 스트레칭을 유지한다(c).

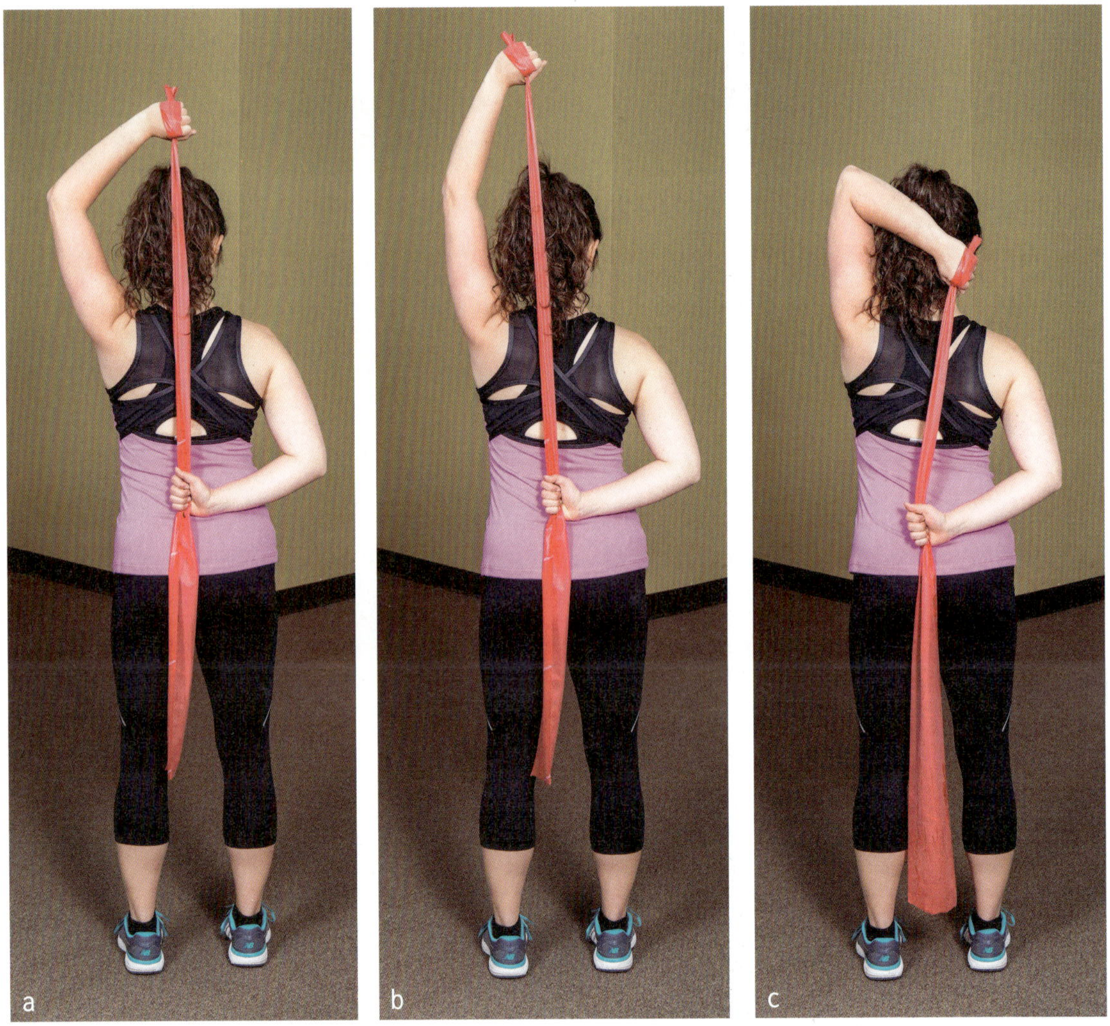

## 고관절 굴곡근(장요근) 스트레칭(Hip Flexor (Iliopsoas) Stretch)

고리가 달린 밴드의 양쪽 끝을 바닥 근처의 튼튼한 물체에 고정시킨다. 여러분은 벤치나 테이블 위에 누워서 신장될 다리를 테이블 밖으로 떨어뜨린다. 그리고 반대쪽 다리의 무릎을 양손으로 잡고 가슴 쪽으로 당긴다(a). 밴드를 신장되는 쪽 무릎이나 허벅지 주위에 배치하고, 여러분은 밴드의 저항을 이겨내며 무릎을 부드럽게 들어 올린다(b). 그런 다음 그 자세를 2-6초간 유지한 후, 호기를 하면서 밴드에 의해 무릎이 시작자세로 되돌아갈수록 천천히 힘을 뺀다. 추가적으로 10-30초 동안 스트레칭을 유지한다(c).

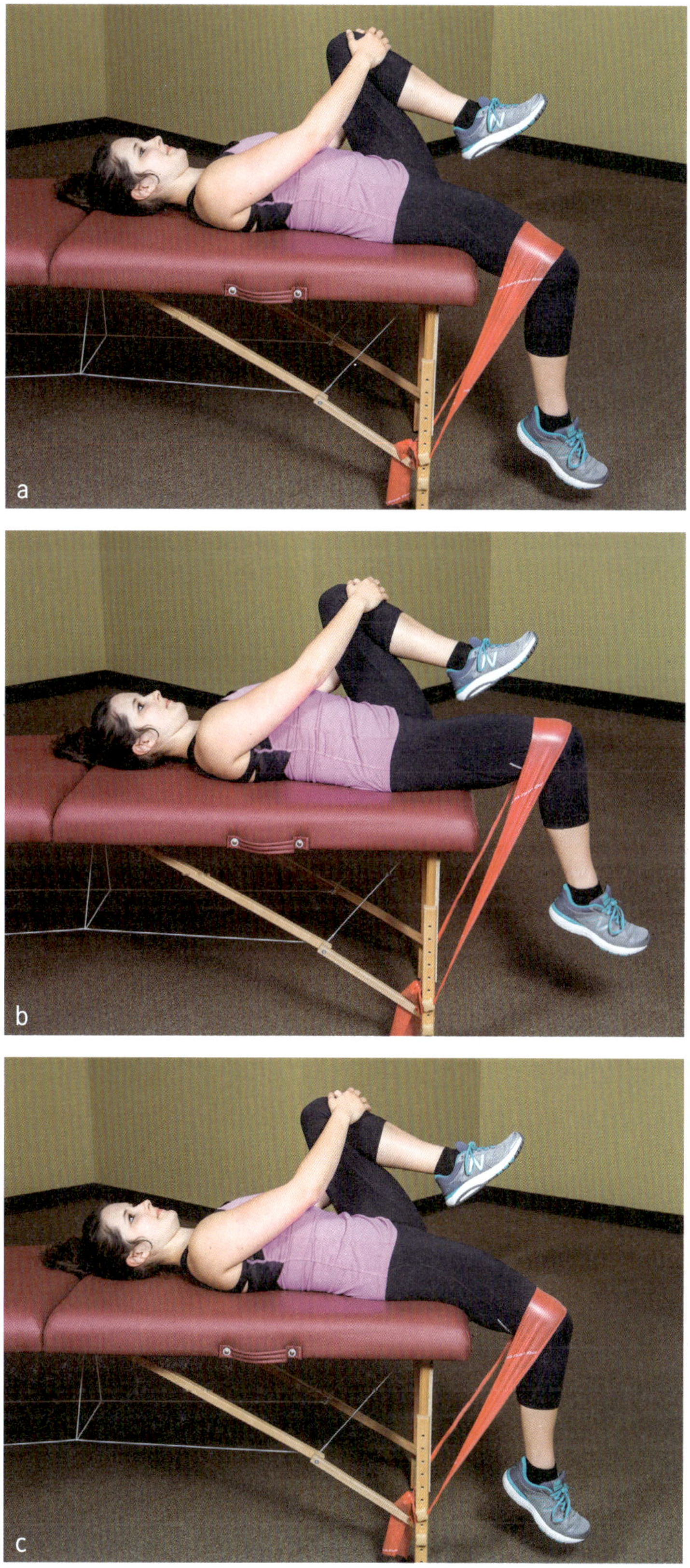

## 내전근(서혜부) 스트레칭(Adductor (Groin) Stretch)

고리가 달린 밴드의 양쪽 끝을 바닥 근처의 튼튼한 물체에 고정시킨다. 신장될 쪽의 발에 밴드의 한쪽 끝을 배치한다. 여러분은 양쪽 무릎을 편 상태에서 다리를 벌리고 앉는다(a). 여러분은 흡기를 하면서 밴드를 당겨 발을 안쪽으로 부드럽게 움직인다(b). 여러분은 서혜부가 신장되는 느낌을 느낄 때까지 밴드에 의해 다리가 시작자세 또는 그것보다 더 많이 다리가 벌어지도록 천천히 힘을 뺀다. 추가적으로 10–30초 동안 스트레칭을 유지한다(c).

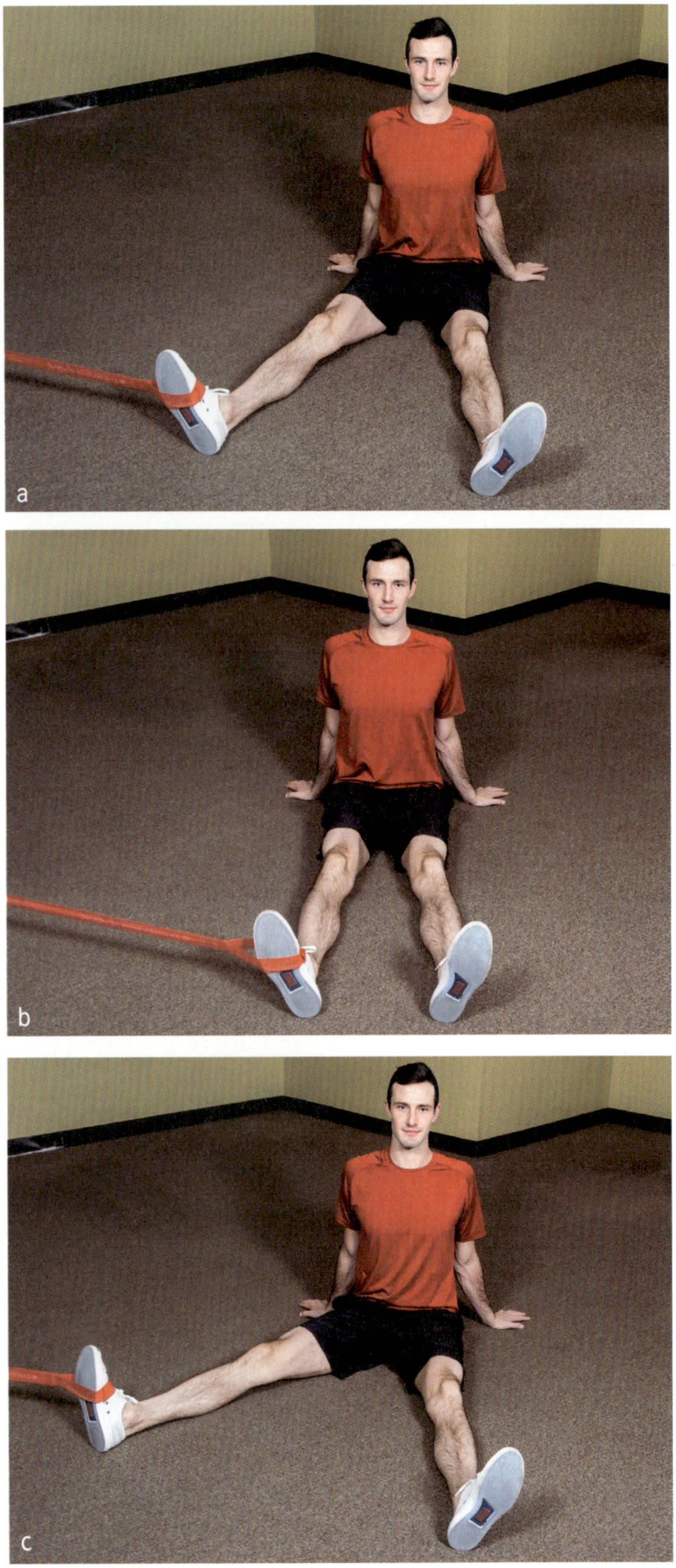

## 이상근 스트레칭(Piriformis Stretch)

양쪽 무릎을 세우고 누운 자세에서, 한쪽 무릎(신장시킬 쪽 다리)을 굴곡하여 그쪽 발목을 반대쪽 무릎 위에 올려놓는다. 신장시킬 무릎에 밴드의 고리를 배치하고, 반대쪽 손으로 밴드 고리의 양쪽 끝을 잡는다(a). 여러분은 밴드를 팽팽하게 유지한 채 흡기를 하면서 무릎으로 밴드를 민다(b). 이 자세를 2-6초간 유지한 후, 호기를 하면서 밴드에 의해 다리가 시작자세로 되돌아오도록 천천히 힘을 뺀다. 그다음, 여러분은 밴드를 대각선 방향으로 당겨 고관절에서 강한 스트레칭이 느껴질 때까지 몸을 가로질러 무릎을 움직인다. 추가적으로 10-30초 동안 스트레칭을 유지한다(c).

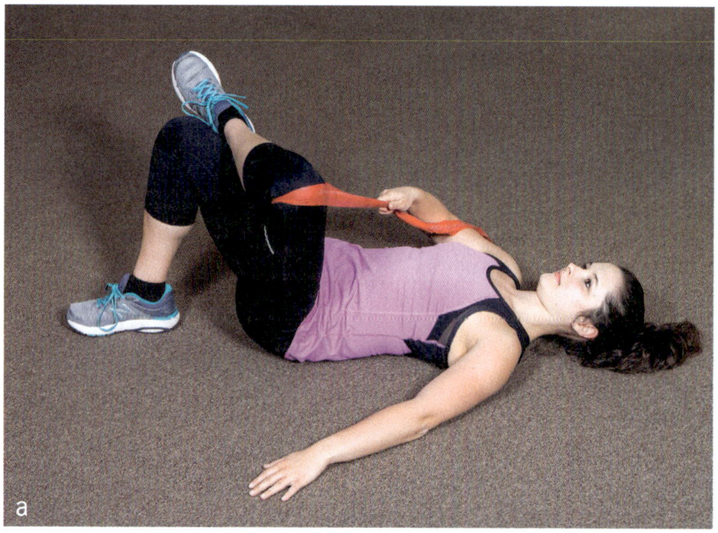

a

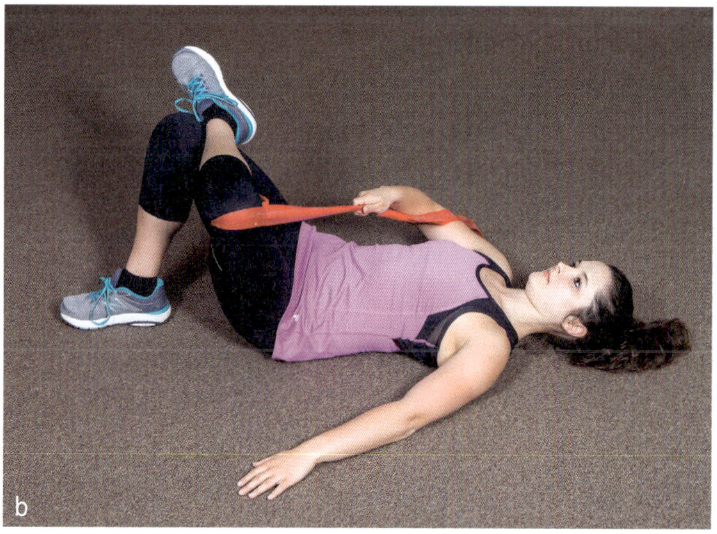

b

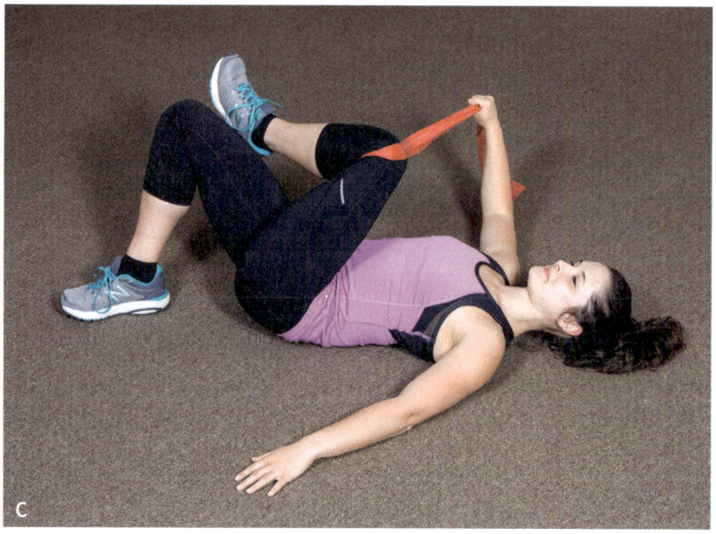

c

## 대퇴사두근 스트레칭(Quadriceps Stretch)

엎드린 자세에서 발목(신장할 쪽) 주위에 밴드를 고정하고 그쪽 무릎을 90°까지 굴곡한 자세에서 시작한다. 밴드의 나머지 한쪽 끝은 여러분의 어깨 위쪽(머리보다 높은 곳)에 손을 배치하여 잡거나 또는 머리 위쪽에 놓인 튼튼한 물체에 고정시킨다(a). 여러분은 흡기를 하면서 밴드의 저항을 이겨내며 무릎을 부드럽게 신전한다(b). 이 자세를 2-6초간 유지한 후, 밴드에 의해 대퇴사두근이 스트레칭되도록 여러분의 대퇴사두근을 천천히 이완시킨다. 추가적으로 10-30초 동안 스트레칭을 유지한다(c).

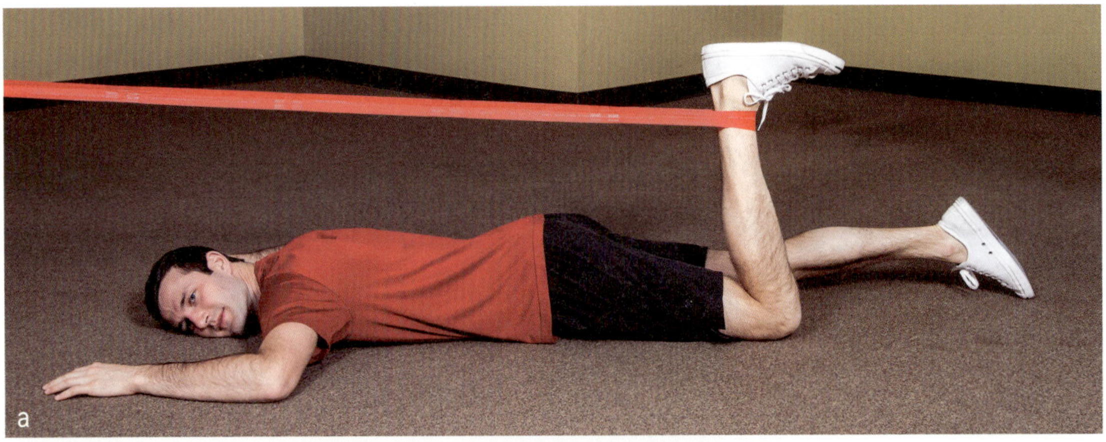
a

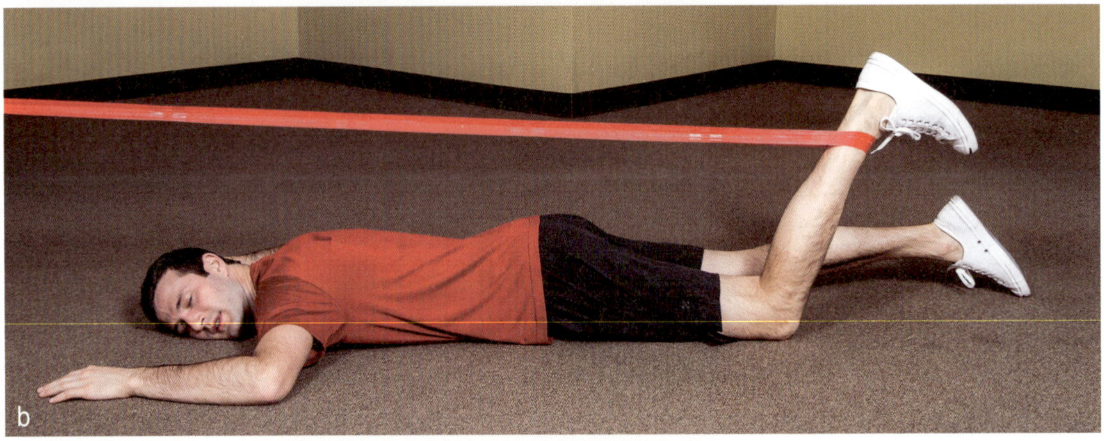
b

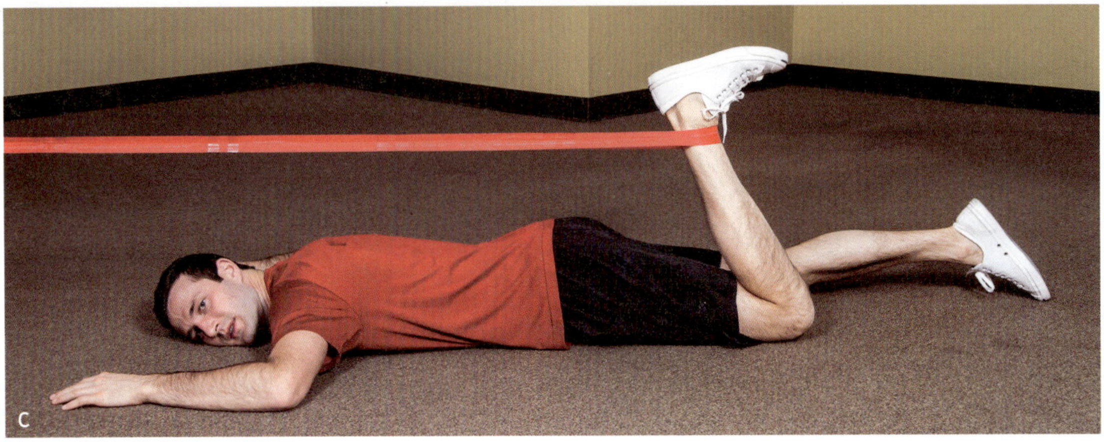
c

## 햄스트링 스트레칭(Hamstring Stretch)

누운 자세에서 신장되는 쪽 발이나 발목 주위에 밴드의 고리를 배치한다. 반대쪽 무릎은 굴곡 자세를 유지한다. 밴드의 양쪽 끝을 잡고 다리를 위쪽으로 뻗고, 그 다리를 여러분의 머리쪽으로 당긴다(a). 여러분의 무릎을 쭉 편 상태로 유지한 채, 밴드의 저항을 이겨내며 다리를 아래쪽으로 천천히 민다(b). 2-6초간 자세를 유지한다. 여러분은 호기를 하면서 천천히 다리가 시작자세나 또는 그것보다 더 많이 이동하도록 밴드를 당기면서 슬괵근(햄스트링)을 스트레칭한다. 추가적으로 10-30초 동안 스트레칭을 유지한다(c).

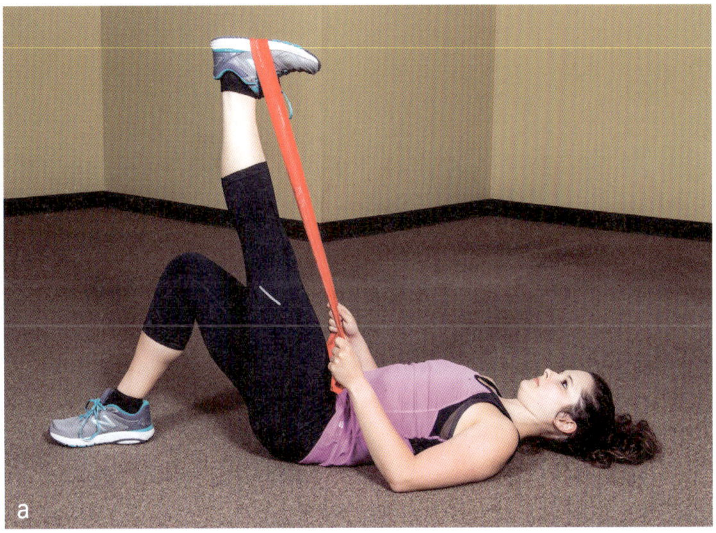
a

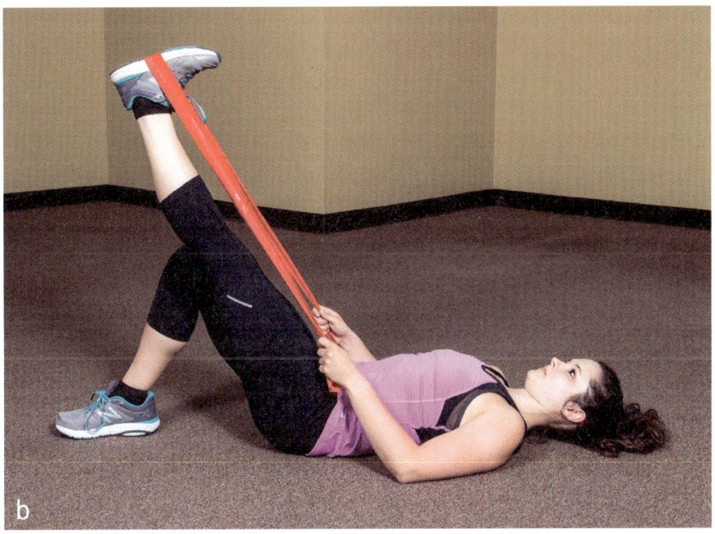
b

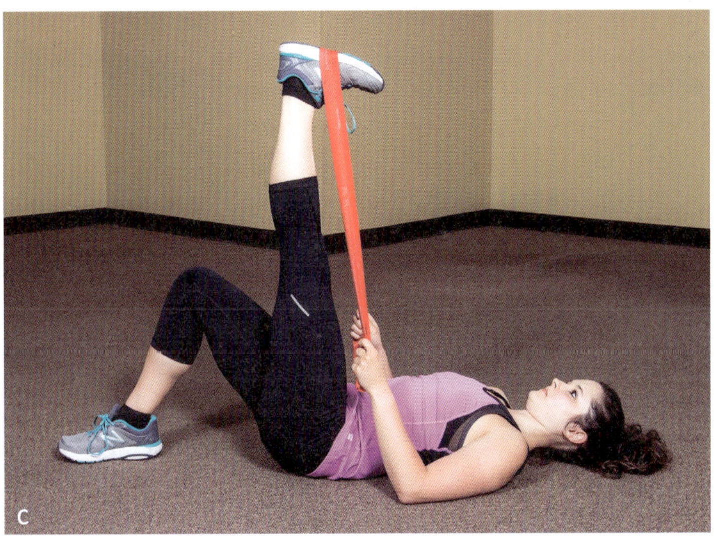
c

## 장경인대 스트레칭(Iliotibial Band Stretch)

신장되는 쪽이 아닌 반대쪽으로 눕고, 그쪽 무릎을 굴곡한다. 테이블 밑에 밴드의 양쪽 끝(고리가 달린 밴드의 중간 부분)을 고정한다. 고리의 중간 부분을 신장되는 쪽 무릎에 배치한다(a). 위쪽 다리를 일자로 유지한 채, 밴드의 저항을 이겨내며 허벅지와 무릎을 위쪽으로 들어 올린다. 그리고 2-6초간 이 자세를 유지한다(b). 여러분의 다리를 천천히 내리면서 호기를 한다. 밴드에 의해 허벅지 가쪽이 신장될 수 있도록 추가적으로 10-30초간 스트레칭을 유지한다(c).

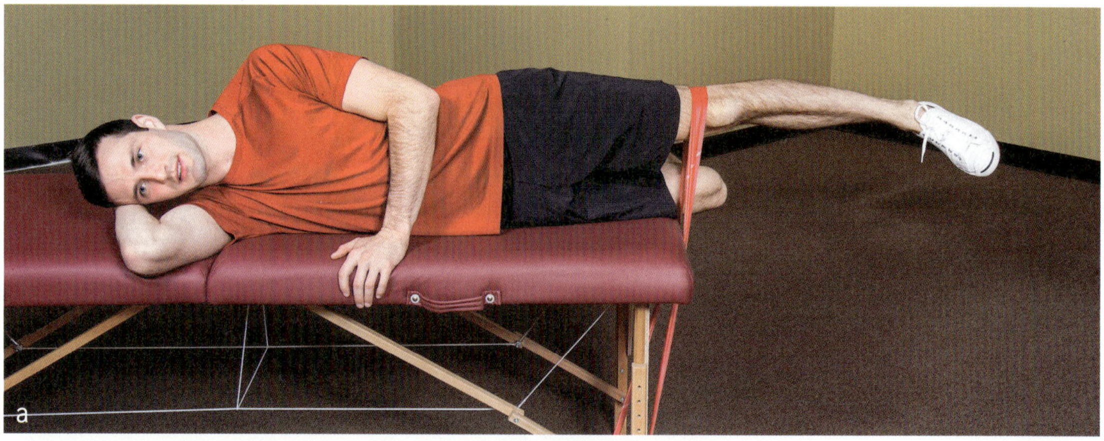


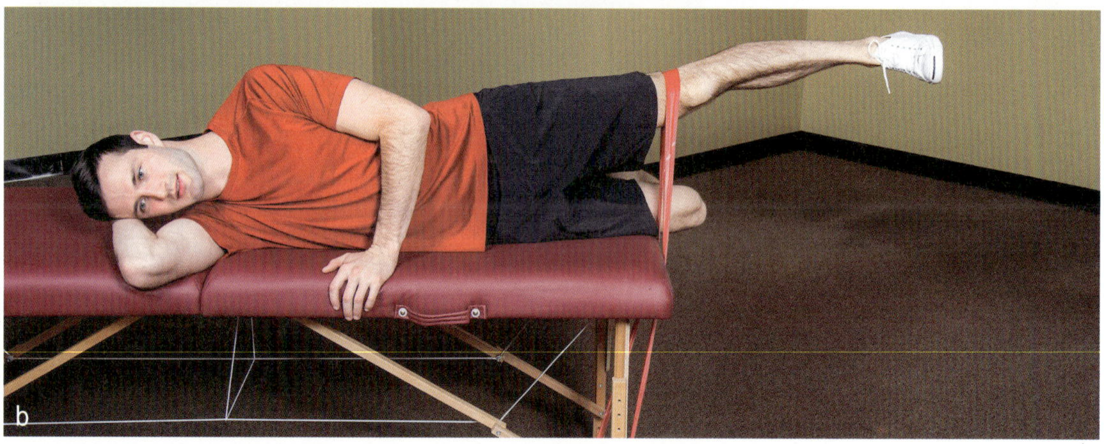


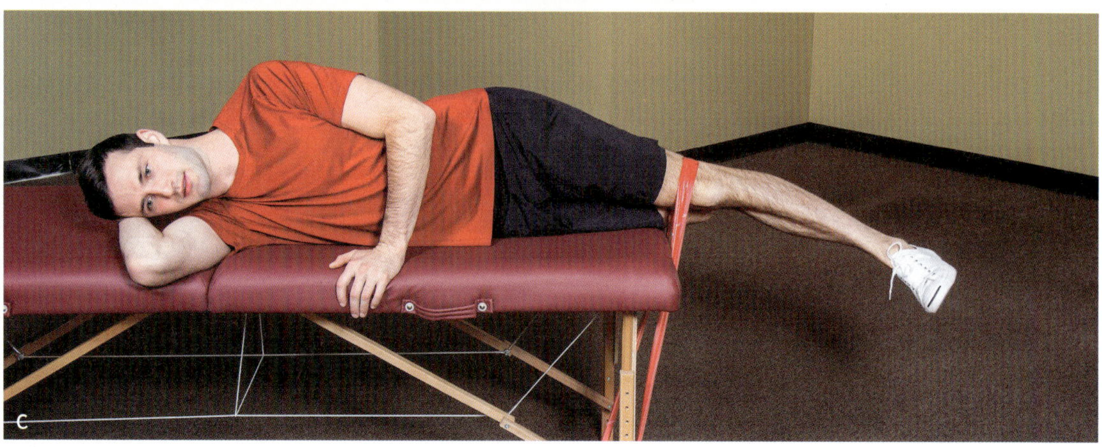

## 비복근과 가자미근 스트레칭(Gastrocnemius and Soleus Stretch)

양쪽 다리를 쭉 뻗고 앉은 자세를 취한다. 신장시킬 발에 밴드의 중간 부분을 걸어준다. 밴드의 양쪽 끝을 잡고, 그쪽 발을 머리 쪽으로 당긴다(a). 무릎을 편 상태에서 밴드를 이겨내며 발을 부드럽게 아래쪽으로 민다(b). 2-6초간 자세를 유지한 후, 호기를 하면서 밴드가 여러분의 발을 천천히 시작자세로 되돌아오게 당긴다(c). 추가적으로 10-30초 동안 스트레칭을 유지한다. 가자미근만 스트레칭하기 위해서는 무릎을 쭉 펴는 것보다 약간 무릎을 굽힘 한 채로 동일한 스트레칭을 수행한다.

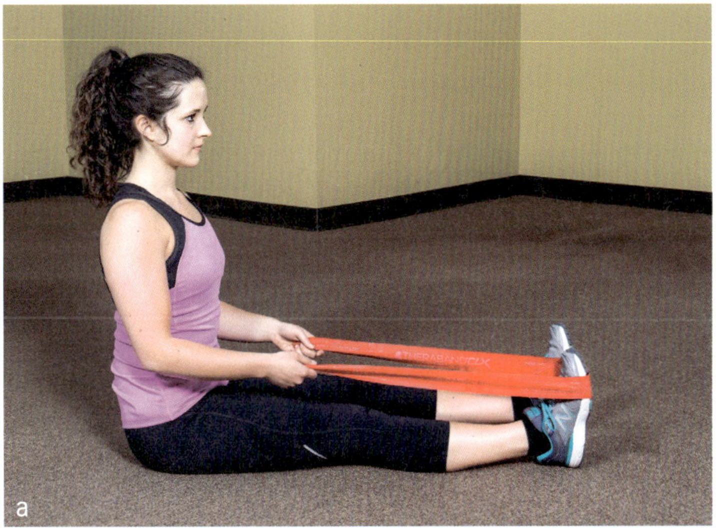

a

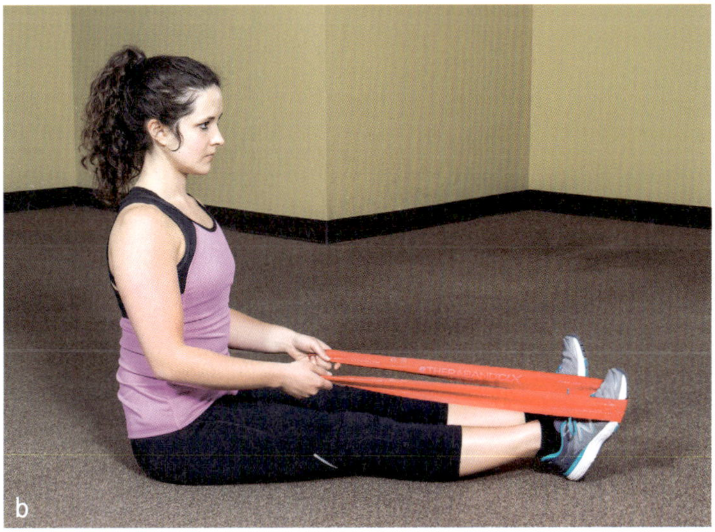

b

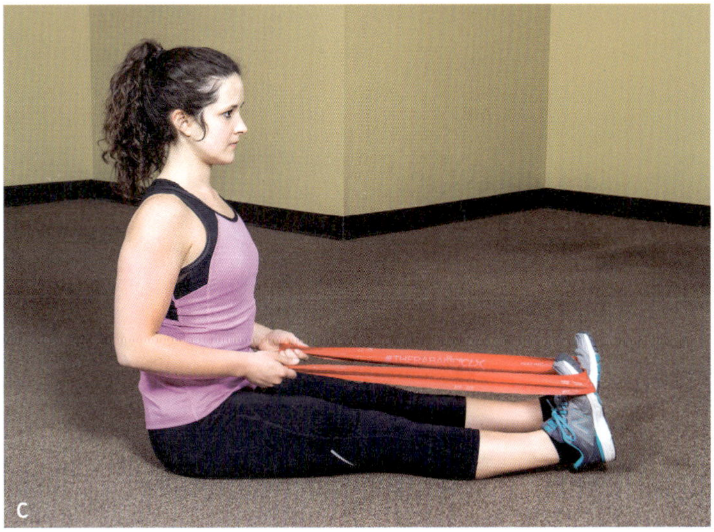

c

# 5

# 단독 관절과 근육의 운동

## Joint and Muscle Isolation

단독 관절운동은 탄성 저항 운동 중에서 가장 인기 있는 운동이다. 이 운동들은 한 방향으로만 움직이는 단일 관절에 적용되고, 관절 안정성을 제공하고 과사용 손상을 예방하는 특정 근육을 표적으로 사용된다. 이 운동들의 대부분은 주로 재활에 이용된다.

개별적으로 강한 근육과 안정된 관절은 종종 복합 움직임 뿐 만 아니라, 단순 움직임을 위한 기반을 형성한다. 사슬은 가장 약한 링크에 의해 그 사슬의 강도가 결정된다. 즉, 운동 사슬(또는 움직임 사슬)에도 그대로 적용된다. 움직임 사슬은 그 사슬 중에서 가장 약한 근육이나 또는 가장 불안정한 관절에 의해 제한된다.

상체의 경우, 탄성 저항은 어깨관절 운동에서 특히 효율적이다. 하체인 고관절, 슬관절, 발목관절 및 발에서 적용되는 것처럼, 탄성 밴드나 탄성 튜빙의 운동이 주관절, 손목 및 손에서도 적용될 수 있다. 근육에 대한 저항 운동은 상체, 팔과 손의 관절에 안정성을 제공하고, 그다음 하체의 관절에도 안정성을 제공한다. 일반적으로 양쪽 신체의 동일한 관절에 운동을 적용하는 것이 좋다. 별도로 확인된 부분을 제외하곤, 이 책의 다른 부분에서처럼 운동은 표준 길이의 밴드나 튜빙으로 수행되어야 한다.

## 옆으로 들어 올리기(Lateral Raise)

**측면 삼각근(Middle Deltoid)**

선 자세에서 한 발을 약간 앞으로 내딛고, 그 발밑에 밴드나 튜입의 중간 부분을 배치한다. 밴드의 양쪽 끝을 잡고, 발의 가쪽으로 가져간다(a). 팔꿈치를 편 상태로 양쪽 밴드 끝을 어깨 높이만큼 옆으로 들어 올린다(b). 그리고 시작자세로 천천히 되돌아온다.

**다른 버전(VARIATION)**

오른쪽 팔과 왼쪽 팔을 교대로 들어 올린다.

**테크닉 팁(TECHNIQUE TIP)**

양쪽 견갑골을 아래쪽으로 내린다. 팔을 들어 올릴 때 어깨가 위쪽으로 올라가지 않도록 한다. 복부에 긴장을 주고, 손목을 일자로 유지한다.

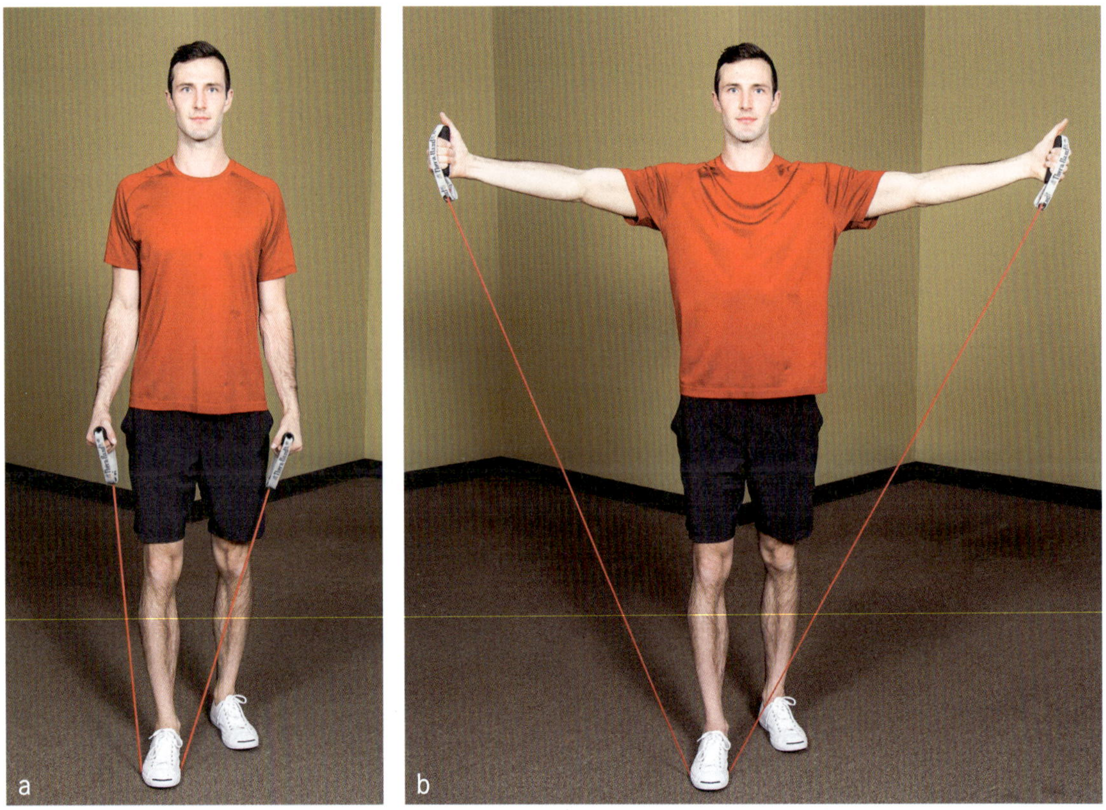

### 트레이닝 팁(Training Tip)

***엄지의 방향이 위쪽인가? 아니면 아래쪽인가?***

이 운동은 꽉 찬 깡통(full can) 운동으로 알려졌다. 원래 이 운동은 엄지를 아래쪽으로 내린 텅빈 깡통(empty can) 운동이었다. 그러나 연구자들(Thigpen 등, 2006)은 이 운동을 수행할 때 엄지를 위쪽 방향으로 하는 것이 비슷한 근활동 수준에서 어깨 충돌의 위험을 감소시킨다고 제안했다.

## 앞으로 들어 올리기(Front Raise)

**전면 삼각근(Anterior Deltoid)**

선 자세에서 한 발을 약간 앞으로 내딛고, 그 발로 밴드나 튜입의 중간 부분을 밟는다. 밴드의 양쪽 끝을 잡고(a), 팔꿈치를 편 상태로 양쪽 밴드 끝을 어깨 높이만큼 앞쪽으로 들어 올린다(b). 그리고 시작자세로 천천히 되돌아온다.

**다른 버전(VARIATION)**

오른쪽 팔과 왼쪽 팔을 교대로 들어 올린다. 상완이두근의 활성화를 위해 손바닥이 위쪽을 향하게 하고 수행한다.

**테크닉 팁(TECHNIQUE TIP)**

양쪽 견갑골을 아래쪽으로 내린다. 팔을 들어 올릴 때 어깨가 위쪽으로 올라가지 않도록 한다.
허리에 아치가 생기지 않도록 하고, 허리를 곧게 편다. 복부에 긴장을 주고 손목을 일자로 유지한다.

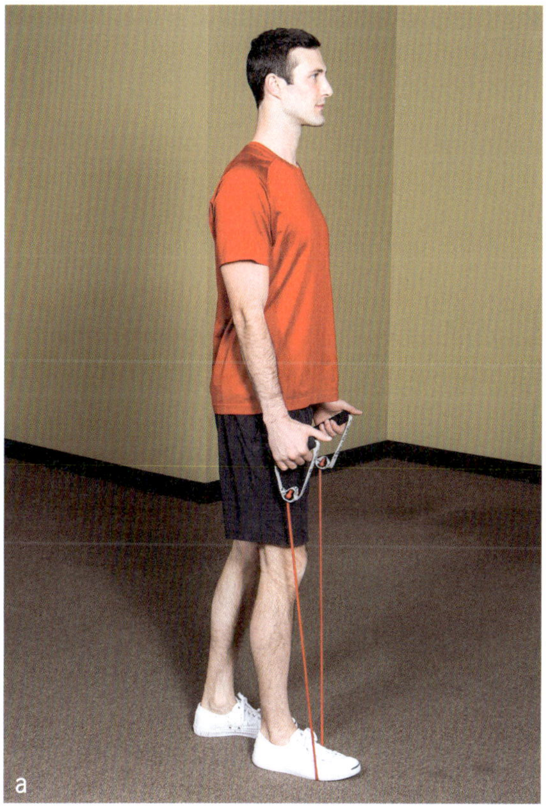
a

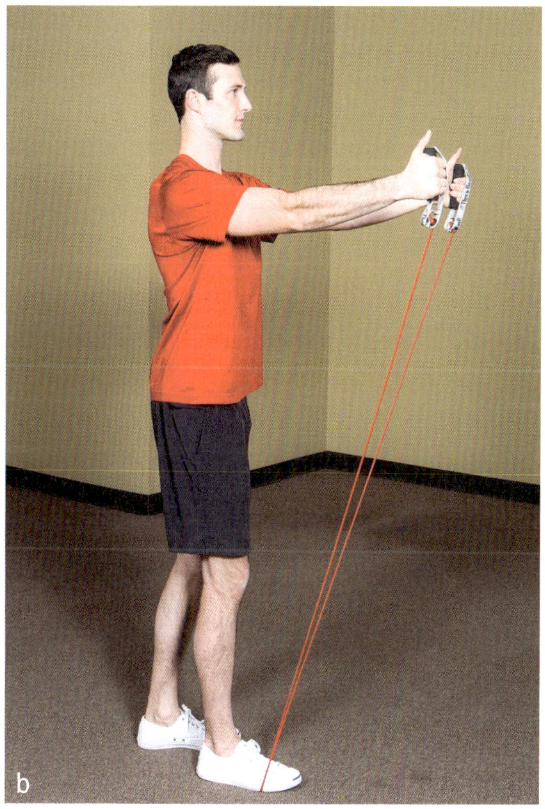
b

## 스캡션(견갑골의 운동면)(Scaption)

### 삼각근, 회전근개(특히, 극상근)(Deltoids, Rotator Cuff, Especially Supraspinatus)

선 자세에서 한 발을 약간 앞으로 내딛고, 그 발밑에 밴드나 튜입의 중간 부분을 배치한다. 밴드의 양쪽 끝을 잡고, 양쪽 팔을 약 30° 정도 앞쪽으로 위치시킨다(a). 양쪽 밴드를 어깨 높이만큼 옆으로 들어 올린다(b). 이때 엄지를 위쪽으로 향하게 하고, 팔꿈치를 신전한다. 그리고 시작자세로 천천히 되돌아온다.

**다른 버전(VARIATION)**

오른쪽 팔과 왼쪽 팔을 교대로 들어 올린다. 어깨 높이에서 움직임을 멈춘다.

**테크닉 팁(TECHNIQUE TIP)**

양쪽 견갑골을 아래쪽으로 내린다. 팔을 들어 올릴 때 어깨가 위쪽으로 올라가지 않도록 한다. 허리에 아치가 생기지 않도록 하고, 허리를 곧게 편다. 복부에 긴장을 주고 손목을 일자로 유지한다.

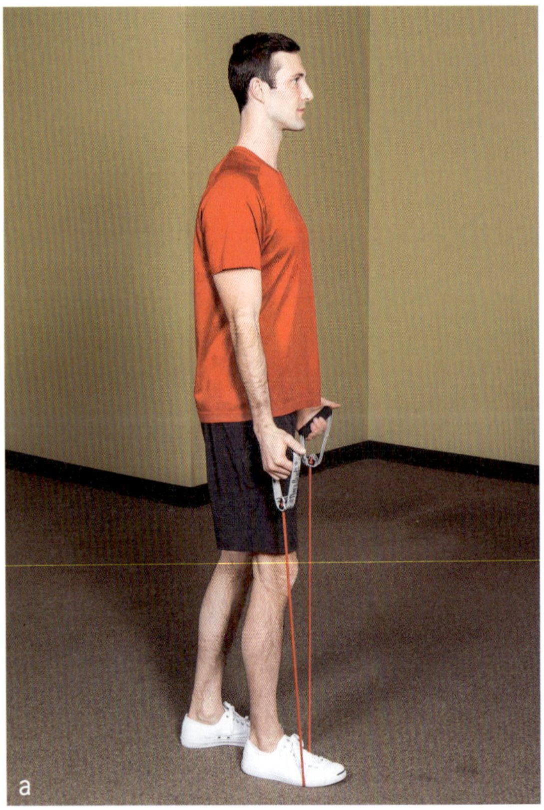
a

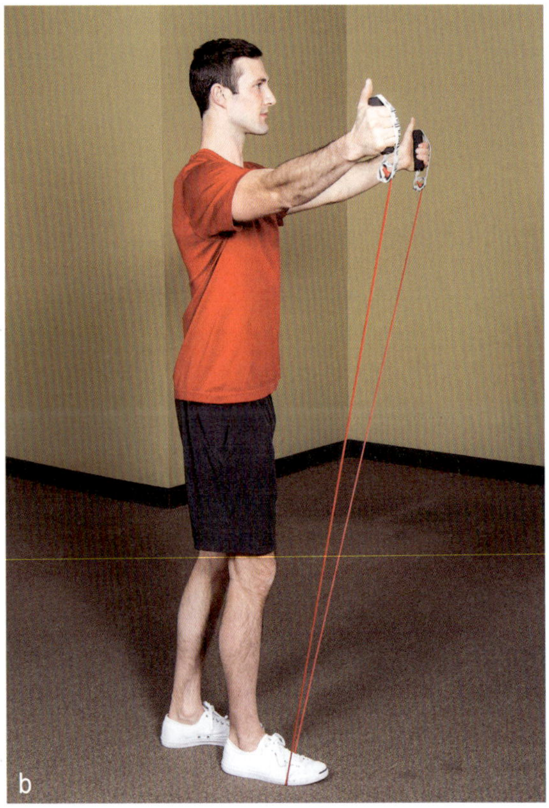
b

### 트레이닝 팁(Training Tip)

***어깨와 목의 통증을 위한 운동***

연구자들(Andersen 등, 2011)에 따르면, 어깨와 목의 통증을 가진 사무직 근로자가 12주 동안 1주에 5일씩 이 운동을 2분간 수행하면, 통증이 뚜렷하게 감소했다.

## 어깨 내회전(팔을 몸통 옆에 붙인 상태)(Shoulder Internal Rotation at Side)

**회전근개(특히, 견갑하근)(Rotator Cuff, Especially Subscapularis)**

밴드의 한쪽 끝을 튼튼한 물체에 고정하고, 그 물체 옆에 위치한다. 이때 운동하고자 하는 팔을 그 물체 쪽에 위치시킨다. 운동하는 쪽 팔을 몸통에 옆에 붙인다. 그리고 전완이 지면과 나란하게 되도록 팔꿈치를 90° 굴곡하고, 그 손으로 밴드의 끝을 잡는다(a). 튼튼한 물체의 고정점에서 멀어지도록 밴드를 당긴다(b). 그런 다음, 시작자세로 천천히 되돌아간다.

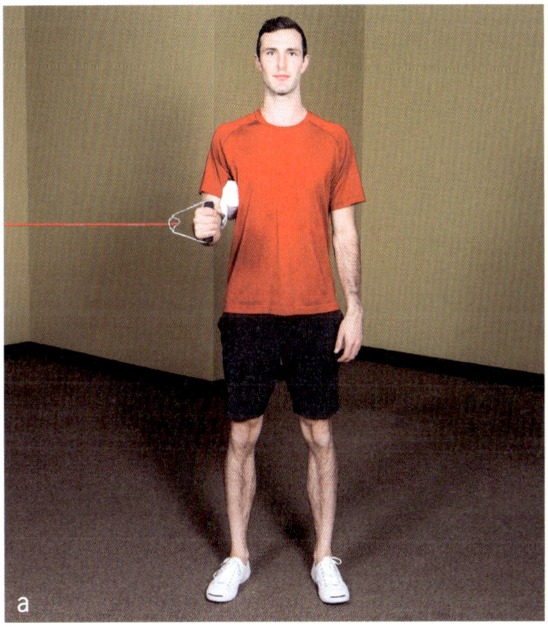


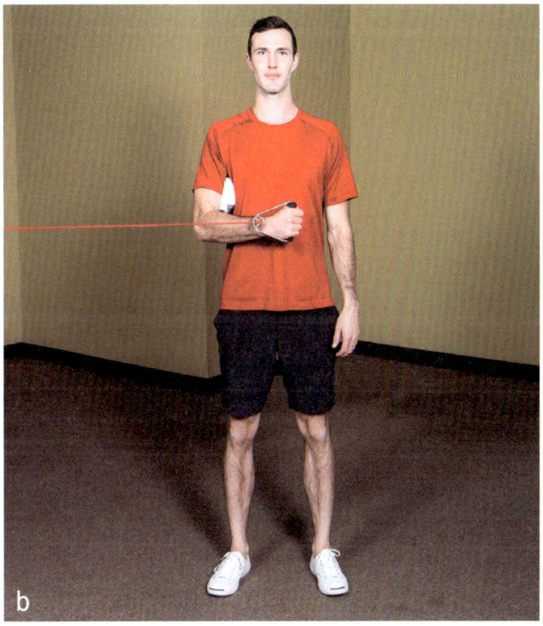


**다른 버전(VARIATION)**

- 손을 편 상태로 이 운동을 수행하기 위해 고리형 밴드를 사용한다.
- 팔 밑에 타월 롤이나 베개를 사용한다.

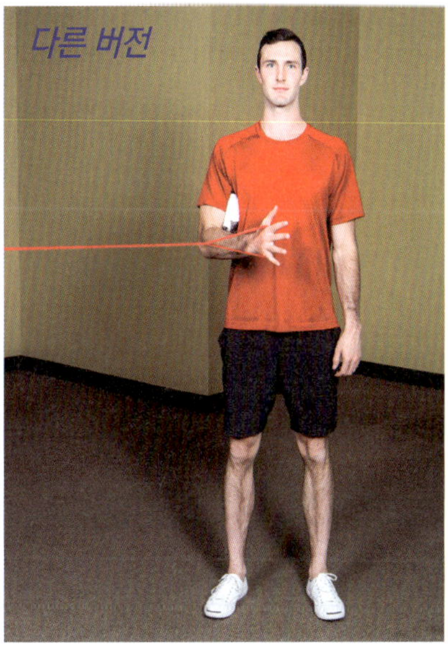


**테크닉 팁(TECHNIQUE TIP)**

어깨가 올라가서는 안 된다. 손목을 일자로 유지한다. 90° 굴곡된 팔꿈치 자세를 유지한다. 이 운동을 수행할 때 여러분의 팔꿈치와 손목이 신전되지 않아야 한다. 몸통을 고정해야 한다. 운동을 수행할 때 몸통이 회전되지 않아야 한다.

### 트레이닝 팁(Training Tip)

***베개 톡(pillow talk)***

연구자들(Reinold 등, 2004)에 따르면, 팔과 몸통 사이에 베개나 작은 타월을 배치하는 것이 회전근개의 활성화를 증가시키고, 또 회전근개로 최대의 혈류 공급을 하는데 도움이 된다고 했다.

## 어깨 외회전(팔을 몸통 옆에 붙인 상태)(Shoulder External Rotation at Side)

**회전근개(특히, 극하근)(Rotator Cuff, Especially Infraspinatus)**

밴드의 한쪽 끝을 튼튼한 물체에 고정하고, 그 물체 옆에 위치한다. 이때 운동하지 않는 쪽 팔을 그 물체 가까이에 위치시킨다. 운동하는 쪽 팔을 몸통에 옆에 붙인다. 그리고 전완이 지면과 나란하게 되도록 팔꿈치를 90° 굴곡하고, 그 손으로 밴드의 끝을 잡는다(a). 튼튼한 물체의 고정점에서 멀어지도록 밴드를 당긴다(b). 그런 다음, 시작자세로 천천히 되돌아간다.

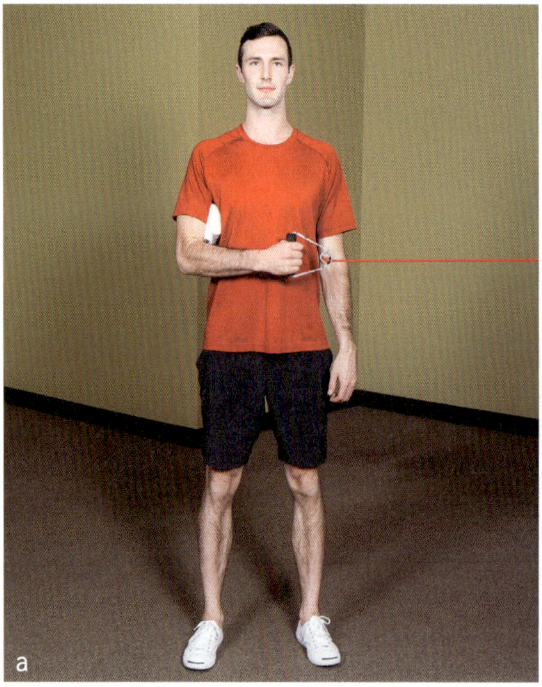


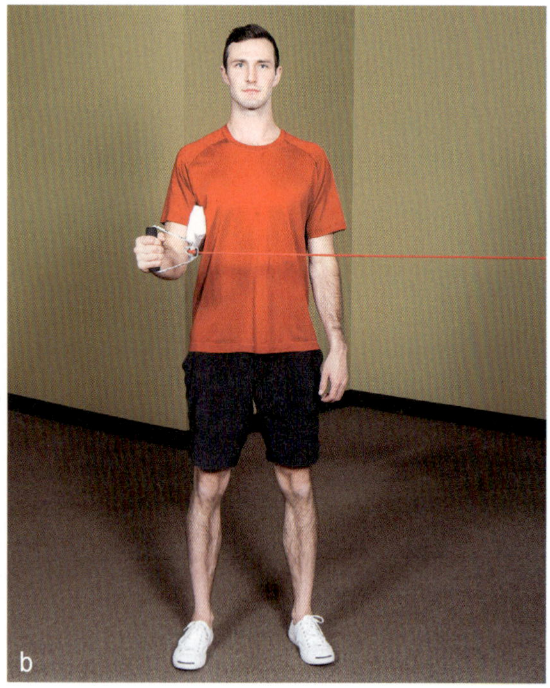


**다른 버전(VARIATION)**

- 손을 편 상태로 이 운동을 수행하기 위해 고리형 밴드를 사용한다.
- 팔 밑에 타월 롤이나 베개를 사용한다.

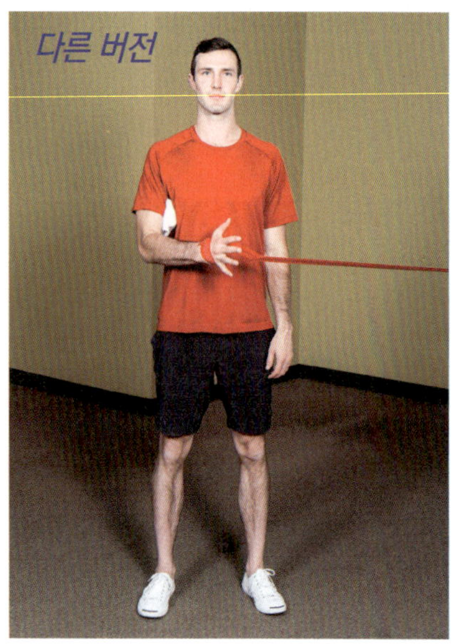


**테크닉 팁(TECHNIQUE TIP)**

어깨가 올라가서는 안 된다. 손목을 일자로 유지한다. 90° 굴곡된 팔꿈치 자세를 유지한다. 이 운동을 수행할 때 여러분의 팔꿈치와 손목이 신전되지 않아야 한다. 몸통을 고정해야 한다. 운동을 수행할 때 몸통이 회전되지 않아야 한다.

## 전거근 펀치(Serratus Punch)

**전거근, 전면 삼각근(Serratus Anterior, Anterior Deltoid)**

여러분 뒤쪽에 위치한 튼튼한 물체에 밴드의 한쪽 끝을 고정시킨다. 어깨 높이에서 밴드의 한쪽 끝을 한 손으로 잡고, 팔꿈치를 신전시킨다(a). 여러분의 몸통을 유지하고, 펀치를 날리듯이 어깨를 앞쪽으로 뻗는다(고정점에서 멀어지도록)(b). 그런 다음, 시작자세로 천천히 되돌아온다.

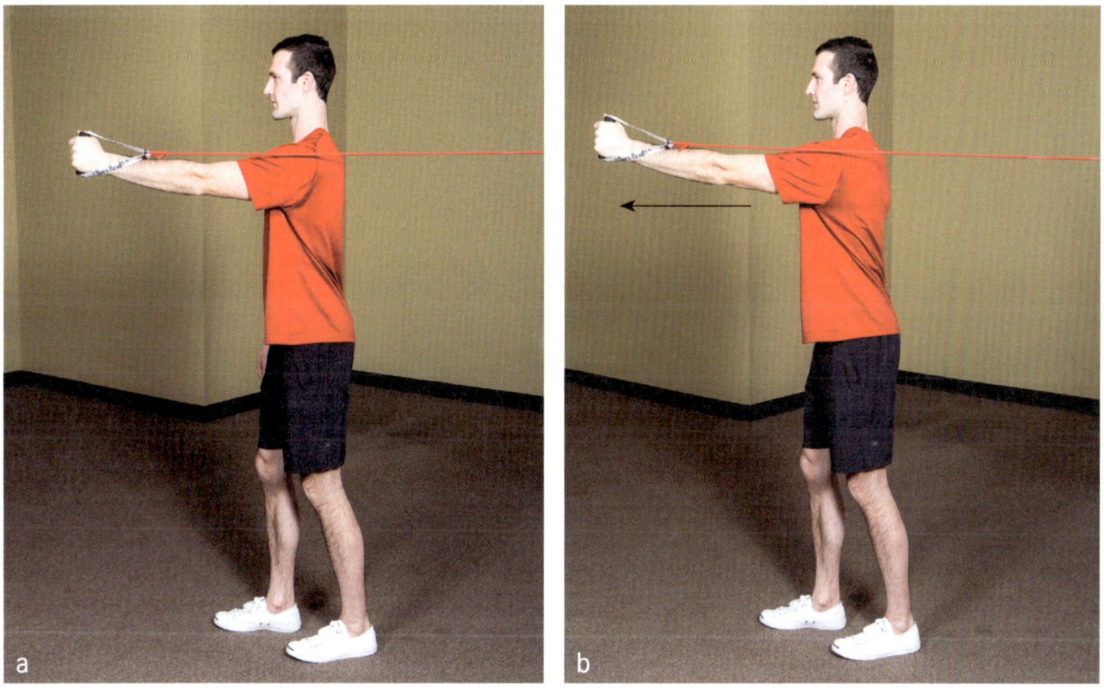


**다른 버전(VARIATION)**

밴드를 상부 등(견갑골 높이) 뒤로 가로질러 배치하고, 이 운동을 실시한다. 어깨 높이에서 밴드의 양쪽 끝을 잡고, 팔꿈치를 신전한 채 밴드를 앞쪽으로 민다.

**테크닉 팁(TECHNIQUE TIP)**

어깨가 올라가서는 안 된다. 운동을 하는 동안 팔꿈치의 신전을 유지해야 한다. 운동 동안 몸통이 회전되지 않아야 한다.

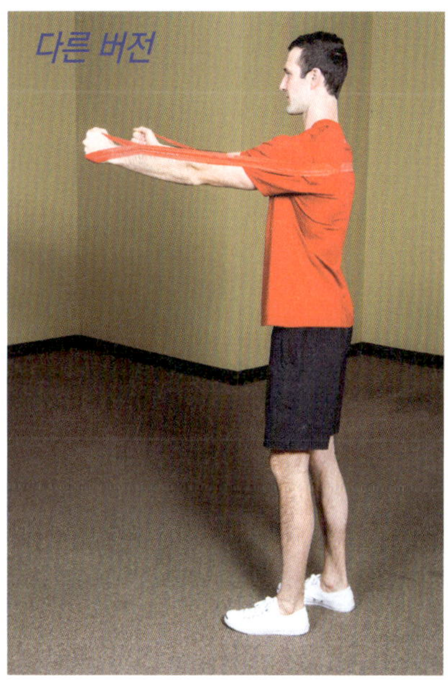

## 상완이두근 굴곡(Biceps Curl)

**상완이두근(Biceps)**

한쪽 다리를 약간 앞쪽으로 내딛고 그 발밑에 밴드나 튜빙의 중간 부분을 배치한다. 여러분의 양쪽 팔꿈치를 몸통에 붙인 상태에서 양손의 손바닥을 위쪽으로 향하게 하고 밴드의 끝을 잡는다(a). 팔꿈치를 위쪽으로 굴곡한다(b). 그런 다음, 시작자세로 천천히 되돌아온다.

**다른 버전(VARIATION)**

왼쪽 팔과 오른쪽 팔을 교대로 수행한다.

**테크닉 팁(TECHNIQUE TIP)**

어깨가 올라가서는 안 된다. 어깨와 팔꿈치가 고정되어야 한다. 여러분의 등이 일자로 유지되어야 하고, 몸을 뒤쪽으로 기울여서는 안 된다. 손목을 일자로 유지한다. 운동을 할 때 손목이 굴곡되지 않아야 한다.

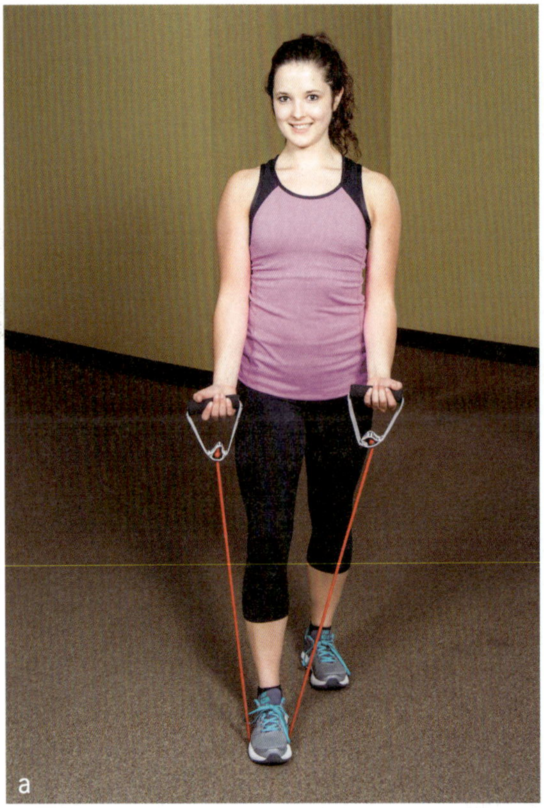
a

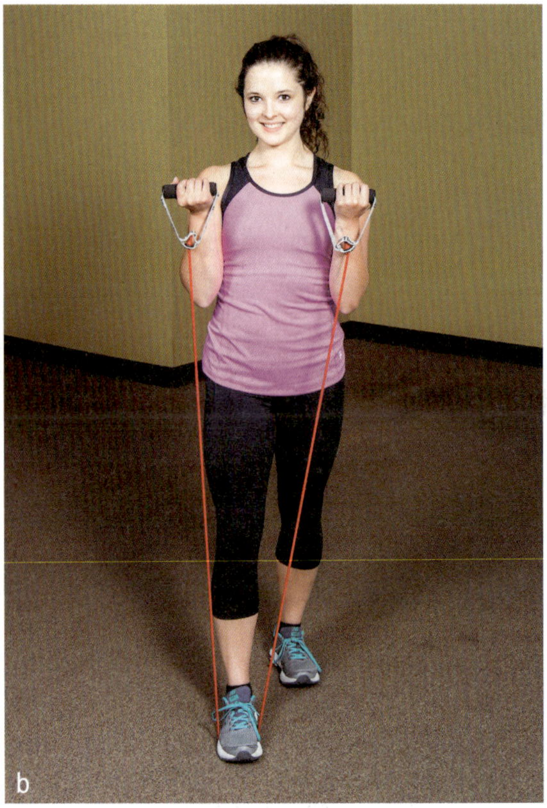
b

## 팔꿈치 신전(Elbow Extension)

### 상완삼두근(Triceps)

밴드의 중간 부분을 머리 위쪽에 위치한 고정 물체에 고정시킨다. 여러분은 밴드 고정점을 바라보면서, 양쪽 팔꿈치를 몸통에 붙인 채 팔꿈치를 굴곡시켜 밴드의 양쪽 끝을 잡는다(a). 팔꿈치를 몸통에 고정시키고, 팔꿈치를 신전한다(b). 그런 다음, 시작자세로 천천히 되돌아온다.

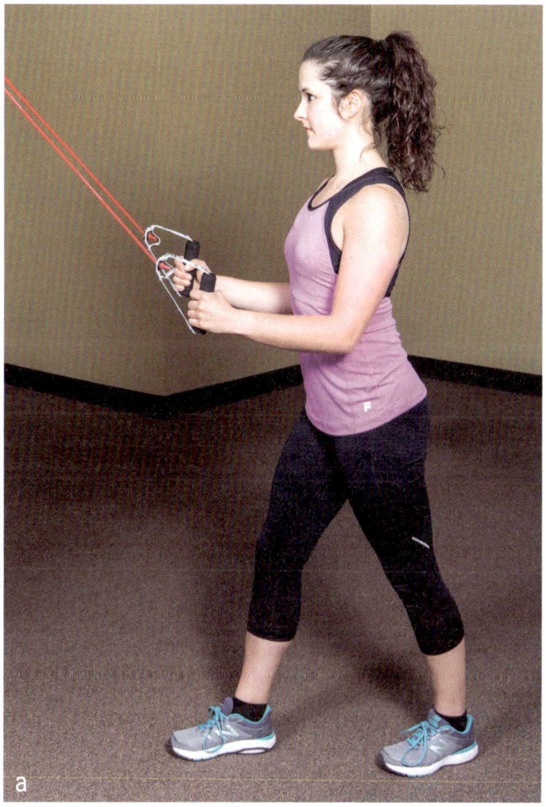
a

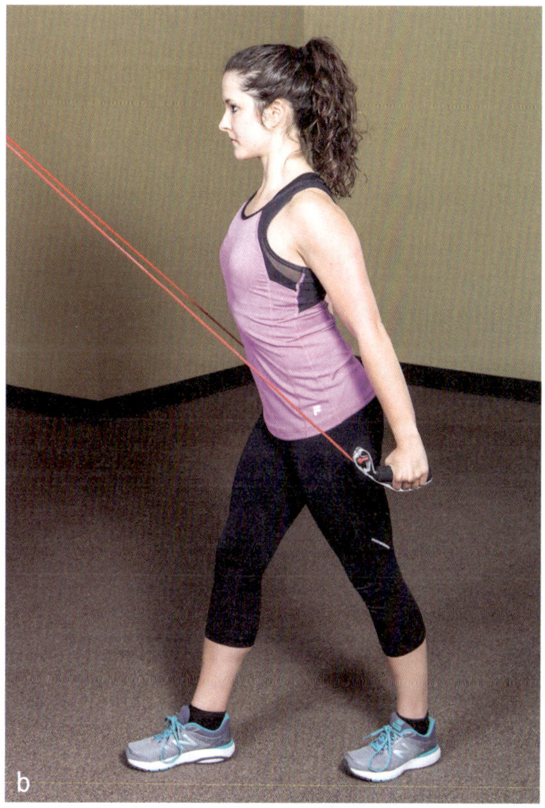
b



### 다른 버전(VARIATION)

밴드의 중간 부분을 목 뒤에 배치한 후, 밴드의 양쪽 끝을 잡는다. 팔을 몸통에 고정하고 팔꿈치를 신전한다. 그런 다음 시작자세로 천천히 되돌아온다.

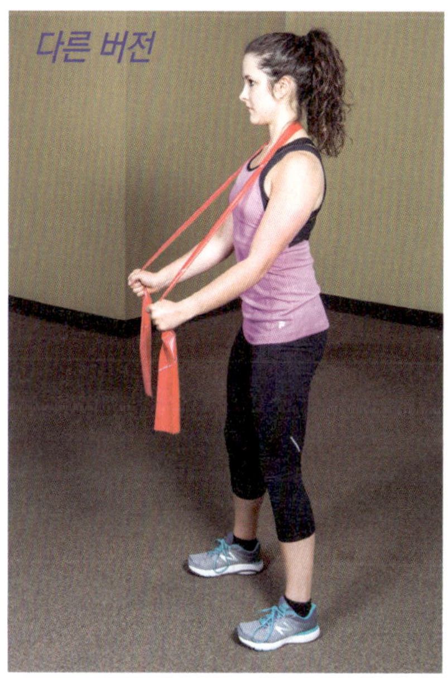


### 테크닉 팁(TECHNIQUE TIP)

어깨와 팔꿈치가 고정되어야 한다. 여러분의 등이 일자로 유지되어야 하고, 운동을 수행하기 위해 몸이 앞쪽으로 쏠려서는 안 된다. 복부에 긴장을 유지하고, 손목을 일자로 유지한다.

## 손목 굴곡(Wrist Flexion)

**손목 굴곡근(Wrist Flexors)**

무릎을 굽히고 앉은 자세에서 발밑에 밴드의 한쪽을 고정한다. 여러분의 허벅지 위에 전완을 고정하기 위해서 반대쪽 손을 사용한다. 운동하는 쪽 손의 손바닥을 위쪽으로 향하게 하고 밴드의 끝을 잡는다(a). 손목을 위쪽으로 굴곡한 후, 천천히 시작자세로 되돌아간다(b). 여러 번 반복한 후, 반대쪽 손으로도 수행한다.

**다른 버전(VARIATION)**

선 자세에서 팔을 몸통에 붙이고 팔꿈치를 90°로 굴곡한 자세에서 이 운동을 수행한다.
이 버전의 운동은 상완이두근의 활성화를 강화시킨다.

**테크닉 팁(TECHNIQUE TIP)**

운동을 하는 동안 팔꿈치와 전완을 고정해야 한다. 이 운동을 수행할 때, 팔꿈치를 이용해서는 안 된다.

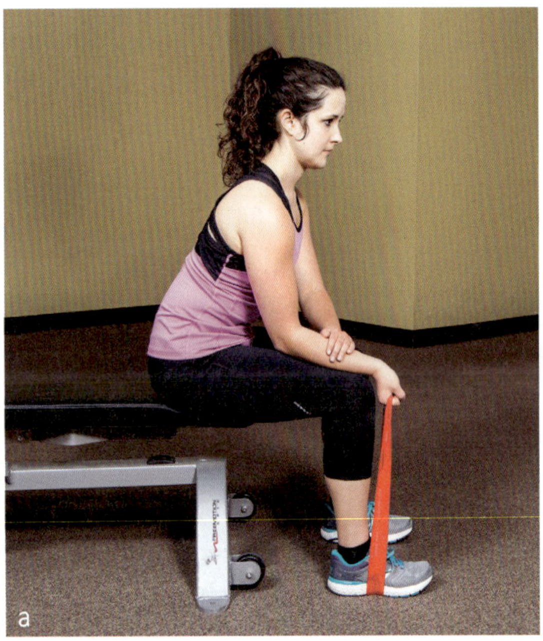
a

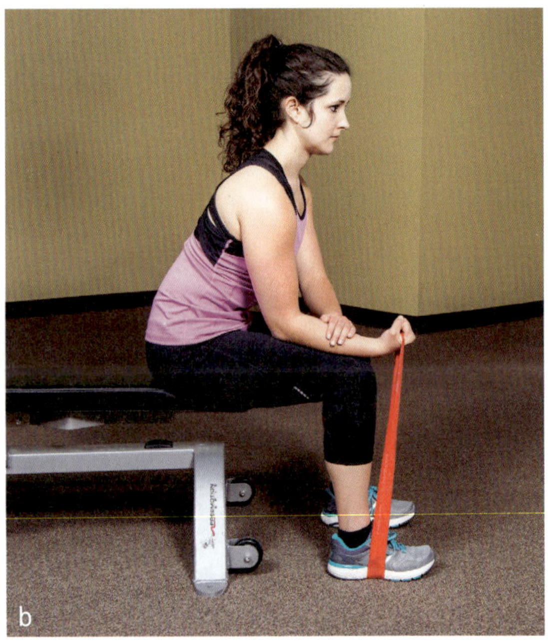
b

## 손목 신전(Wrist Extension)

**손목 신전근(Wrist Extensors)**

무릎을 굽히고 앉은 자세에서 발밑에 밴드의 한쪽을 고정한다. 여러분의 허벅지 위에 전완을 고정하기 위해 반대쪽 손을 사용한다. 운동하는 쪽 손의 손바닥을 아래쪽으로 향하게 하고 밴드의 끝을 잡는다(a). 손목을 위쪽으로 굴곡한 후, 천천히 시작자세로 되돌아간다(b). 여러 번 반복한 후, 반대쪽 손으로도 수행한다.

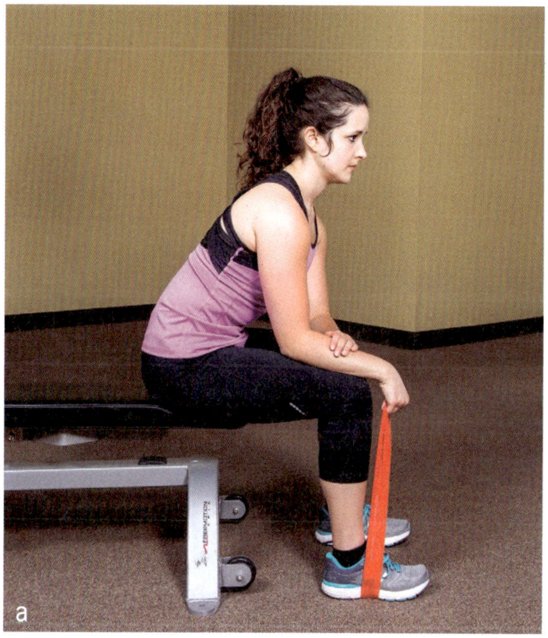
a

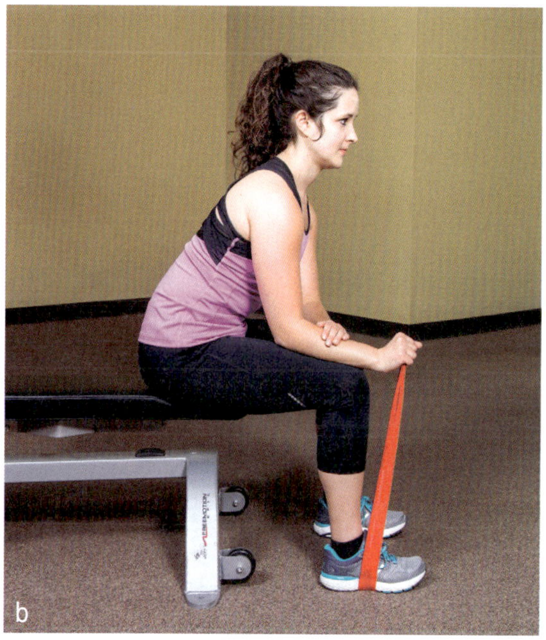
b

**다른 버전(VARIATION)**

여러분의 양손을 어깨너비만큼 벌리고, 양손 사이에 밴드의 양쪽 끝을 고정한다. 이때 양손의 손바닥은 서로 마주 본다. 동시에 양쪽 손목을 신전한다.

**테크닉 팁(TECHNIQUE TIP)**

운동을 하는 동안 팔꿈치와 전완을 고정해야 한다. 이 운동을 수행할 때, 팔꿈치를 이용해서는 안 된다.

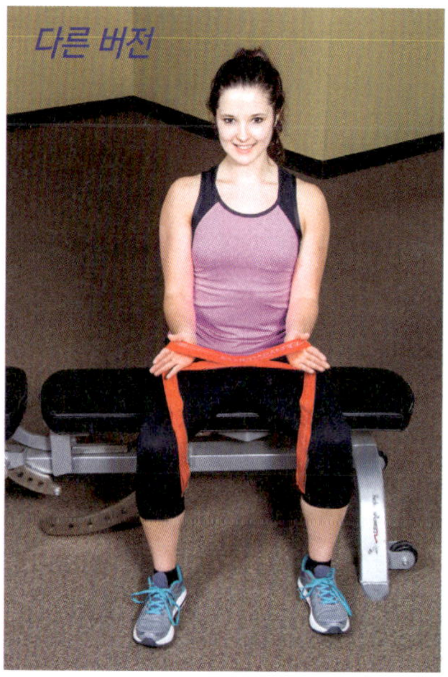
다른 버전

## 전완 회외(Forearm Supination)

**회외근, 상완이두근(Supinator, Biceps)**

앉은 자세를 취하고, 한쪽 발밑에 밴드의 한쪽 끝을 배치한다. 손바닥을 아래쪽으로 향하게 하고 밴드의 다른 쪽 끝을 잡는다(a). 손바닥이 위쪽을 향하도록 전완을 회전 시킨다(b). 그런 다음, 시작자세로 천천히 되돌아온다.

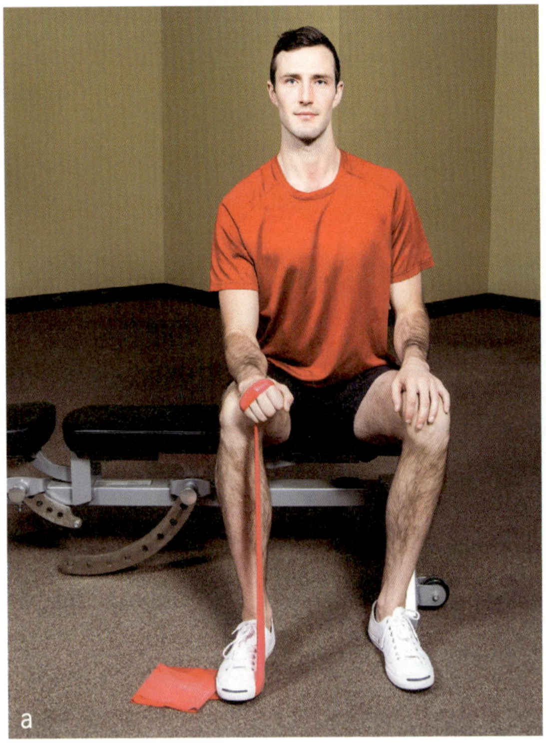


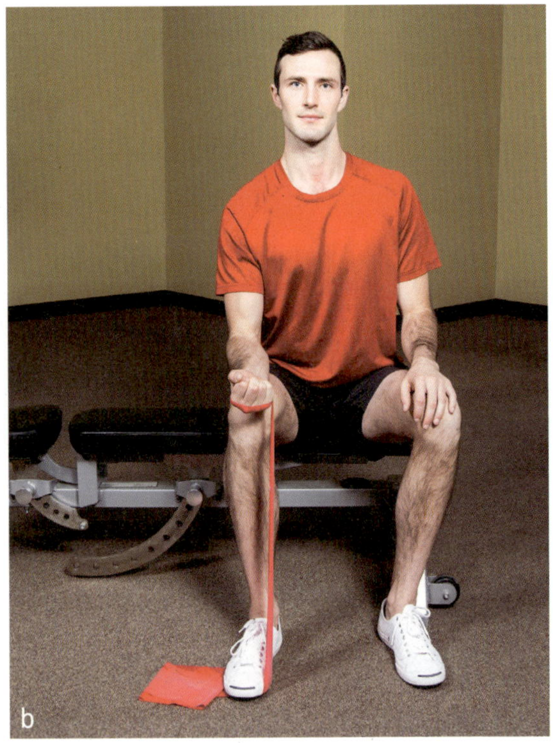


**다른 버전(VARIATION)**

여러분의 양손을 어깨너비만큼 벌리고, 양손 사이에 밴드의 양쪽 끝을 고정한다. 이때 양손의 손바닥은 서로 마주 본다. 손바닥이 위쪽을 향하도록 동시에 양쪽 전완을 회전 시킨다. 운동의 난이도를 높이기 위해, 공 위에 앉아서 이 운동을 수행한다.

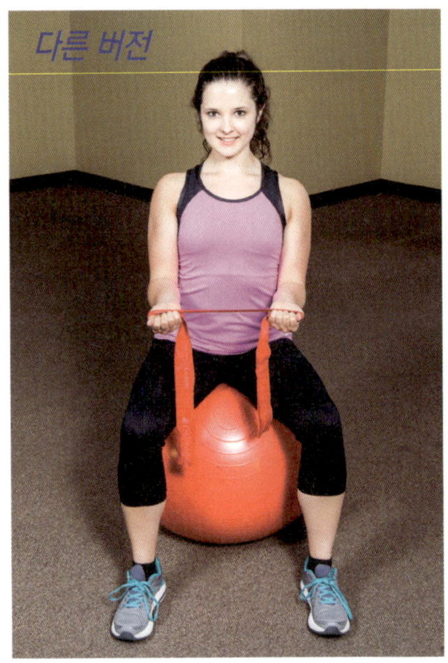


**테크닉 팁(TECHNIQUE TIP)**

운동을 하는 동안 팔꿈치와 전완을 고정해야 한다.
이 운동을 수행할 때, 팔꿈치를 이용해서는 안 된다.

## 전완 회내(Forearm Pronation)

**원회내근(Pronator Teres)**

벤치에 앉아서 한쪽 발밑에 밴드의 한쪽 끝을 배치한다. 손바닥을 위쪽으로 향하게 하고 밴드의 다른 쪽 끝을 잡는다(a). 손바닥이 아래쪽을 향하도록 전완을 회전 시킨다(b). 그런 다음, 시작자세로 천천히 되돌아온다.

**다른 버전(VARIATION)**

이 운동을 수행하기 위해, 선 자세에서 팔을 몸통에 붙이고 팔꿈치를 90°굴곡한다.

**테크닉 팁(TECHNIQUE TIP)**

운동을 하는 동안 팔꿈치와 전완을 고정해야 한다. 이 운동을 수행할 때, 팔꿈치를 이용해서는 안 된다.

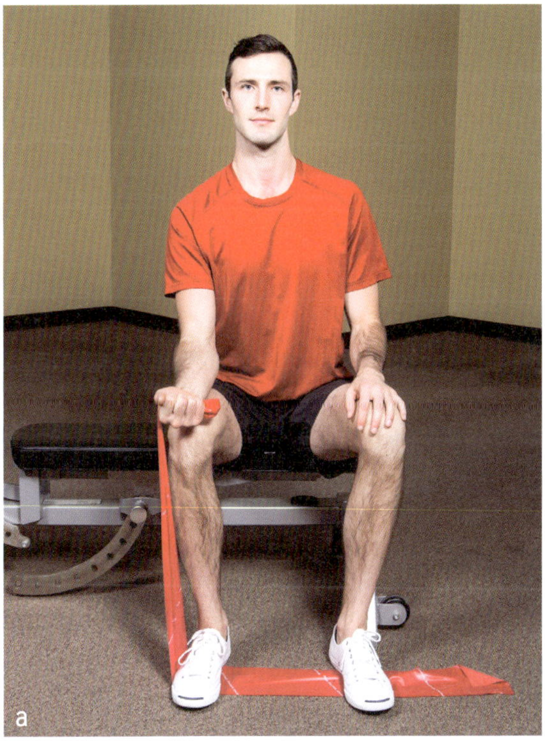

a

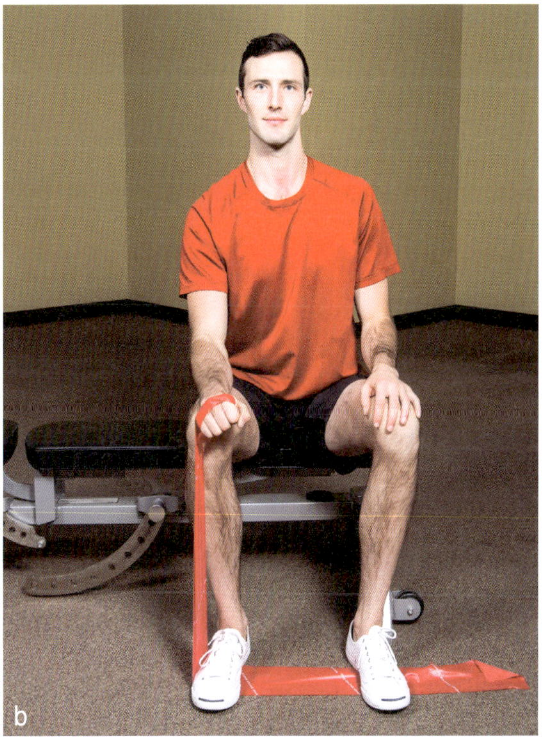

b

## 척측 편위(Ulnar Deviation)

**전완의 굴곡근과 신전근(Forearm Flexors and Extensors)**

벤치에 앉아서 한쪽 발밑에 밴드의 한쪽 끝을 배치한다. 손바닥을 안쪽으로 향하게 하고 밴드 끝을 잡는다. 이때 엄지는 전방을 향하고, 팔꿈치는 몸통에 고정되어야 한다(a). 팔꿈치를 고정한 채, 여러분의 손목만 뒤쪽으로 움직인다(b). 그런 다음, 시작자세로 천천히 되돌아온다.

**다른 버전(VARIATION)**

선 자세에서 이 운동을 수행한다.

**테크닉 팁(TECHNIQUE TIP)**

운동을 하는 동안 팔꿈치와 전완을 고정해야 한다. 이 운동을 수행할 때, 팔꿈치를 이용해서는 안 된다. 어깨를 고정하여 신전되지 않도록 한다.

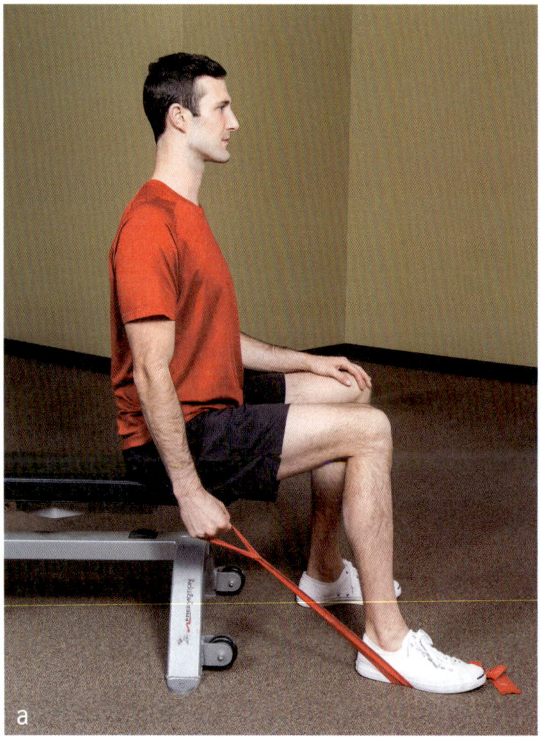

a

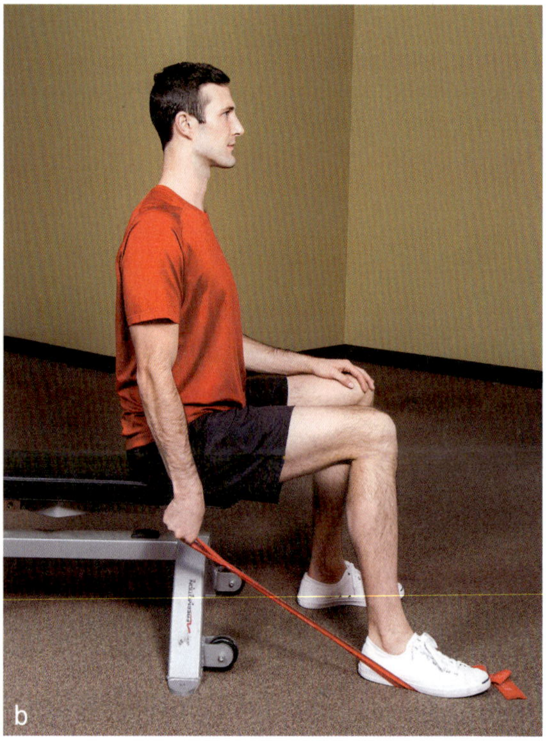

b

## 요측 편위(Radial Deviation)

### 전완의 굴곡근과 신전근(Forearm Flexors and Extensors)

벤치에 앉아서 한쪽 발밑에 밴드의 한쪽 끝을 배치한다. 여러분의 팔꿈치를 허벅지 위에 고정하고, 엄지를 위쪽으로 향하게 하고, 밴드의 끝을 잡는다(a). 팔꿈치를 고정한 채, 여러분의 손목만 위쪽으로 움직인다(b). 그런 다음, 시작자세로 천천히 되돌아온다.

### 다른 버전(VARIATION)

선 자세에서 이 운동을 수행한다.

### 테크닉 팁(TECHNIQUE TIP)

운동을 하는 동안 팔꿈치와 전완을 고정해야 한다. 이 운동을 수행할 때, 팔꿈치를 이용해서는 안 된다.

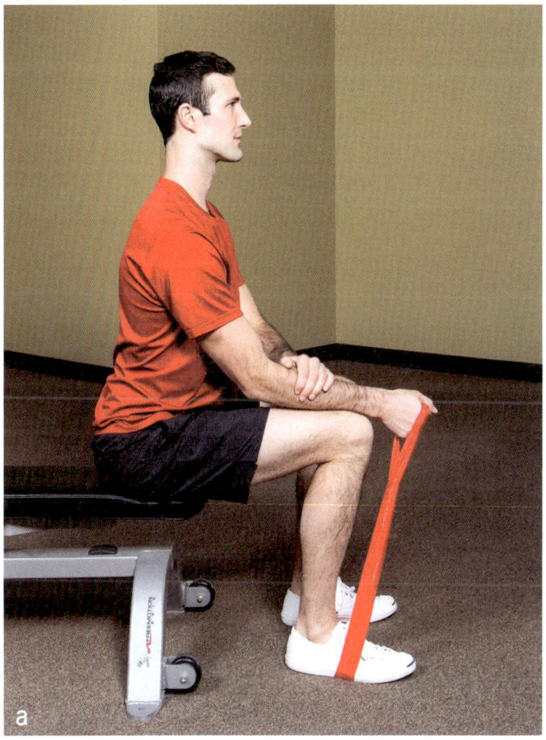

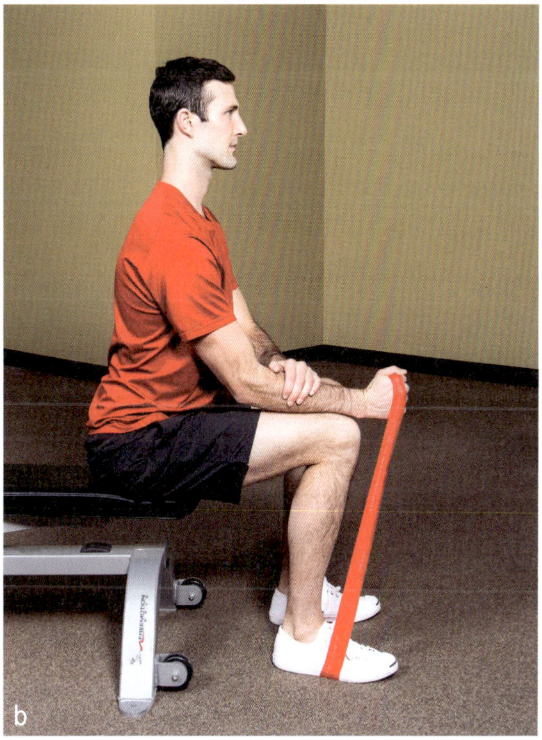

## 고관절 내회전(Hip Internal Rotation)

**고관절 회전근(Hip Rotators)**

고정된 물체에 밴드의 양쪽 끝을 고정한다. 의자나 벤치에 앉아서(운동하는 쪽 다리가 먼 쪽에 위치한다), 발목에 밴드를 배치한다(a). 허벅지를 고정한 채 밴드의 저항을 이겨내며 하퇴만 가쪽으로 회전 시킨다(b). 그런 다음, 시작자세로 천천히 되돌아온다.

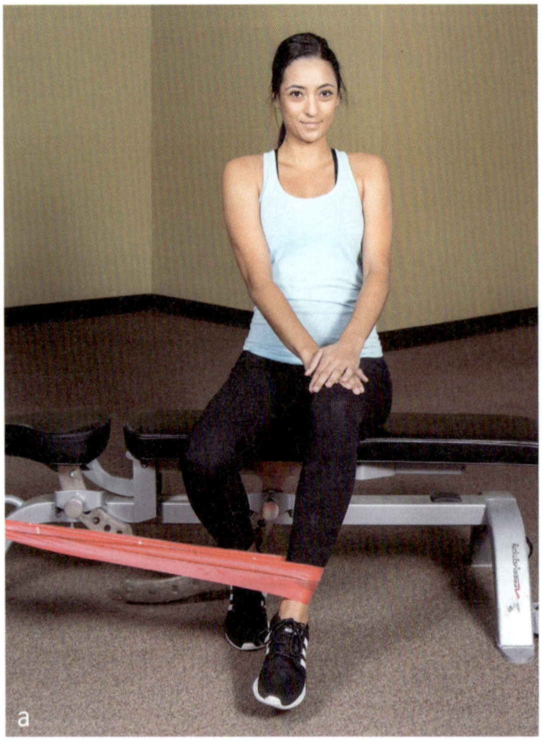


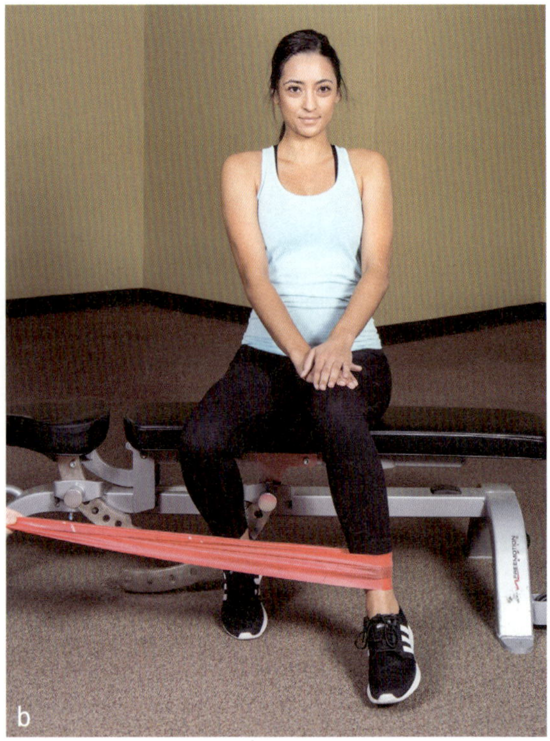


**다른 버전(VARIATION)**

바닥 근처의 고정 물체에 밴드의 양쪽 끝을 고정한다. 운동하지 않는 다리를 밴드의 고정점에 가까이 위치시키고, 밴드의 중간 부분을 운동하는 쪽 발목에 배치한다. 선 자세에서 운동하는 쪽 무릎을 90°로 굴곡한 후, 하퇴가 지면과 나란하게 바깥쪽으로 회전시키도록 밴드를 당긴다.
그런 다음 시작자세로 천천히 돌아온다.

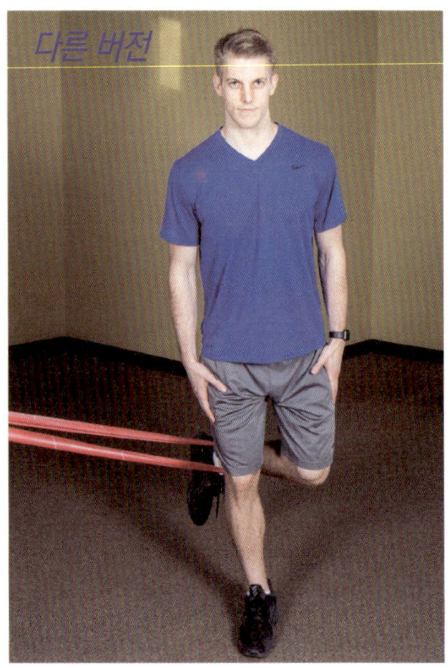


**테크닉 팁(TECHNIQUE TIP)**

허리에 아치가 생기지 않도록 허리를 일자로 유지한다.
고관절을 굴곡하지 않는다.

## 고관절 외회전(Hip External Rotation)

### 고관절 회전근(Hip Rotators)

고정된 물체에 밴드의 양쪽 끝을 고정한다. 의자나 벤치에 앉아서(운동하는 쪽 다리를 밴드의 고정점 가까이에 배치한다), 발목에 밴드를 배치한다(a). 허벅지를 고정한 채 밴드의 저항을 이겨내며 하퇴만 안쪽으로 회전한다(b). 그런 다음, 시작자세로 천천히 되돌아온다.

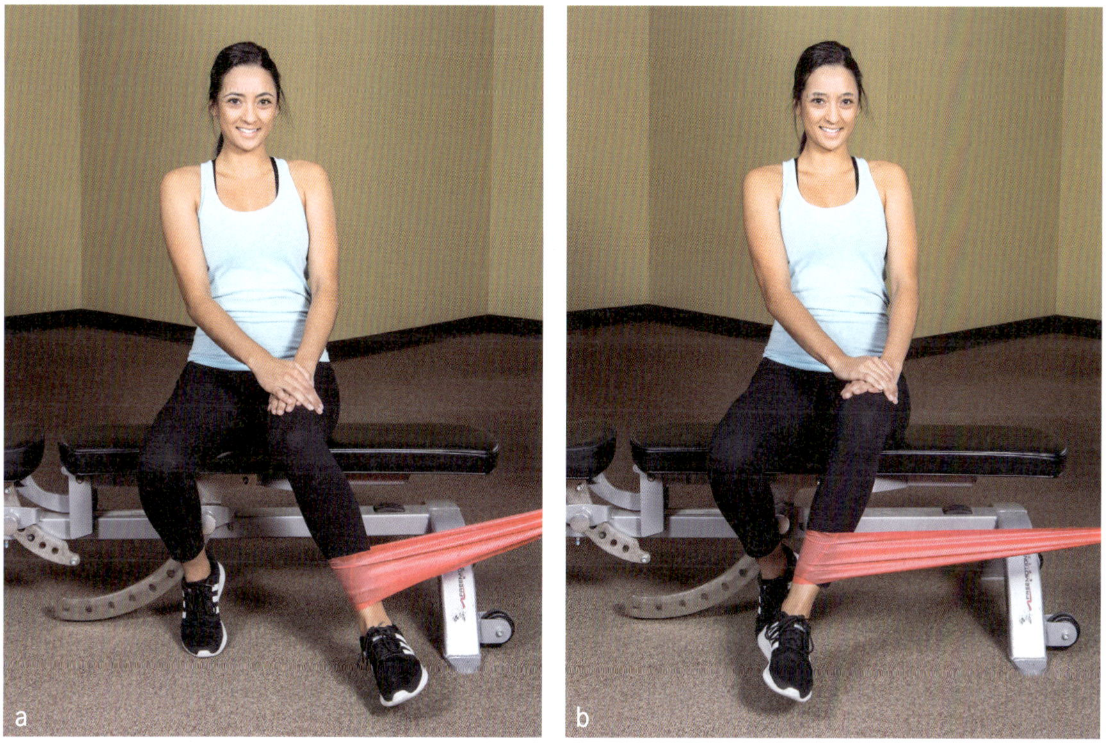


### 다른 버전(VARIATION)

바닥 근처의 고정 물체에 밴드의 양쪽 끝을 고정한다. 운동하는 쪽을 밴드의 고정점 가까이에 위치시키고, 밴드의 중간 부분을 운동하는 쪽 발목에 배치한다. 선 자세에서 운동하는 쪽 무릎을 90°로 굴곡한 후, 하퇴가 지면과 나란하게 안쪽으로 회전하도록 밴드를 당긴다. 그런 다음 시작자세로 천천히 돌아온다.

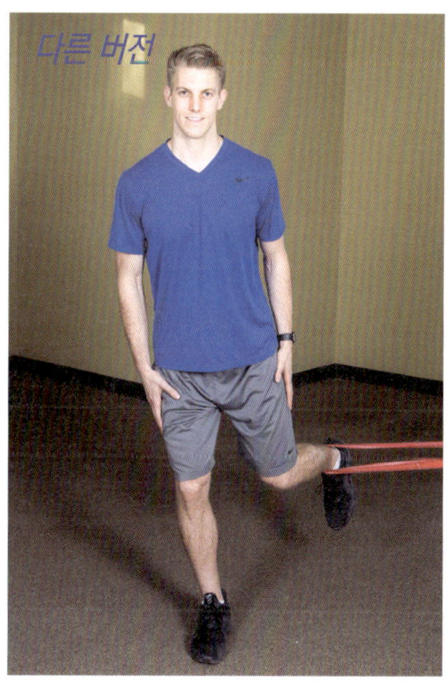


### 테크닉 팁(TECHNIQUE TIP)

허리에 아치가 생기지 않도록 허리를 일자로 유지한다.
고관절을 굴곡하지 않는다.

## 고관절 굴곡(Hip Flexion)

**장요근, 대퇴직근(Iliopsoas, Rectus Femoris)**

선 자세를 취하고, 발목에 밴드의 중간 부분을 배치한다(a). 움직이지 않는 발로 밴드의 양쪽 끝을 고정한다(또는 바닥 근처의 고정 물체에 밴드의 양쪽 끝을 고정한다). 밴드의 고정점을 등지고, 무릎을 편 채로 다리를 앞쪽으로 천천히 스윙한다(b).

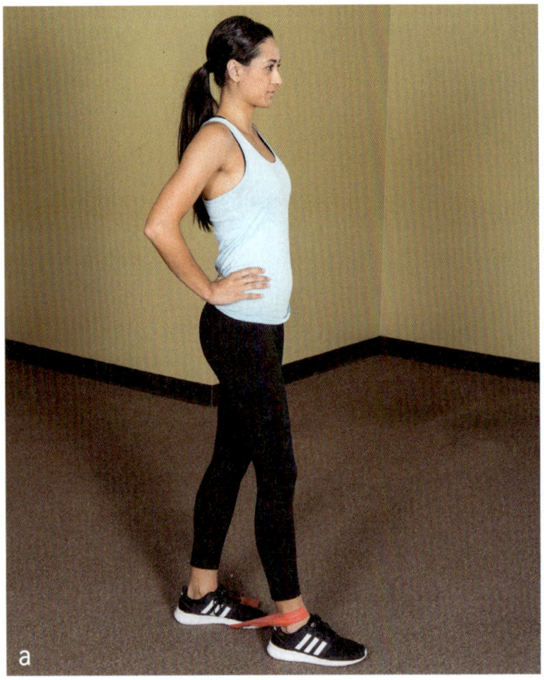


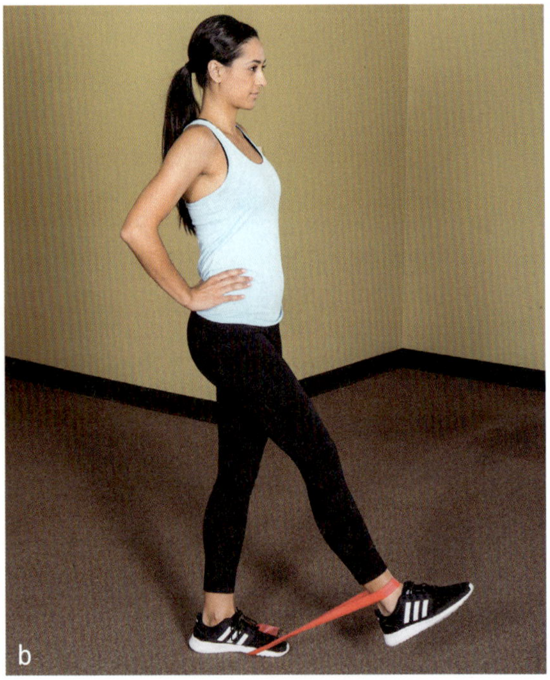


**다른 버전(VARIATION)**

난이도를 높이기 위해, 폼 패드 위에서 실시한다.

**테크닉 팁(TECHNIQUE TIP)**

허리에 아치가 생기지 않도록 허리를 일자로 유지한다.

복부에 긴장을 유지한다.

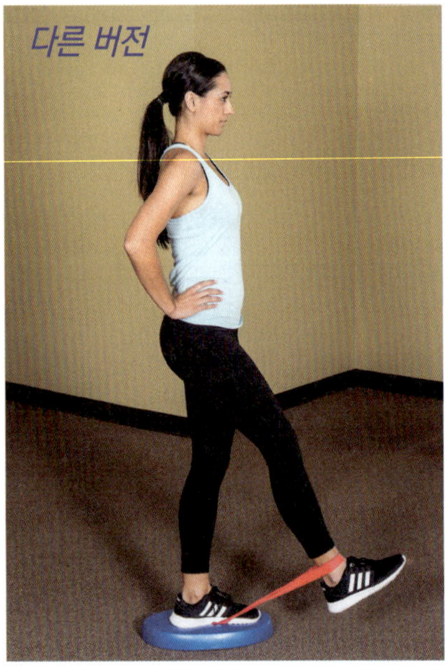


### 트레이닝 팁(Training Tip)

***반대쪽 다리에도 영향을 준다.***

이 운동은 움직이지 않는 쪽 다리의 근육도 활성화시킨다. 오른쪽 다리의 고관절 굴곡은 왼쪽 다리의 슬괵근(햄스트링)을 활성화시킨다(Hopkins 등, 1999).

## 고관절 신전(Hip Extension)

**대둔근, 햄스트링(Gluteus Maximus, Hamstring)**

선 자세를 취하고, 발목에 밴드의 중간 부분을 배치한다(a). 움직이지 않는 발로 밴드의 양쪽 끝을 고정한다(또는 바닥 근처의 고정 물체에 밴드의 양쪽 끝을 고정한다). 여러분은 밴드의 고정점을 바라보고, 무릎을 편 채로 다리를 뒤쪽으로 천천히 스윙한다(b). 그런 다음, 시작자세로 천천히 되돌아온다.

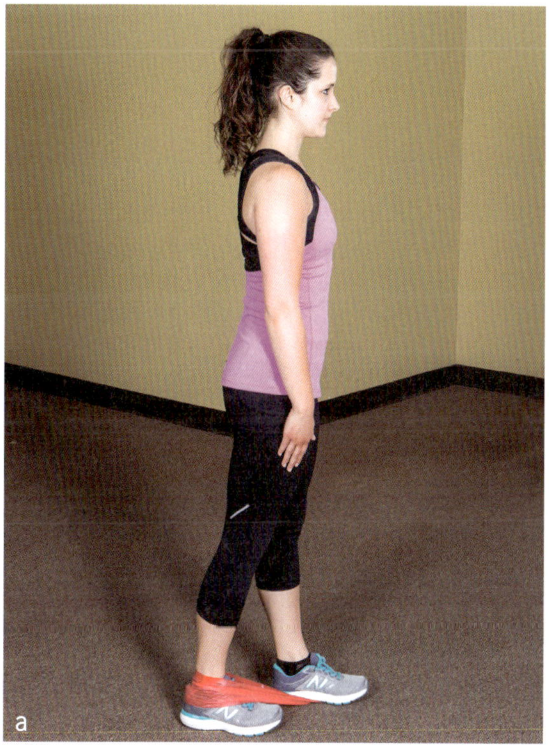


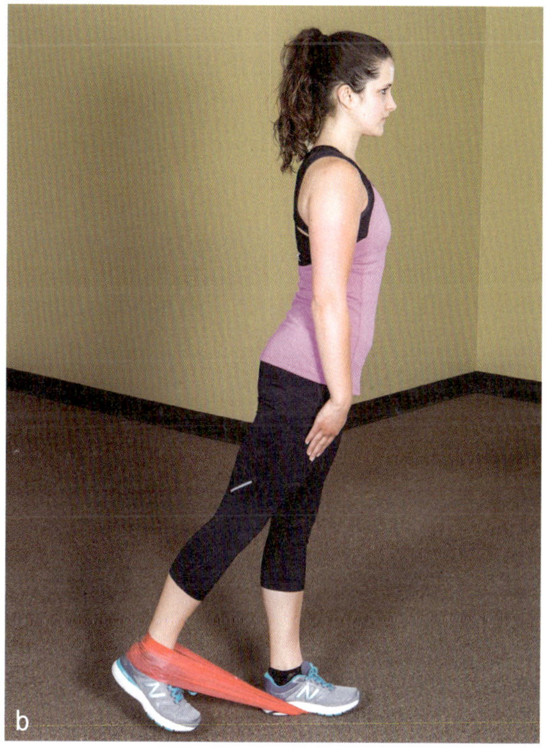


**다른 버전(VARIATION)**

난이도를 높이기 위해, 폼 패드 위에서 실시한다.

**테크닉 팁(TECHNIQUE TIP)**

허리에 아치가 생기지 않도록 허리를 일자로 유지한다.

복부에 긴장을 유지한다.

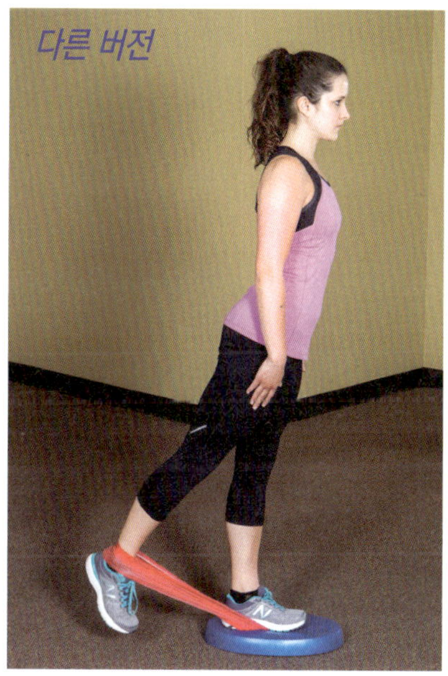

## 고관절 외전(Hip Abduction)

**중둔근(Gluteus Medius)**

선 자세를 취하고, 발목에 밴드의 중간 부분을 배치한다(a). 움직이지 않는 발로 밴드의 양쪽 끝을 고정한다(또는 바닥 근처의 고정 물체에 밴드의 양쪽 끝을 고정한다). 무릎을 편 채로 다리를 가쪽으로 천천히 스윙한다(b). 그런 다음, 시작자세로 천천히 되돌아온다.

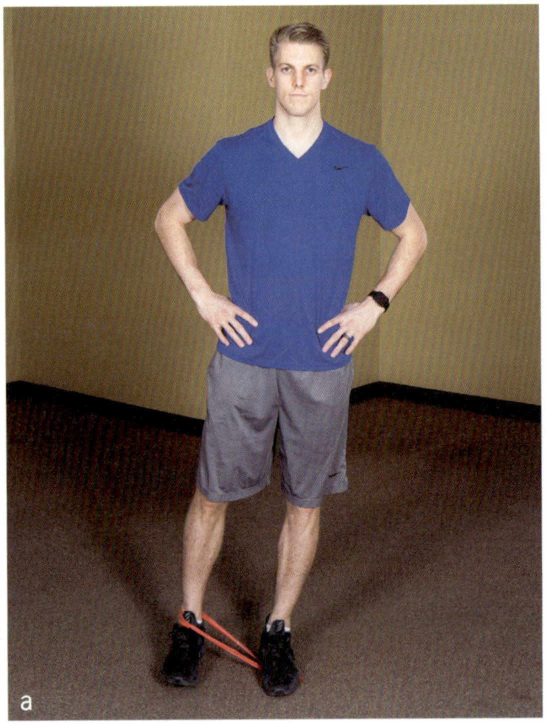
a

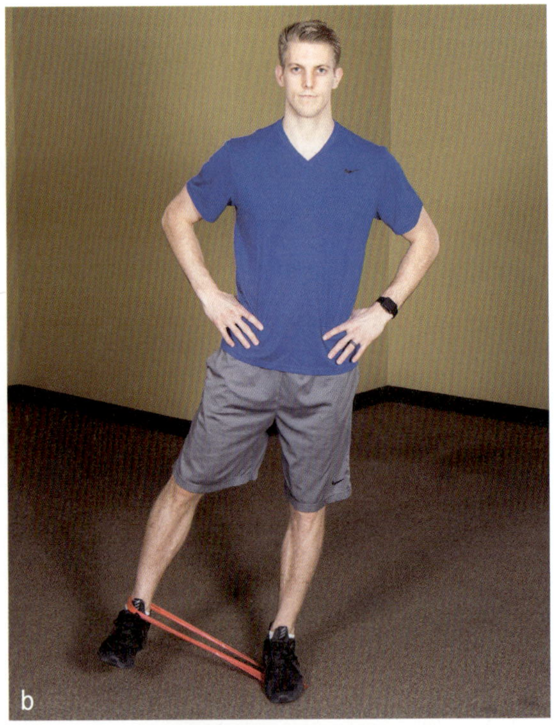
b

**다른 버전(VARIATION)**

난이도를 높이기 위해, 폼 패드 위에서 실시한다.

**테크닉 팁(TECHNIQUE TIP)**

허리에 아치가 생기지 않도록 허리를 일자로 유지한다.

복부에 긴장을 유지한다.

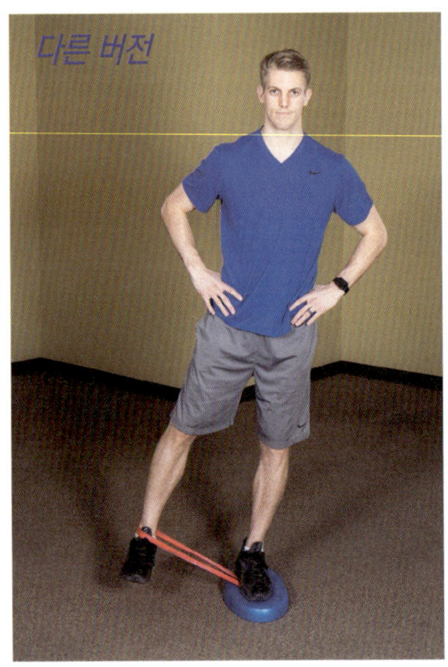


### 트레이닝 팁(Training Tip)

***기구장비 보다 더 효과적이다.***

연구자(Brandt 등, 2013)에 따르면, 탄성 저항 운동이 웨이트 기구장비 보다 고관절 외전근을 더 많이 활성화 시킬 수 있다는 것이다.

## 고관절 내전(Hip Adduction)

### 고관절 내전근(Hip Adductors)

바닥 근처의 고정 물체에 밴드의 양쪽 끝을 고정한다. 발목에 밴드의 중간 부분을 배치시킨다(a). 무릎을 편 채로 몸통을 가로질러 다리를 안쪽으로 천천히 스윙한다(b). 그런 다음, 시작자세로 천천히 되돌아온다.

### 다른 버전(VARIATION)

- 무릎을 편 채로 반대쪽 다리의 뒤쪽으로 스윙한다.
- 난이도를 높이기 위해, 폼 패드 위에서 실시한다.

### 테크닉 팁(TECHNIQUE TIP)

허리에 아치가 생기지 않도록 허리를 일자로 유지한다. 복부에 긴장을 유지한다.

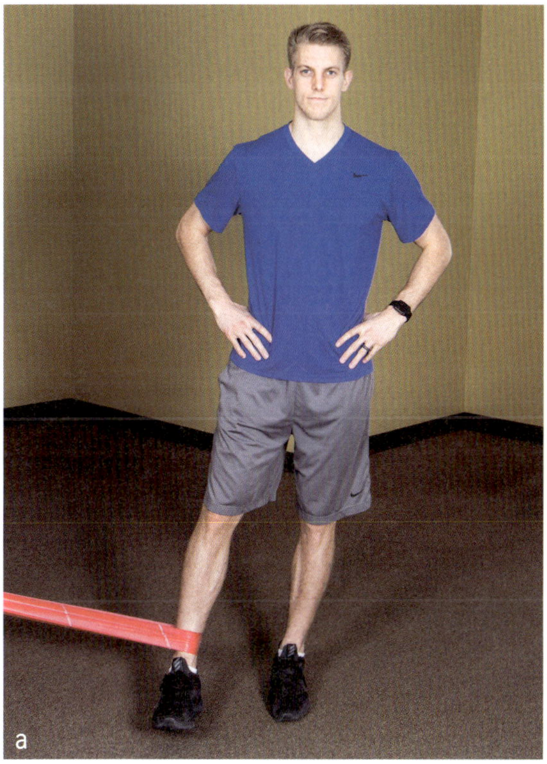


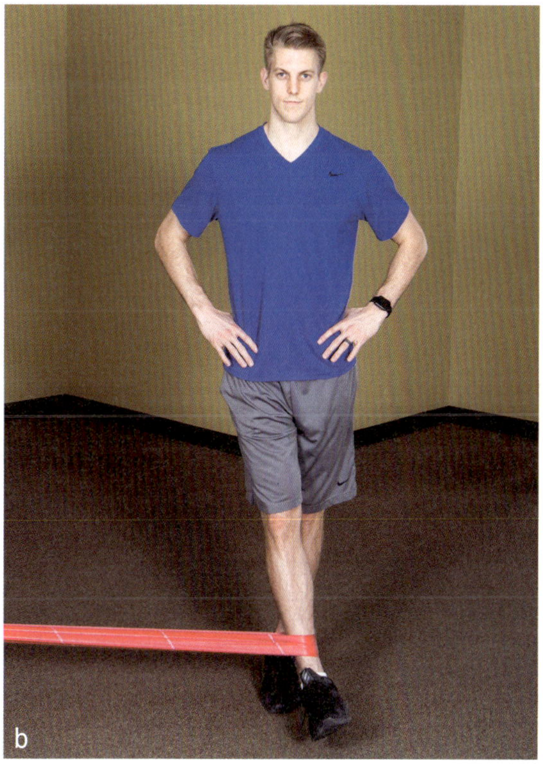


### 트레이닝 팁(Training Tip)

***서혜부 안으로 발을 찬다.***

연구자들(Serner 등, 2014)에 따르면, 이 운동은 서혜부 근육의 활성화를 크게 향상시켜, 축구선수의 부상을 줄이는 데 도움이 된다고 했다.

## 무릎 굴곡(Knee Flexion)

### 햄스트링(Hamstrings)

고정 물체에 밴드의 양쪽 끝을 고정한다. 여러분은 밴드 고정점을 바라보고 벤치에 앉는다. 발목에 밴드의 중간 부분을 배치시킨다(a). 궁둥이 쪽으로 무릎을 굴곡한다(b). 그런 다음, 시작자세로 천천히 되돌아온다.

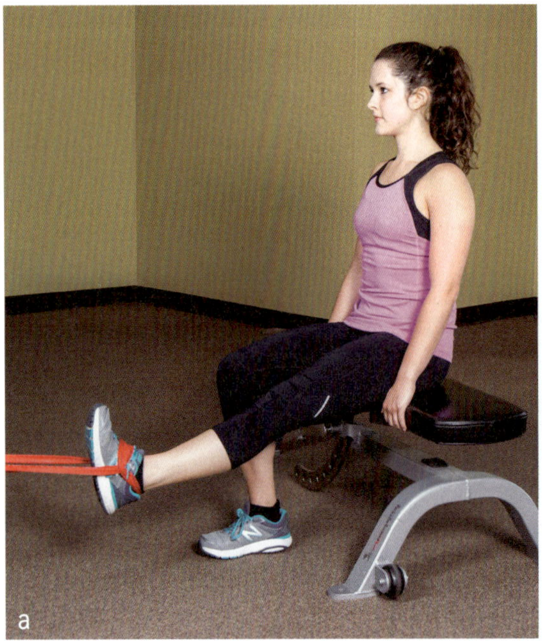
a

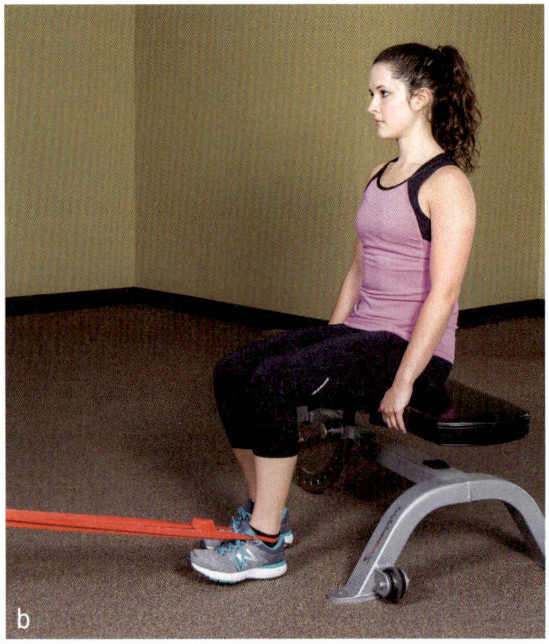
b

### 다른 버전(VARIATION)

무릎 높이로 밴드의 양쪽 끝을 고정 물체에 고정한다. 여러분의 머리를 밴드 고정점으로 멀리 위치하여 엎드린 자세를 취한다. 발목에 밴드의 중간 부분을 배치시킨다. 밴드의 저항을 이겨내며 궁둥이 쪽으로 여러분의 무릎을 굴곡한다. 그런 다음, 시작자세로 천천히 되돌아온다.

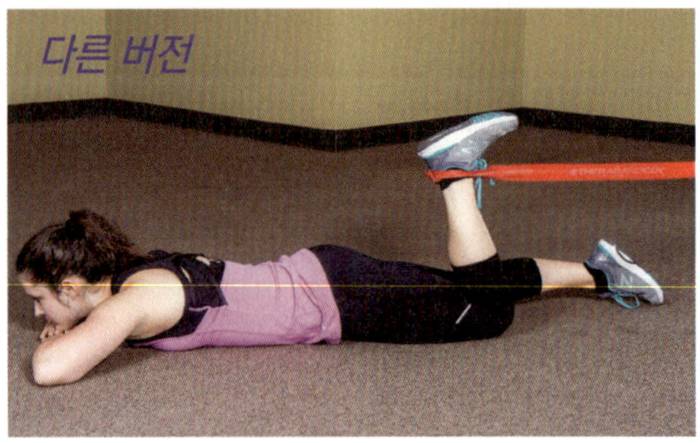
다른 버전

### 테크닉 팁(TECHNIQUE TIP)

등이 일자가 되도록 유지하고, 복부에 긴장을 준다. 허리에 아치가 생기지 않도록 한다.

### 트레이닝 팁(Training Tip)

***예전과 동일하다.***

연구자들(Jakobsen 등, 2014)에 따르면, 이 탄성 저항 운동이 웨이트 기구장비 보다 더 많은 근육의 활성화를 일으켰다고 한다.

## 무릎 신전(Knee Extension)

**대퇴사두근(Quadriceps)**

고정물체에 밴드의 양쪽 끝을 고정한다. 발목에 밴드의 중간 부분을 배치시킨다(a). 무릎을 신전한다(b). 그런 다음, 시작자세로 천천히 되돌아온다.

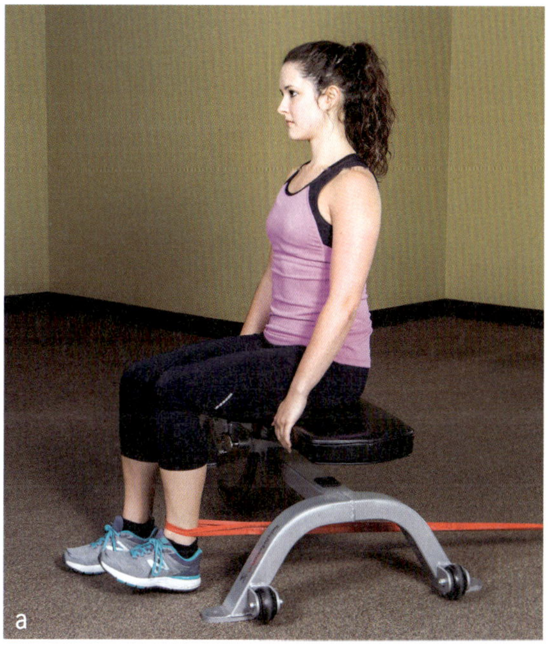


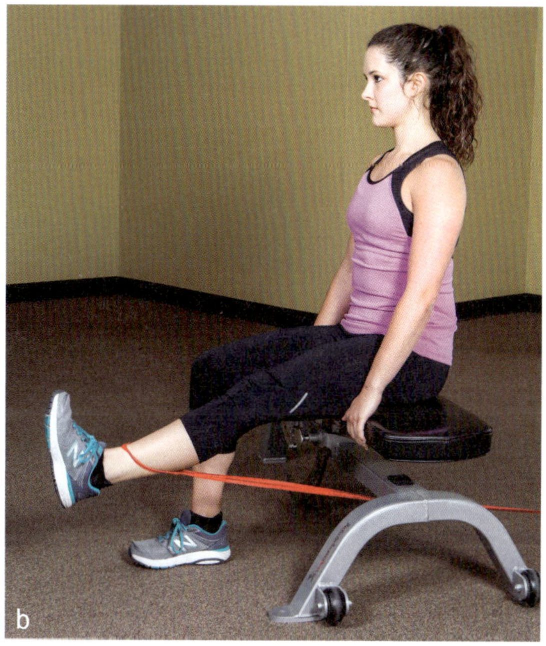


**다른 버전(VARIATION)**

무릎 높이로 밴드의 양쪽 끝을 고정 물체에 고정한다. 여러분의 머리를 밴드 고정점으로 멀리 위치하여 엎드린 자세를 취한다. 발목에 밴드의 중간 부분을 배치시킨다. 무릎 밑에 타월 롤이나 베개를 배치한다. 무릎을 굴곡한 자세에서 시작하여 밴드의 저항을 이겨내며 발이 바닥에 닿을 때까지 여러분의 무릎을 신전한다. 그런 다음, 시작자세로 천천히 되돌아온다.

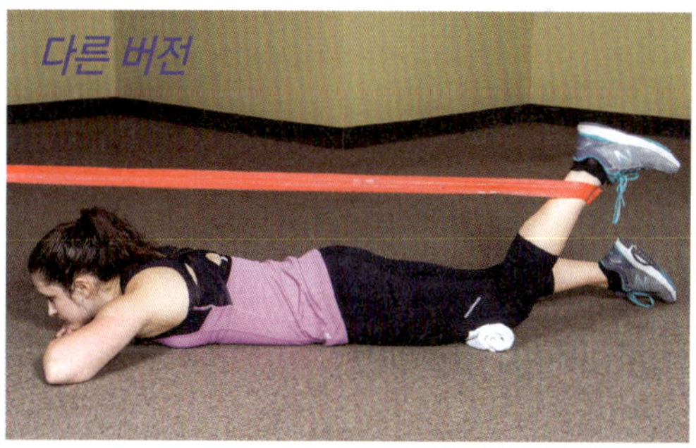


**테크닉 팁(TECHNIQUE TIP)**

등이 일자가 되도록 유지하고, 복부에 긴장을 준다. 허리에 아치가 생기지 않도록 한다.

### 트레이닝 팁(Training Tip)

***또다시 ..... 예전과 동일하다.***

연구자들(Jakobsen 등, 2012)에 따르면, 이 탄성 저항 운동이 웨이트 기구장비 보다 더 많은 근육의 활성화를 일으켰다고 한다.

## 무릎 최종 신전(Terminal Knee Extension)

**대퇴사두근, 내측광근(Quadriceps, Vastus Medialis)**

고정 물체에 밴드의 양쪽 끝을 고정하고, 무릎에 밴드 중간 부분을 배치한다. 여러분은 밴드 고정점을 바라보고 서서, 밴드 안쪽의 무릎을 약간 굴곡한다(a). 천천히 여러분의 무릎을 폈다 굽혔다 한다. 여러분이 무릎을 신전할 때 밴드가 신장된다(b).

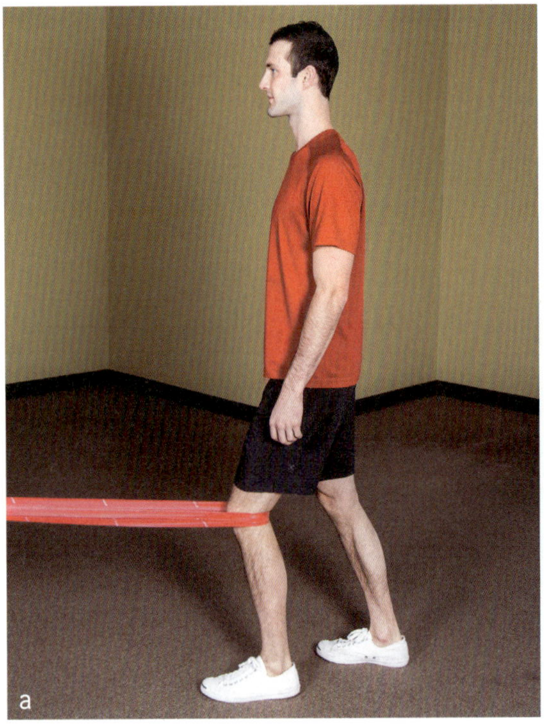
a

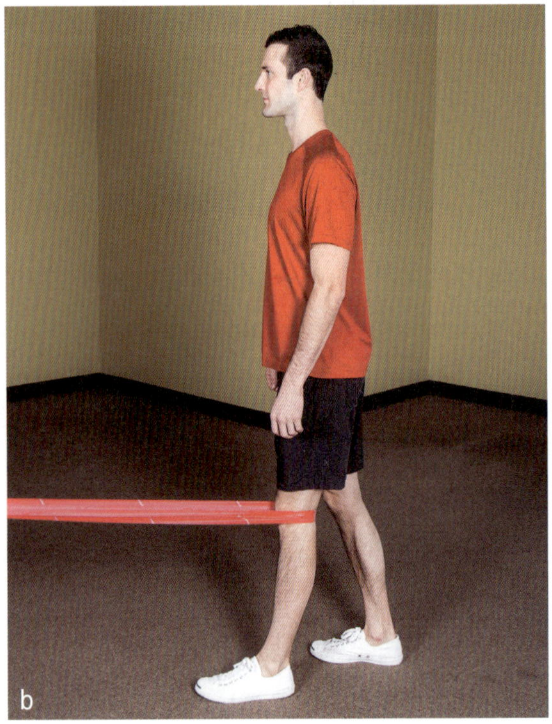
b

**다른 버전(VARIATION)**

- 한쪽 발로 선 자세를 취하고, 이 운동을 수행한다.
- 난이도를 높이기 위해, 폼 패드 위에서 실시한다.

**테크닉 팁(TECHNIQUE TIP)**

밴드를 무릎 바로 위쪽에 배치한다. 무릎을 과신전하지 않아야 한다.

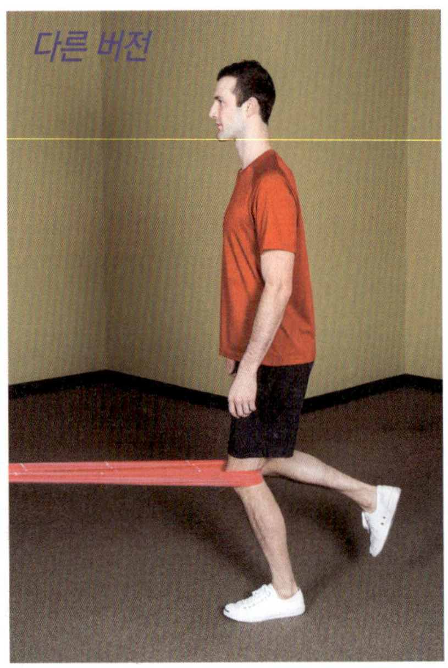
다른 버전

### 트레이닝 팁(Training Tip)

***VMO를 배제하지 말자.***

VMO는 무릎 안쪽 바로 위에 있는 내측광근이고, 슬개골과 연결되어 있다. 탄성 저항과 함께 미니-스쿼트를 수행하면, VMO를 활성화시킬 수 있지만, 외측광근과 비교했을 때 이것이 선택적으로 활성화되지 않는다(Willett 등, 1998).

## 발목 배측 굴곡(Ankle Dorsiflexion)

**전경골근(Tibialis Anterior)**

양쪽 다리를 쭉 뻗고 바닥에 앉는다. 한쪽 발에 밴드를 걸고, 밴드의 양쪽 끝을 양손으로 잡는다. 밴드를 고정하기 위해 반대쪽 발로 밴드를 누른다(a). 밴드의 저항을 이겨내며 움직이는 쪽 발을 머리쪽으로 당긴다(b). 그런 다음, 시작자세로 천천히 되돌아온다.

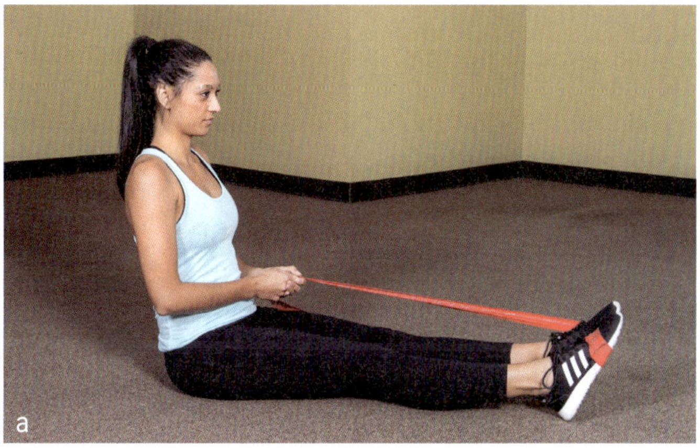
a

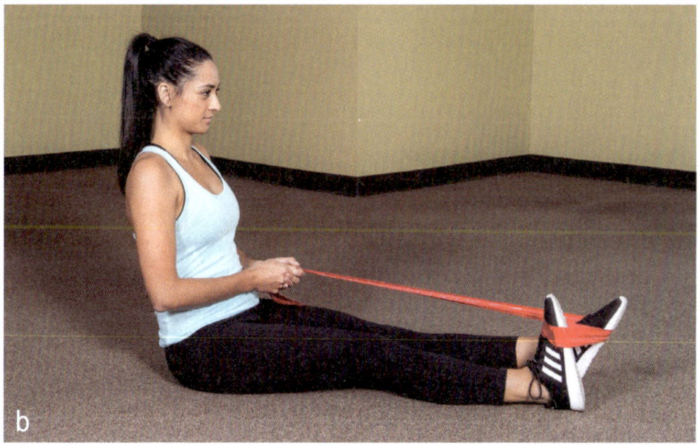
b

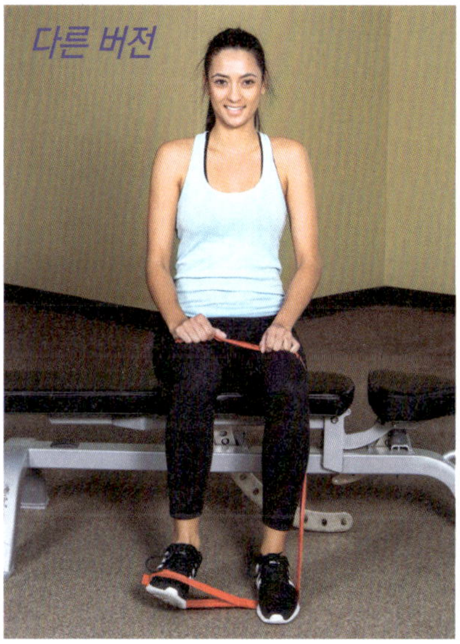
다른 버전

**다른 버전(VARIATION)**

벤치 위에 앉아서 이 운동을 수행한다. 밴드를 한쪽 발에 걸고, 반대쪽 발로 밴드를 고정한다. 발목을 위쪽으로 들어 올린다. 그런 다음, 시작자세로 천천히 되돌아온다.

**테크닉 팁(TECHNIQUE TIP)**

이 운동을 수행하기 위해 무릎을 과도하게 움직여서는 안 된다.

## 발목 저측 굴곡(Ankle Plantarflexion)

**비복근, 가자미근(Gastrocnemius, Soleus)**

한쪽 다리를 쭉 뻗고 바닥에 앉는다. 한쪽 발에 밴드를 걸고, 밴드의 양쪽 끝을 양손으로 잡는다(a). 밴드의 저항을 이겨내며 발을 아래쪽으로 민다(b). 그런 다음, 시작자세로 천천히 되돌아온다.

**다른 버전(VARIATION)**

가자미근을 운동하려면, 무릎을 약간 굴곡한다.

**테크닉 팁(TECHNIQUE TIP)**

이 운동을 수행하기 위해 무릎을 과도하게 움직여서는 안 된다.

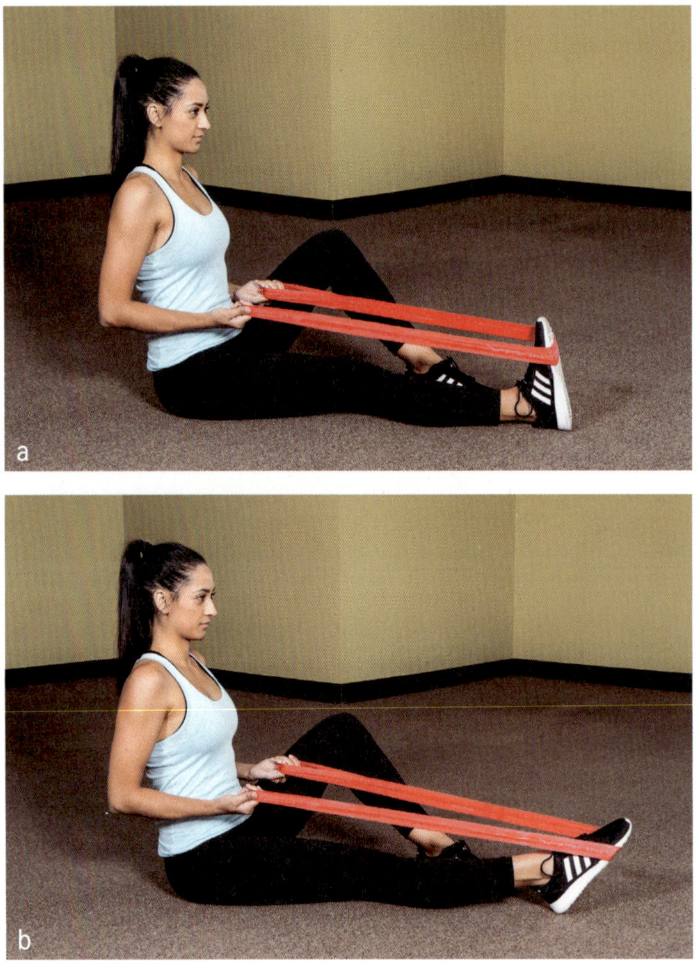

a

b

## 발목 내번(Ankle Inversion)

**후경골근(Tibialis Posterior)**

한쪽 다리(운동하는 쪽)를 쭉 뻗고 바닥에 앉아 그 발에 밴드를 배치한 후, 밴드의 양쪽 끝을 양손으로 잡는다. 이번에는 반대쪽 다리를 쭉 편 상태로 그 다리 위에 교차시켜 올려놓고, 그 발로 밴드를 누른다(a). 밴드로부터 멀어지도록 발을 안쪽으로 움직인다. 그런 다음, 시작자세로 천천히 되돌아온다.

**다른 버전(VARIATION)**

반대쪽 무릎 위에 운동하는 쪽 발을 올려놓고 벤치에 앉는다. 그 발에 밴드를 배치한 후, 바닥에 놓인 발로 밴드를 고정한다. 발을 머리쪽으로 들어 올린다. 그런 다음, 시작자세로 천천히 되돌아온다.

**테크닉 팁(TECHNIQUE TIP)**

무릎과 고관절을 안정되게 유지한다. 이 운동을 수행하기 위해 다리를 회전해서는 안 된다.

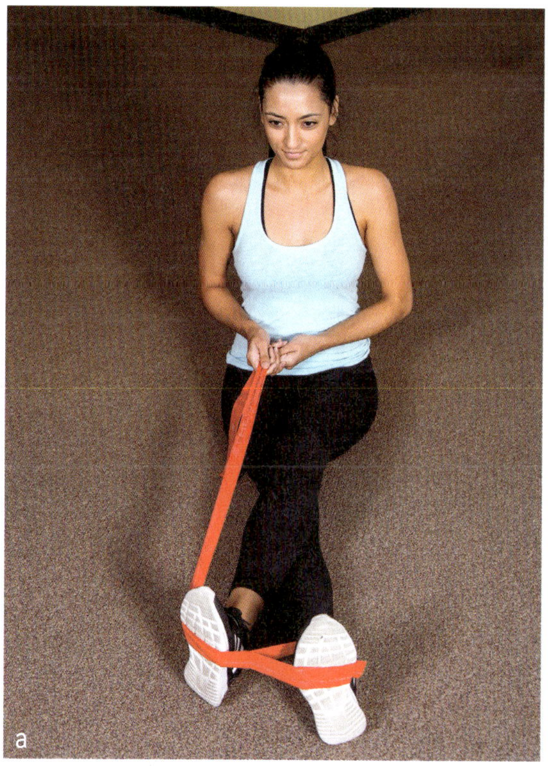
a

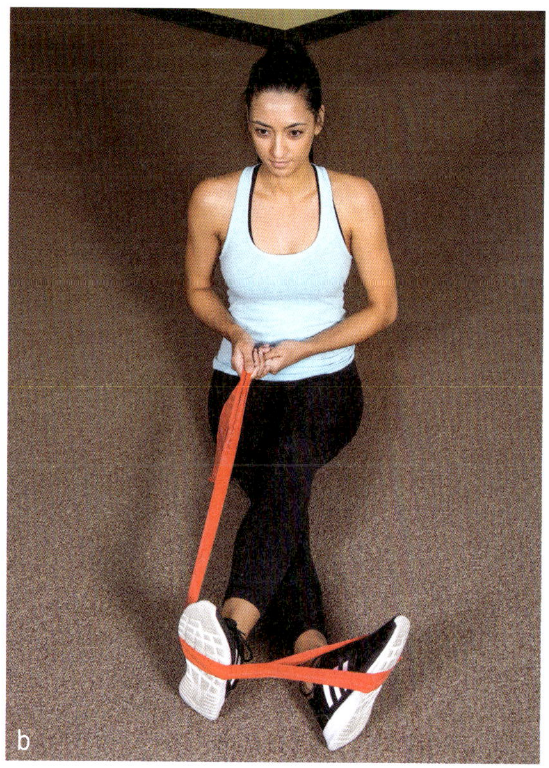
b

# 발목(ANKLES)

## 발목 외번(Ankle Eversion)

**비골근(Peroneals)**

양쪽 다리를 쭉 뻗고 바닥에 앉는다. 운동하는 쪽 발에 밴드를 배치하고, 밴드의 양쪽 끝을 잡는다. 그리고 밴드를 고정하기 위해 반대쪽 발로 밴드를 누른다(a). 밴드에서 멀어지도록 발을 바깥쪽으로 움직인다(b). 그런 다음, 시작자세로 천천히 되돌아온다.

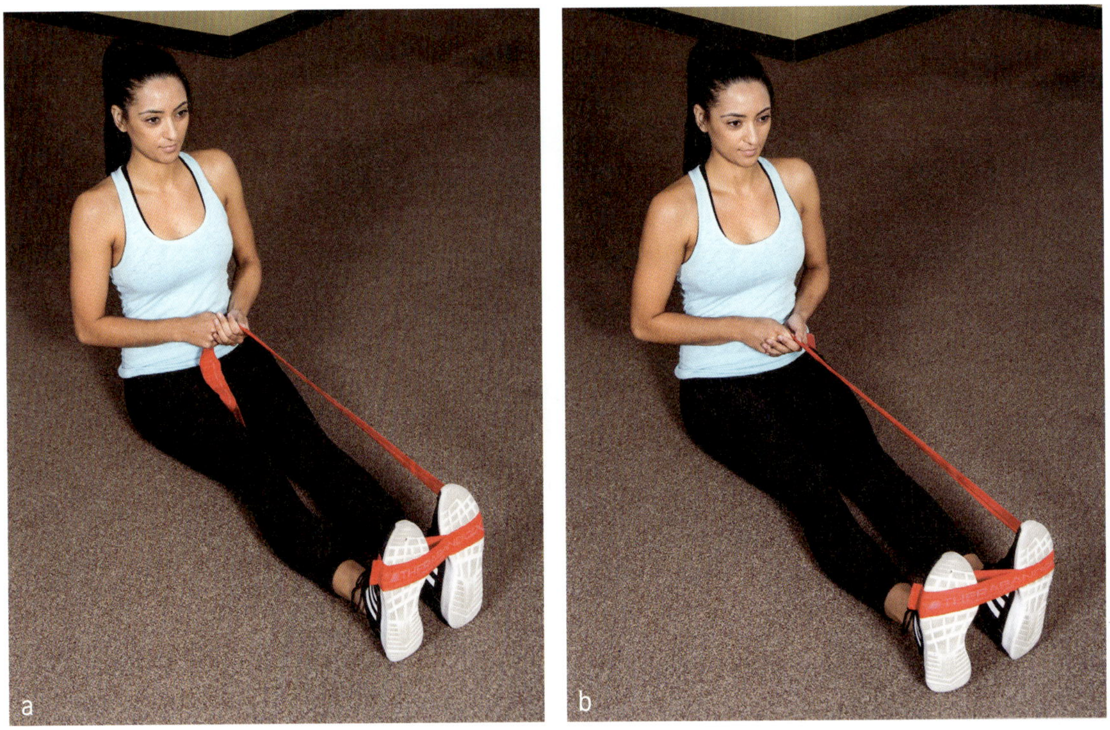

**다른 버전(VARIATION)**

벤치에 걸터 앉는다. 운동하는 쪽 발에 밴드를 배치하고, 반대쪽 발로 밴드를 고정한다. 밴드에서 멀어지도록 발을 바깥쪽으로 움직인다. 그런 다음, 시작자세로 천천히 되돌아온다.

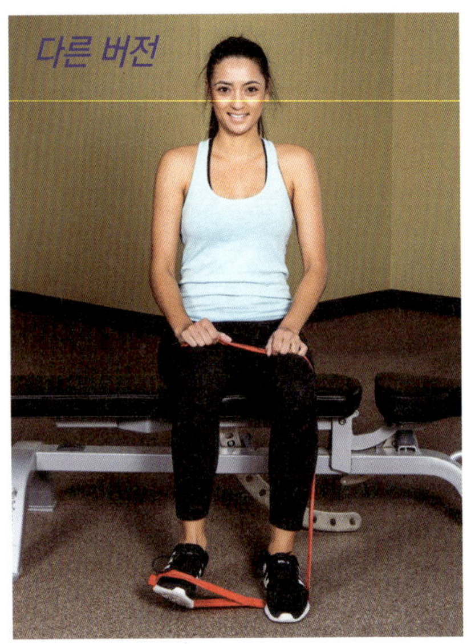


**테크닉 팁(TECHNIQUE TIP)**

무릎과 고관절을 안정되게 유지한다. 이 운동을 수행하기 위해 다리를 회전해서는 안 된다.

6

# 상체 근력강화
## Upper Body Strength

근력강화 훈련에서 가장 많이 사용되는 신체 영역의 하나가 가슴 영역이고, 주로 미용 목적을 위해 많이 사용된다. 불행히도, 몇몇 운동선수들만이 상부 등근육과 가슴 근육의 균형을 맞추기 위해 시간을 보낸다. 이런 근육 불균형이 나쁜 자세 뿐 만 아니라 어깨와 목의 문제를 초래할 수 있다. 탄성저항 운동은 전통적인 근력강화 운동 장비로 수행되는 운동을 그대로 재현할 수 있고, 선 자세에서 이 운동들을 수행할 수 있게 만든다. 가슴과 상부 등의 근력강화는 어깨와 목의 부상을 예방하거나 재활에 도움을 줄 수 있다. 부가적으로, 야구, 소프트볼, 테니스, 배구 등과 같은 오버헤드 스포츠나 던지기 스포츠에서 가슴과 상부 등의 특정 스포츠 훈련이 중요하다. 가슴과 상부 등의 근력강화는 물건을 운반하고, 밀거나 당기는 움직임에 기능적 함축성을 가진다. 근육의 균형을 위해 서로 반대되는 근육군을 강화시키는 것이 매우 중요하다. 예를 들어, 상부 등 운동과 가슴 운동이 균형있게 이루어져야 한다.

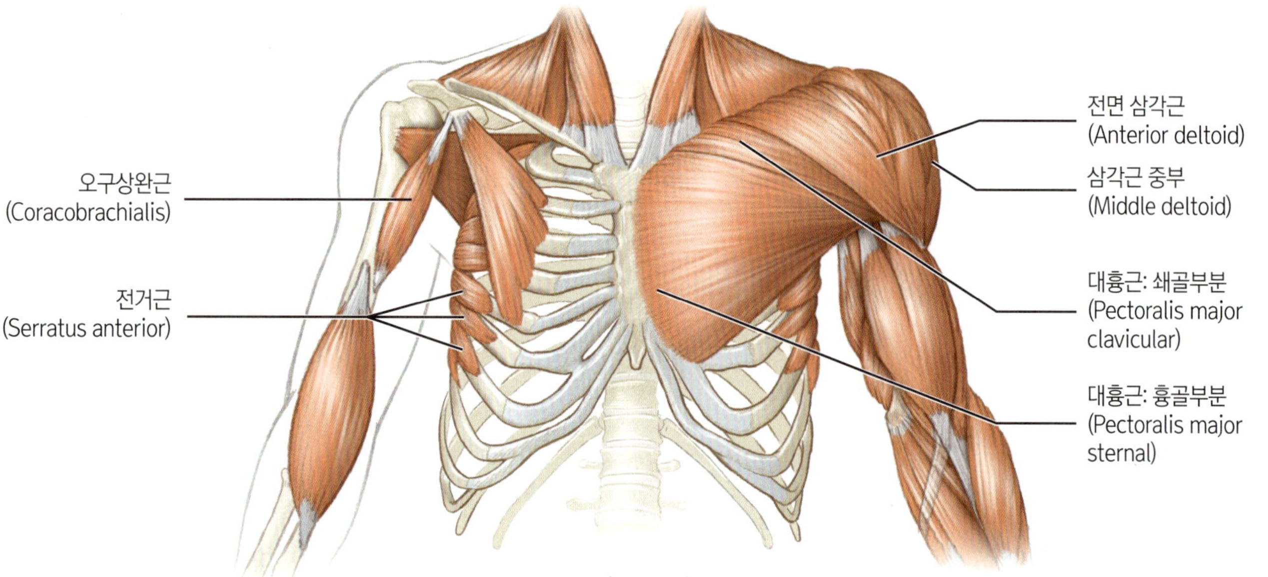


앞면(Anterior)

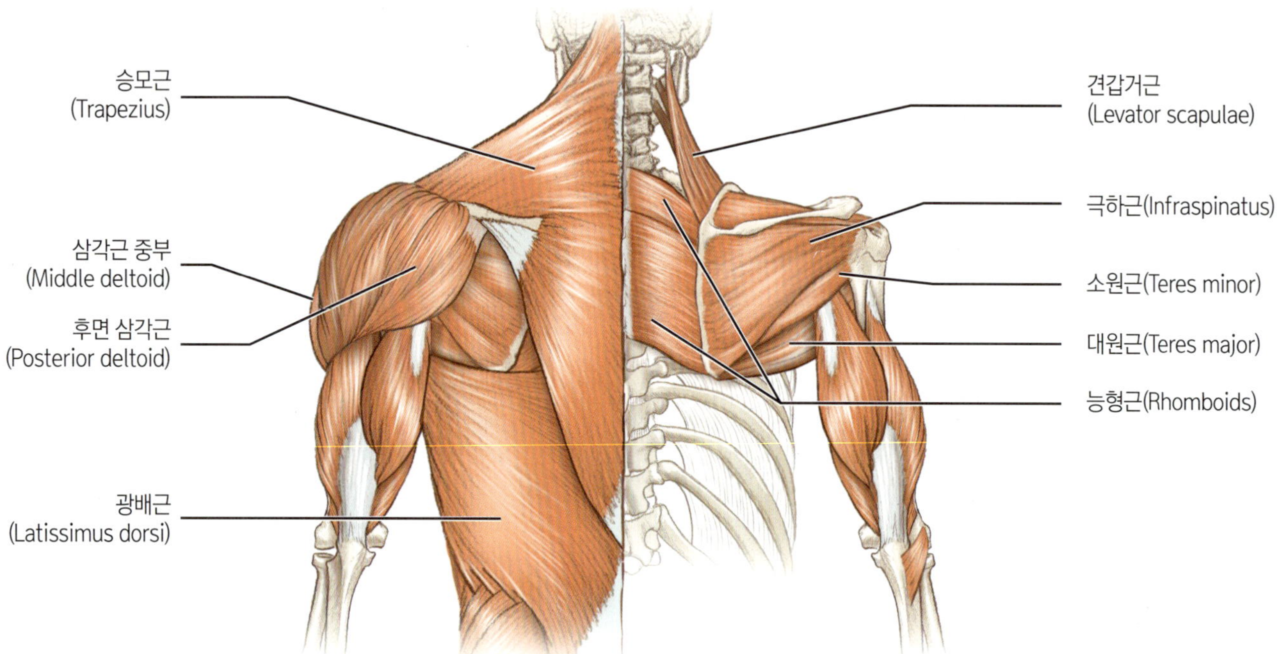


뒷면(Posterior)

가슴과 등뒤 근육의 앞면과 뒷면 모습.

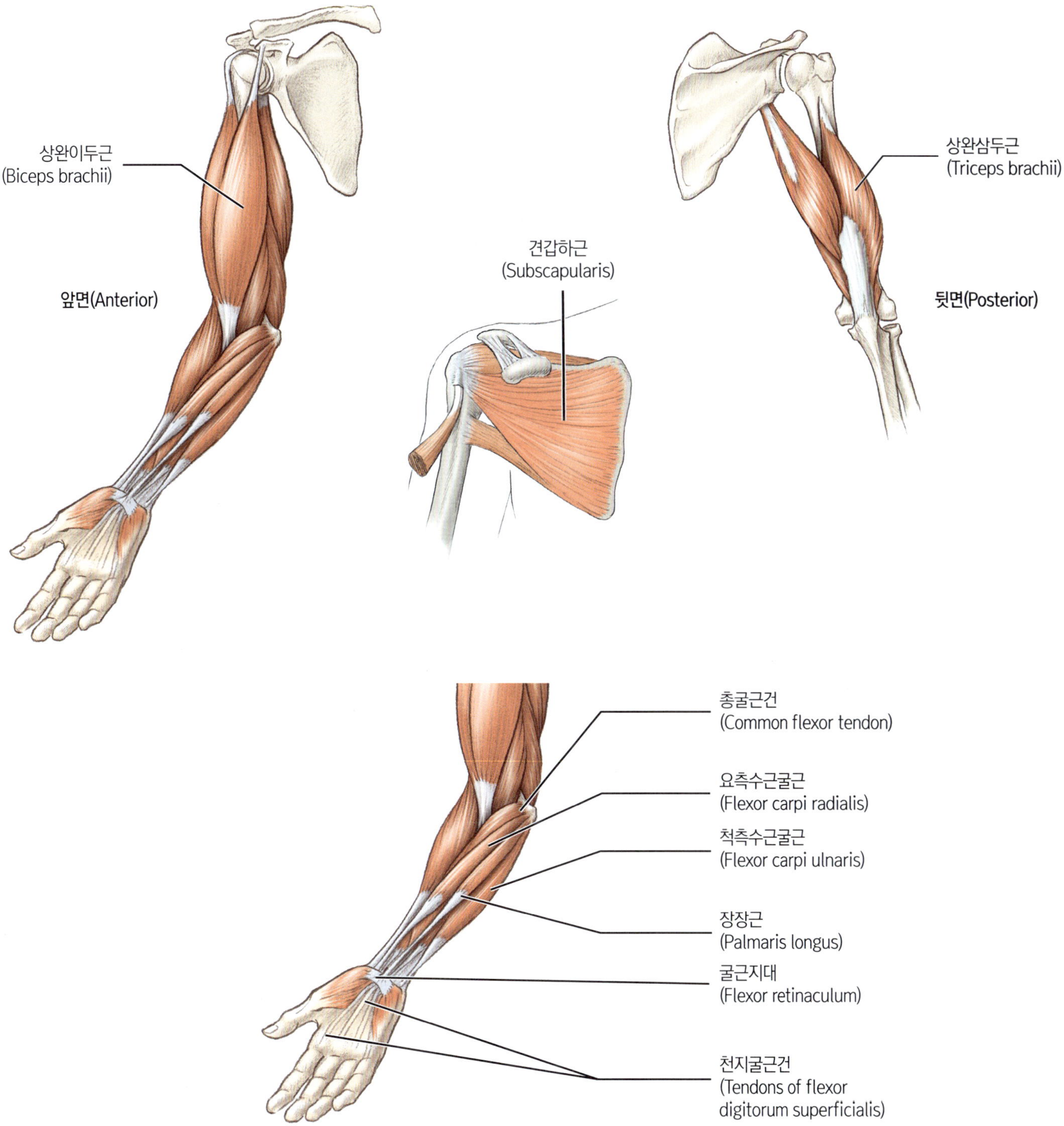
상완이두근
(Biceps brachii)
앞면(Anterior)
견갑하근
(Subscapularis)
상완삼두근
(Triceps brachii)
뒷면(Posterior)
총굴근건
(Common flexor tendon)
요측수근굴근
(Flexor carpi radialis)
척측수근굴근
(Flexor carpi ulnaris)
장장근
(Palmaris longus)
굴근지대
(Flexor retinaculum)
천지굴근건
(Tendons of flexor
digitorum superficialis)

어깨와 팔의 근육

## 체스트 프레스(Chest Press)

**대흉근, 전면 삼각근(Pectoralis Major, Anterior Deltoid)**

밴드의 중간 부분을 어깨 높이 또는 어깨 보다 약간 높은 곳의 고정 물체에 연결한다. 여러분은 밴드 고정점을 등지고 선다. 그리고 좋은 기저면을 위해 한쪽 발을 다른 쪽 발보다 약간 앞쪽에 위치시킨다. 팔꿈치를 굽힘하고 어깨 높이에서 밴드의 양쪽 끝을 각각 잡는다(a). 팔꿈치를 신전 하면서 밴드를 앞쪽으로 민다(b). 그런 다음, 시작자세로 천천히 돌아온다.

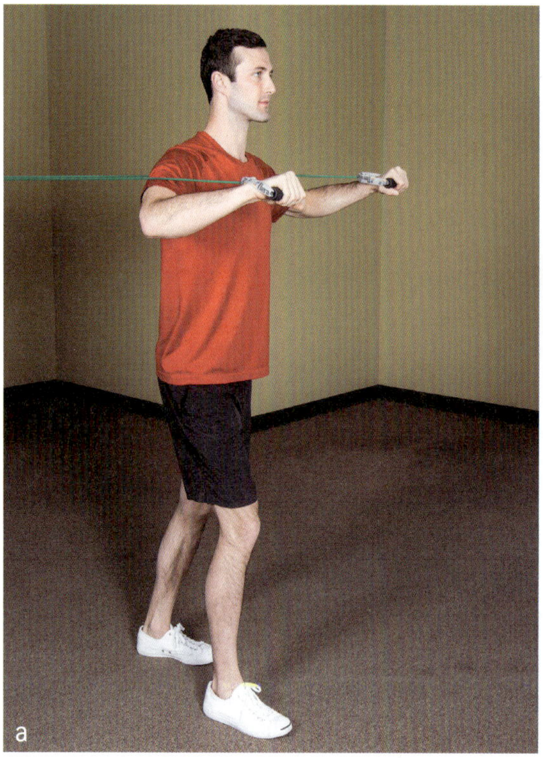
a

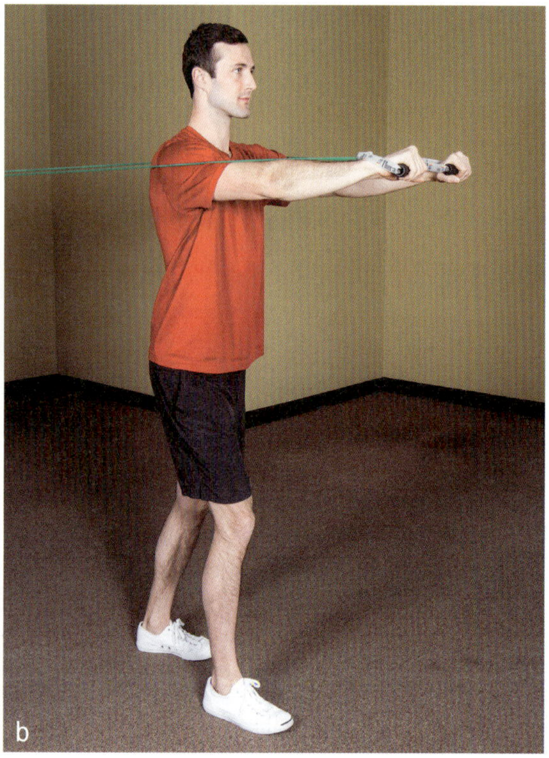
b

**다른 버전(VARIATION)**

- 인클라인 프레스(incline press, 고정점을 낮춤)나 디클라인 프레스(decline press, 고정점을 높임)를 위해 밴드 고정점의 높이를 변화시킨다.
- 벤치 위에 누운 자세를 취하고, 이 운동을 수행한다. 이때 밴드를 상부 등을 가로질러 배치한 후 밴드의 양쪽 끝을 각각 잡고, 양손을 위쪽으로 민다.

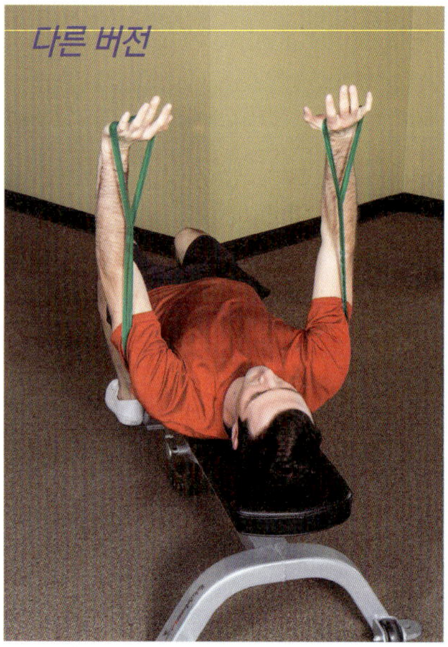
다른 버전

**테크닉 팁(TECHNIQUE TIP)**

양쪽 견갑골을 아래쪽으로 내린다. 운동할 때 어깨를 위쪽으로 올려서는 안 된다. 허리의 아치를 만들지 않고, 허리를 일자로 유지한다. 복부의 긴장을 유지한다. 손목을 일자로 유지한다.

## 체스트 플라이(Chest Fly)

**대흉근, 전면 삼각근(Pectoralis Major, Anterior Deltoid)**

밴드의 중간 부분을 어깨 높이의 고정 물체에 연결한다. 여러분은 밴드 고정점을 등지고 선다. 그리고 좋은 기저면을 위해 한쪽 발을 다른 쪽 발보다 약간 앞쪽에 위치시킨다. 팔꿈치를 편 상태로 어깨 높이에서 밴드의 양쪽 끝을 각각 잡는다(a). 양손의 손바닥을 마주보게 하고 밴드를 안쪽으로 당긴다(b). 그런 다음, 시작자세로 천천히 돌아온다.

**다른 버전(VARIATION)**

인클라인 플라이(incline fly, 고정점을 낮춤)나 디클라인 플라이(decline fly, 고정점을 높임)를 위해 밴드 고정점의 높이를 변화시킨다.

**테크닉 팁(TECHNIQUE TIP)**

허리를 일자로 유지하고, 복부의 긴장을 유지한다. 허리의 아치를 만들지 않고 어깨를 둥글게 만들지 않는다. 손목을 일자로 유지한다.

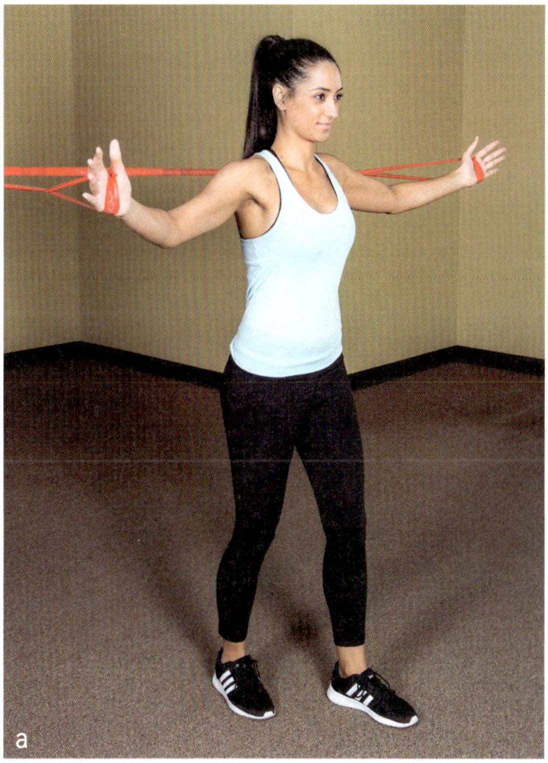
a

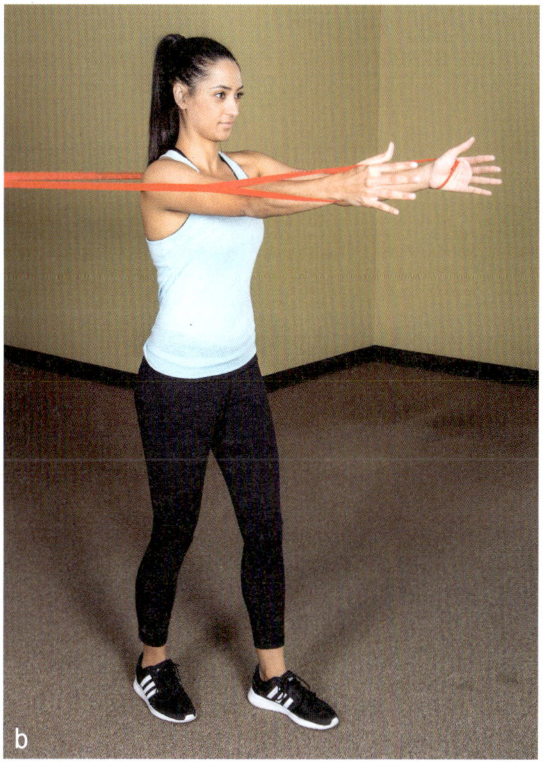
b

## 푸쉬-업(Push-Up)

**대흉근, 상완삼두근(Pectoralis, Triceps)**

바닥에서 푸쉬-업 자세를 취하고, 등을 가로질러 밴드를 배치한다. 양쪽 밴드의 끝을 각각 잡고, 견갑골 중간 부분을 스트레칭한다(a). 밴드의 저항을 이겨내며 푸쉬-업 동작을 실시한다(b).

**다른 버전(VARIATION)**

발가락을 지탱하여 푸쉬-업(난이도가 높음)을 하거나 무릎을 지탱하여 푸쉬-업(난이도가 낮음)을 수행한다.

**테크닉 팁(TECHNIQUE TIP)**

허리에 아치가 생기지 않도록 하고, 등을 일자로 유지한다. 여러분의 양쪽 엉덩이가 아래로 처지지 않도록 주의한다.

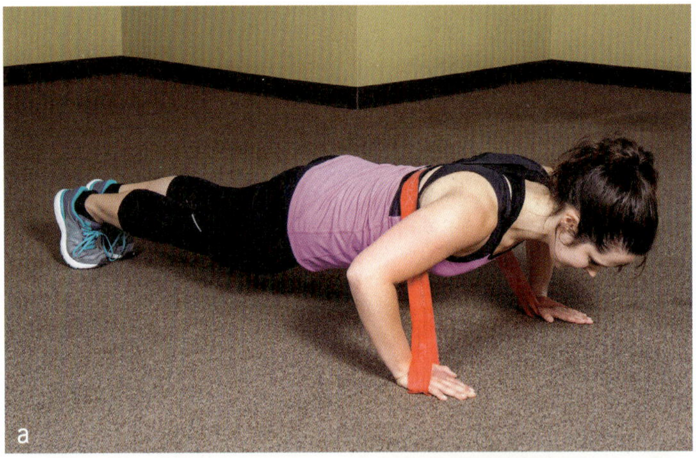
a

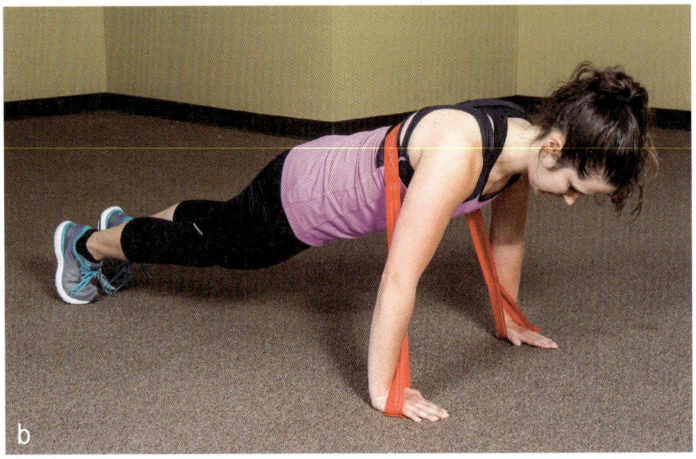
b

### 트레이닝 팁(Training Tip)

***벤치 프레스 만큼 효율적이다.***

탄성 저항을 이용한 푸쉬-업의 수행은 1RM의 70%에 해당하는 무게의 바벨로 벤치 프레스 하는 것만큼 가슴 근육의 활성화에 효율적이다(Calatayud 등, 2014).

## 숄더 푸쉬-업 플러스 밴드(Shoulder Push-Up Plus Band)

**전거근(Serratus Anterior)**

양손으로 밴드를 잡는다. 양 손과 양쪽 무릎으로 체중을 지탱한다. 이때 양손을 어깨너비보다 약간 더 벌려서 전완으로 밴드를 스트레칭하도록 한다(a). 팔꿈치를 편 상태로 유지하고, 여러분의 상부 등을 천장 쪽으로 들어 올린다(b). 팔꿈치를 편 상태로 유지하고, 바닥쪽으로 몸통을 이완한다. 이때 여러분의 등과 엉덩이는 일자를 유지해야 한다.

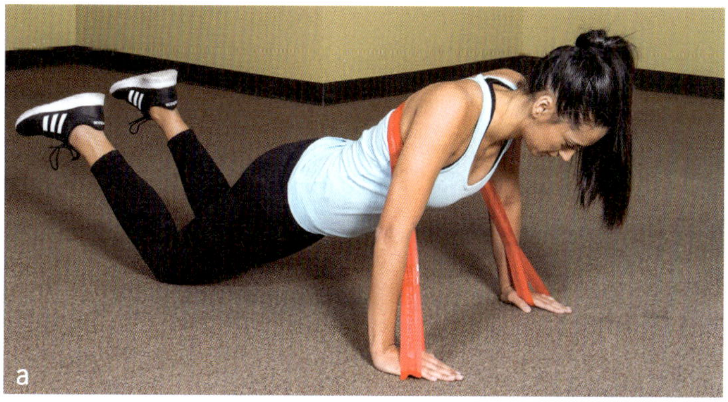

a

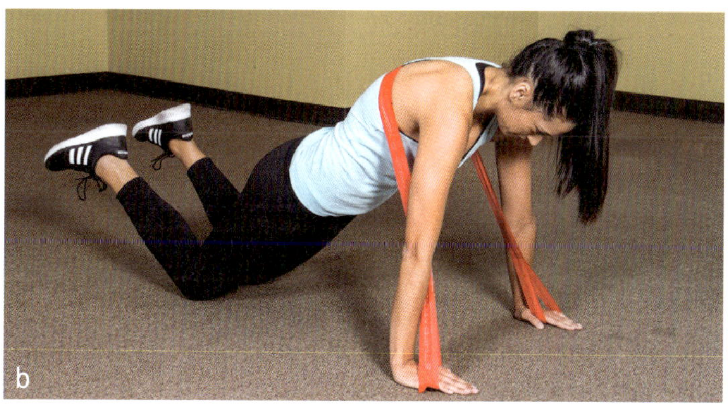

b

**다른 버전(VARIATION)**

발가락을 지탱하여 푸쉬-업(난이도가 높음)을 하거나 무릎을 지탱하여 푸쉬-업(난이도가 낮음)을 수행한다.

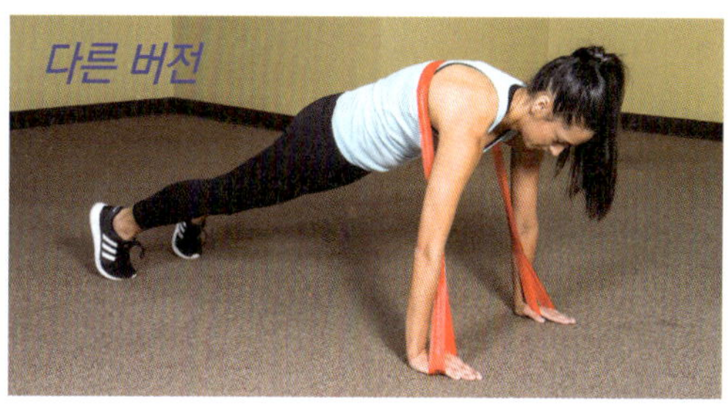


**테크닉 팁(TECHNIQUE TIP)**

허리에 아치가 생기지 않도록 하고, 등을 일자로 유지한다. 여러분의 양쪽 엉덩이가 아래로 처지지 않도록 주의한다.

### 트레이닝 팁(Training Tip)

***익상견갑골을 균형맞춘다.***

전완 주위를 감은 탄성 밴드를 이용해 푸쉬-업하는 동안 등척성 수평외전을 첨가하면, 익상견갑골을 가진 환자의 소흉근의 활성화를 감소시키고, 견갑골 근육의 균형을 향상시킨다 (Choi 등, 2017).

## 포워드 펀치(Forward Punch)

**전면 삼각근, 전거근(Anterior Deltoid, Serratus Anterior)**

어깨 높이의 고정된 물체에 밴드의 중간 부분을 고정한다. 여러분은 밴드 고정점을 등지고 선 자세에서 한쪽 발을 앞쪽으로 내딛는다. 팔꿈치를 굽힌 한 채 밴드의 양쪽 끝을 각각 잡는다(a). 팔꿈치를 펴면서 밴드를 아래쪽으로 민다(b). 그런 다음, 천천히 시작자세로 돌아온다.

**다른 버전(VARIATION)**

왼쪽 팔과 오른쪽 팔을 교대로 수행한다.

**테크닉 팁(TECHNIQUE TIP)**

등을 일자로 유지하고, 복부에 긴장을 준다. 허리 아치나 둥근 어깨가 생기지 않도록 한다. 손목을 일자로 유지한다.

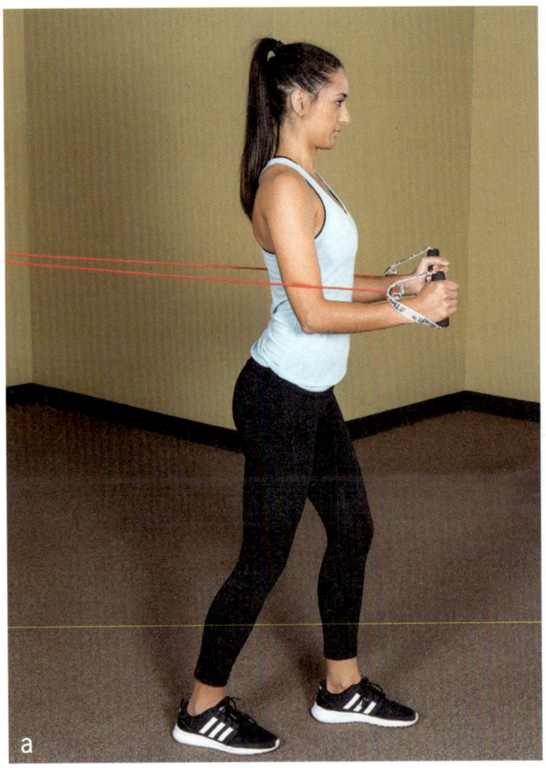

a

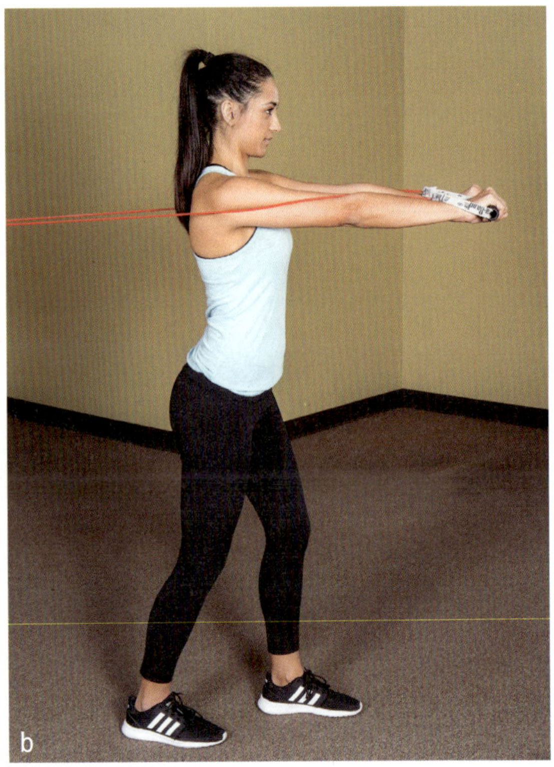

b

### 트레이닝 팁(Training Tip)

***효율적인 운동***

연구자들(Hintermeister 등, 1998)에 따르면, 포워드 펀치 운동은 견갑골 근육과 회전근개를 활성화하는데 효율적이다는 것이다.

## 스파인 풀오버(Supine Pullover)

**흉근, 광배근(Pectoralis, Latissimus Dorsi)**

바닥 근처에 있는 고정된 물체에 밴드의 중간 부분을 고정한다. 여러분은 무릎을 세우고 누운 자세를 취한다. 밴드의 양쪽 끝을 잡고, 팔꿈치를 뻗은 채 양쪽 팔을 머리 위로 뻗는다(a). 팔꿈치의 신전을 유지한 채, 밴드를 엉덩이 쪽으로 당겨 내린다(b). 그런 다음, 천천히 시작자세로 돌아온다.

**다른 버전(VARIATION)**

왼쪽 팔과 오른쪽 팔을 교대로 수행한다.

**테크닉 팁(TECHNIQUE TIP)**

허리의 아치를 만들지 않고 등을 일자로 유지한다. 팔꿈치와 손목을 일자로 유지한다.

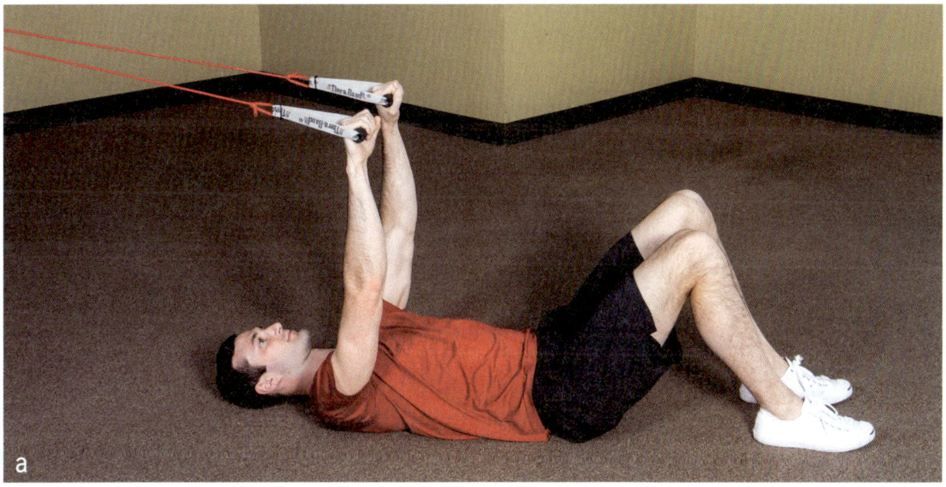

a

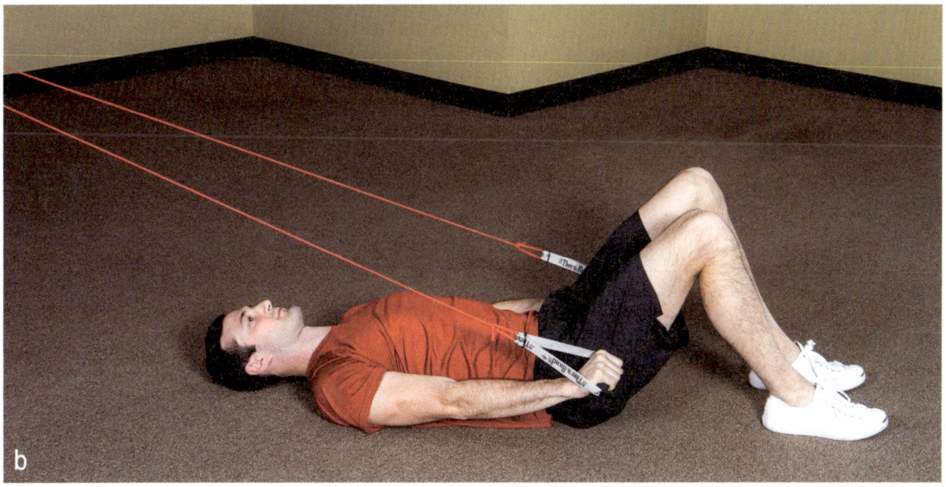

b

## 다이나믹 허그(Dynamic Hug)

**전거근(Serratus Anterior)**

어깨 높이의 고정된 물체에 밴드의 중간 부분을 고정한다. 여러분은 선 자세를 취하고, 가슴 높이 또는 약간 아래쪽에서 밴드의 손잡이를 잡는다. 어깨를 약간 벌림하고 팔꿈치를 굴곡한다(a). 마치 누군가를 포옹하듯이 양쪽 손을 앞쪽으로 가져간다(b). 그런 다음, 천천히 시작자세로 돌아온다.

**테크닉 팁(TECHNIQUE TIP)**

운동의 끝 지점에서는 팔꿈치의 굴곡과 양쪽 견갑골의 외전을 유지한다. 여러분의 목은 중립 위를 유지한다. 머리가 앞쪽으로 쏠리지 않도록 한다.

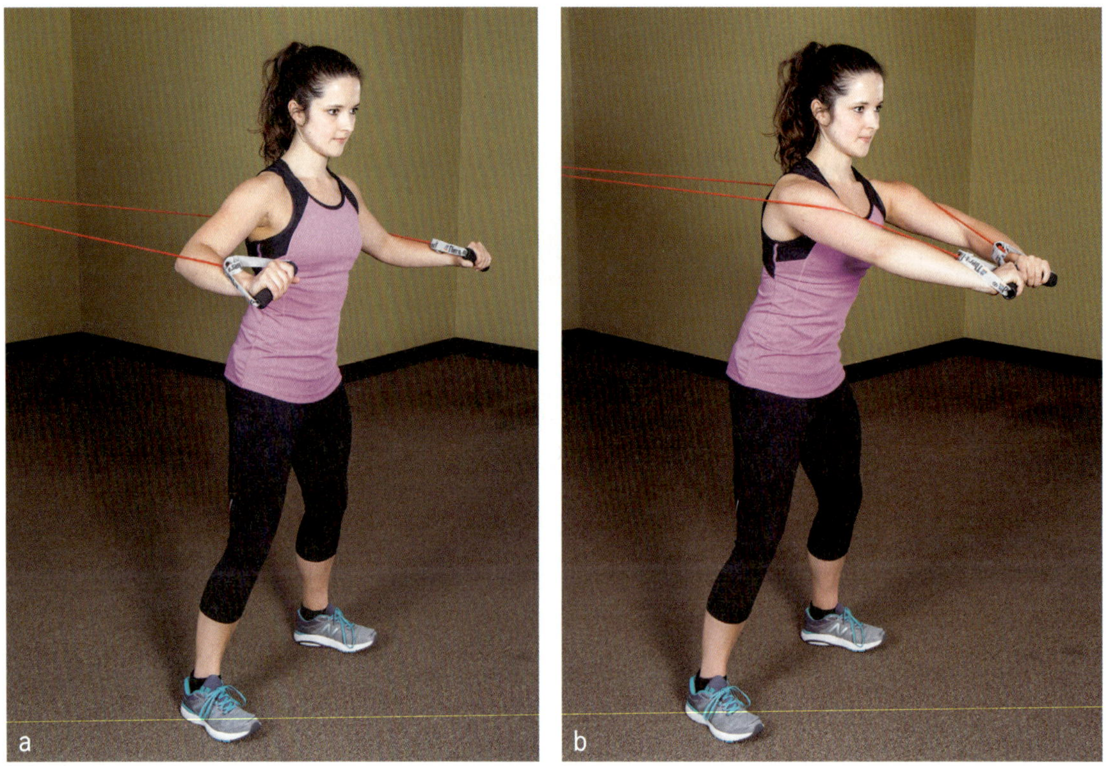


### 트레이닝 팁(Training Tip)

***펀치 운동보다 더 효율적이다.***

연구자들(Decker 등, 1999)에 따르면, 다이나믹 허그는 전거근 펀치보다 전거근을 활성화 시키는데 더 효율적이다.

## 시티드 로우(Seated Row)

### 능형근, 중부 승모근(Rhomboids, Middle Trapezius)

의자나 벤치에 앉는다. 여러분 앞쪽에 있는 고정 물체에 밴드의 중간 부분을 고정한다. 여러분의 팔꿈치를 앞쪽으로 뻗어서 밴드의 양쪽 끝을 각각 잡는다(a). 팔꿈치를 굴곡하면서 밴드를 하부 늑골 쪽으로 당긴다(b). 그런 다음, 천천히 시작자세로 돌아온다.

### 다른 버전(VARIATION)

- 고관절 높이로 여러분이 밴드를 당기는 높이를 변화시킨다.
- 한 발을 앞쪽으로 내디딘 선 자세에서 수행한다.

### 테크닉 팁(TECHNIQUE TIP)

허리에 아치가 생기지 않도록 하고, 등을 일자로 유지한다. 복부의 긴장을 유지한다. 손목을 일자로 유지한다.

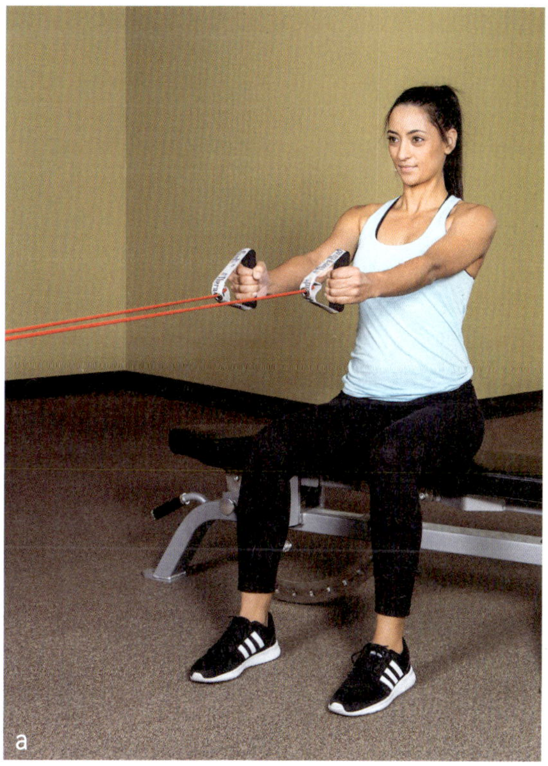
a

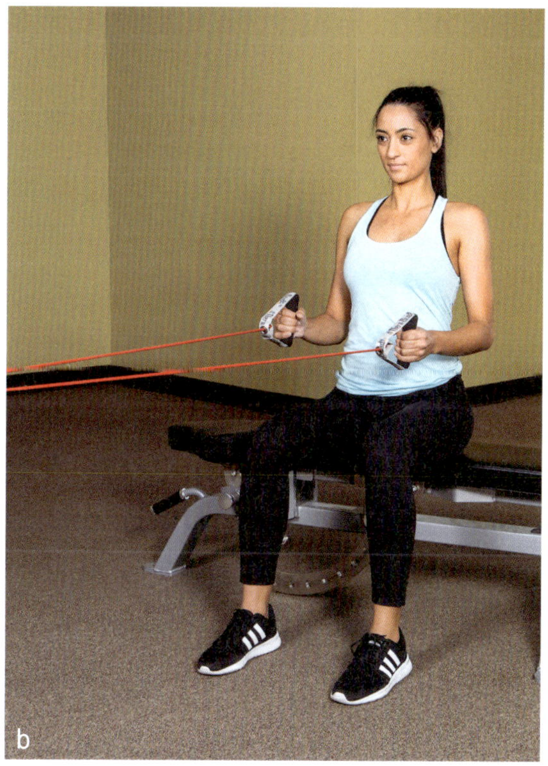
b

## 리버스 플라이(Reverse Fly)

**능형근, 중부 승모근(Rhomboids, Middle Trapezius)**

어깨 높이의 고정된 물체에 밴드의 중간 부분을 고정한다. 밴드 고정점을 바라보면서, 한 발을 약간 앞쪽으로 내디딘 선 자세를 취한다. 팔꿈치를 신전한 채 어깨높이에서 밴드의 양쪽 끝을 각각 잡는다(a). 팔꿈치의 신전을 유지한 채, 양쪽 밴드를 가쪽으로 당긴다(b). 그런 다음, 천천히 시작자세로 돌아온다.

**다른 버전(VARIATION)**

인클라인 플라이(incline fly, 낮은 고정점)나 디클라인 플라이(decline fly, 높은 고정점)를 위해 밴드 고정점의 높이를 변화시킨다.

**테크닉 팁(TECHNIQUE TIP)**

복부 긴장과 등을 일자로 유지한다. 허리의 아치와 어깨를 만들지 않는다. 손목을 일자로 유지한다.

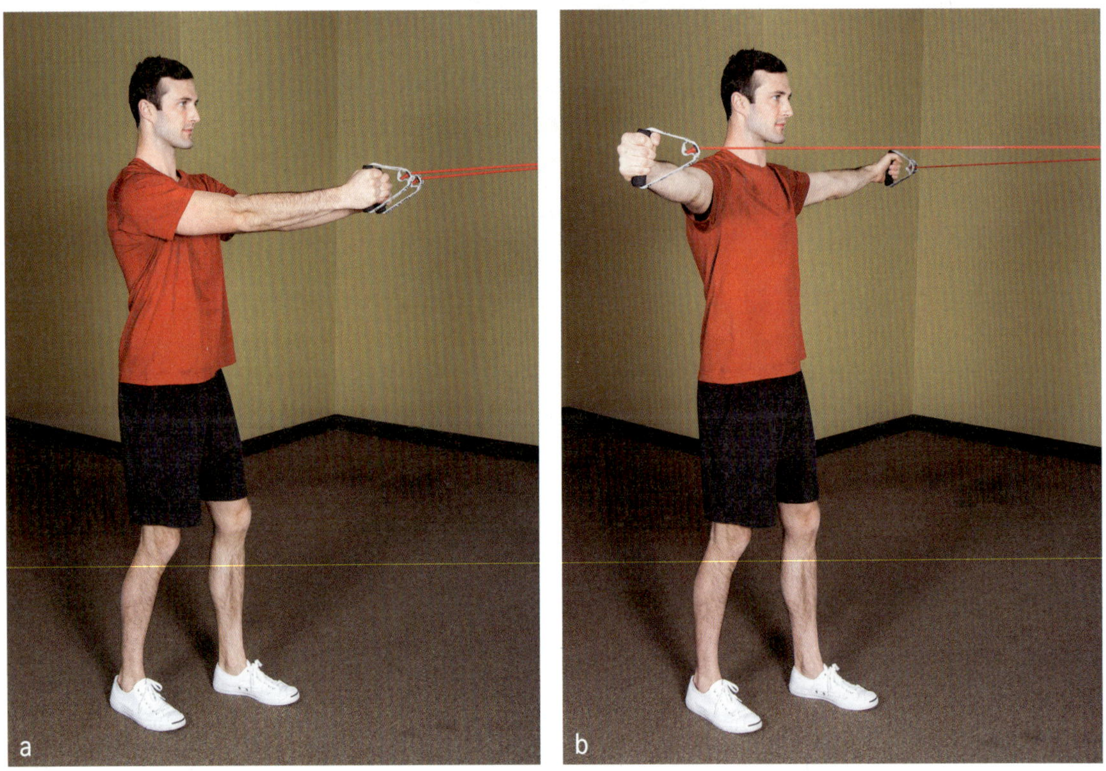

## 어깨 으쓱하기(Shrug)

**상부 승모근, 능형근(Trapezius, Rhomboids)**

선 자세에서 밴드의 중간 부분을 양쪽 발밑에 배치하고 밴드의 양쪽 끝을 각각 잡는다. 양쪽 팔을 편안한 자세로 몸통 옆에 배치한다. 팔을 몸통 옆에 배치하고, 밴드의 저항을 이겨내며 어깨를 위쪽으로 들어 올린다(a). 어깨를 완전히 으쓱했을 때, 양쪽 견갑골을 서로 붙이면서 어깨를 뒤쪽으로 롤링시킨다(b). 어깨를 시작자세로 천천히 내린다.

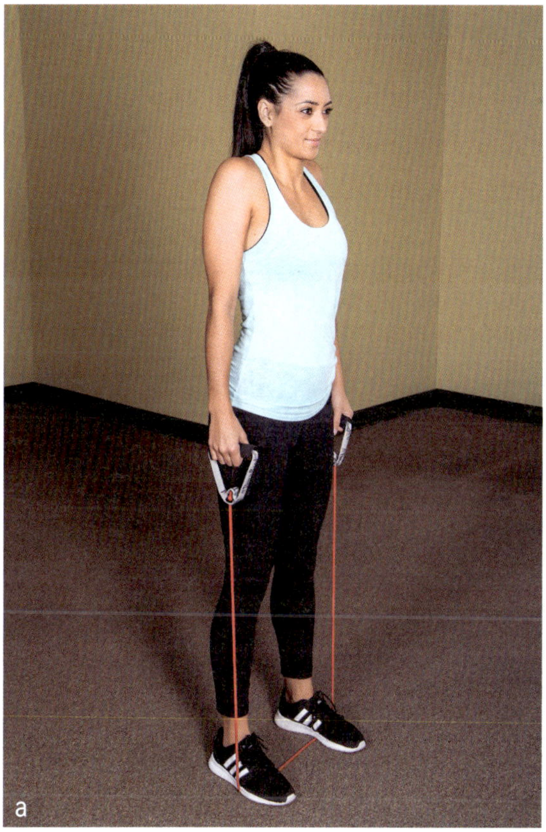
a

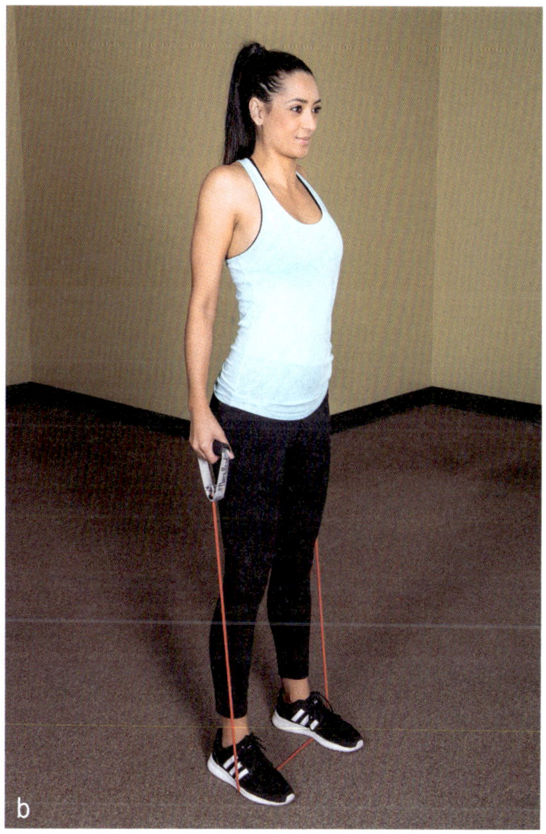
b

## 랫 풀-다운(Lat Pull-Down)

**광배근(Latissimus Dorsi)**

어깨높이보다 높은 곳의 고정 물체에 밴드의 중간부분을 고정한다. 여러분은 밴드 고정점을 바라보면서 한발을 약간 앞쪽으로 내디딘 선 자세를 취한다. 팔꿈치를 신전하여 어깨보다 높은 곳에 있는 밴드의 양쪽 끝을 잡는다(a). 팔꿈치를 굽힘하면서 밴드를 가슴쪽인 뒤쪽과 아래쪽으로 당긴다(b). 그런 다음, 천천히 시작자세로 돌아온다.

**다른 버전(VARIATION)**

어깨보다 높은 곳으로 팔꿈치를 뻗어서 시작한다. 팔을 아래쪽으로 당길 때 팔꿈치의 신전을 유지한다.

**테크닉 팁(TECHNIQUE TIP)**

허리에 아치가 생기지 않도록 등을 일자로 유지한다. 복부의 긴장을 유지한다. 손목을 일자로 유지한다.

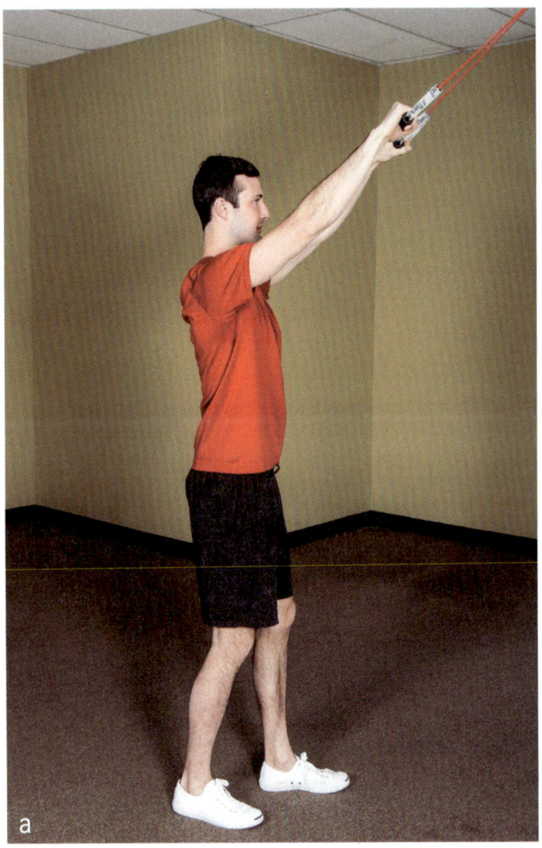
a

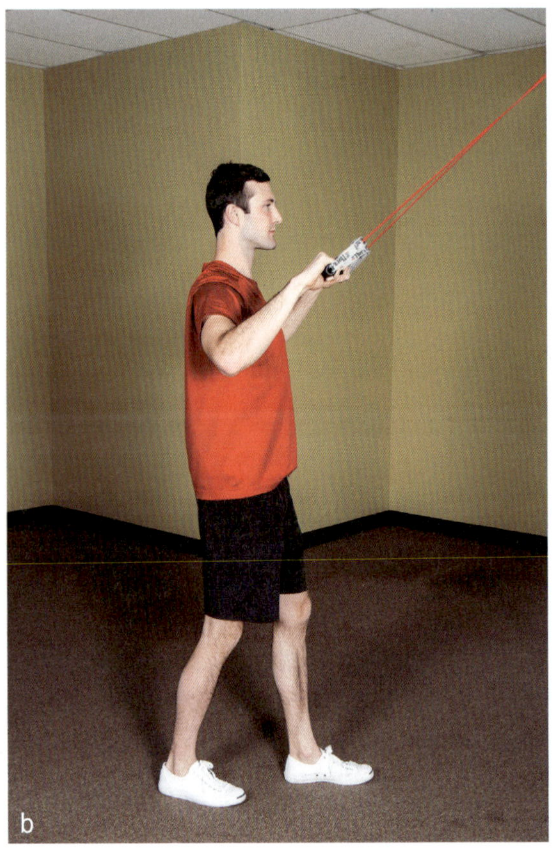
b

### 트레이닝 팁(Training Tip)

***기구장비 만큼 효율적이다.***

연구자들(Iversen 등, 2017)에 따르면, 탄성 저항을 이용한 랫 풀-다운 운동이 광배근 활성화를 위해 풀리 시스템 장비를 사용하는 것만큼 효율적이라고 한다.

## 벤트-오버 로우(Bent-Over Row)

**능형근, 중부 승모근, 광배근**(Rhomboids, Middle Trapezius, Latissimus Dorsi)

한 발을 앞쪽으로 내딛고 서서, 그 발밑에 밴드나 튜빙의 중간 부분을 배치한다. 고관절을 앞쪽으로 숙이고, 허리를 곧게 편다. 팔꿈치를 쭉 편 상태에서 밴드의 한쪽 끝을 잡는다(a). 그리고 팔꿈치를 굽히면서 밴드를 위쪽을 당기고, 그 손을 몸통 쪽으로 가져간다(b). 그런 다음, 천천히 시작자세로 돌아온다.

**다른 버전**(VARIATION)

팔꿈치를 편 채로 이 운동을 수행한다.

**테크닉 팁**(TECHNIQUE TIP)

등을 일자로 유지하고, 허리나 목에 아치가 생기지 않도록 한다. 손목을 일자로 유지한다.

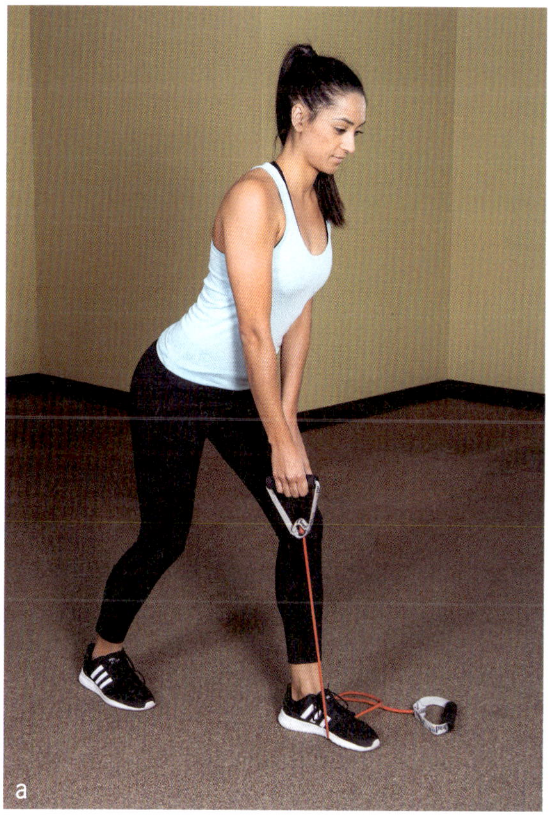
a

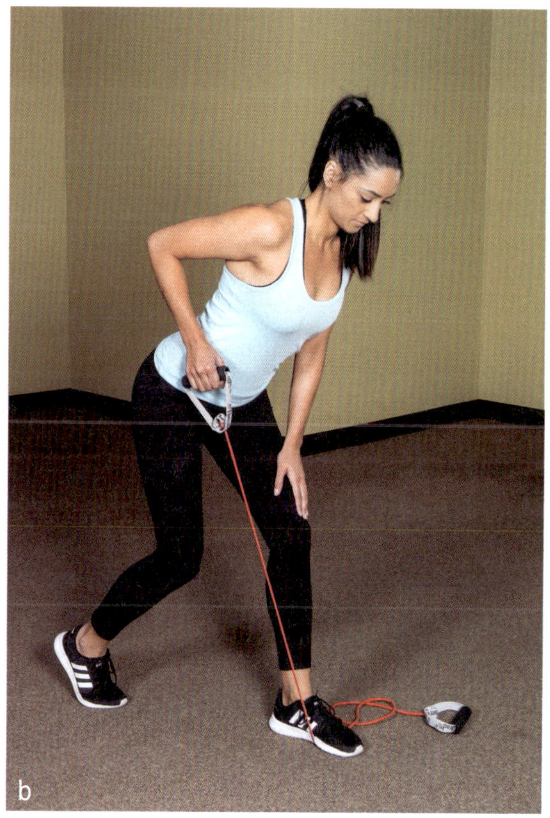
b

## 린톤 외회전(Linton External Rotation)

**회전근개, 견갑골 고정근(Rotator Cuff, Scapular Stabilizers)**

무릎을 꿇은 자세에서 시작한다. 한 손으로 밴드나 튜빙을 고정하고, 다른 손으로 밴드를 당긴다(이때 전완을 배에 붙인다)(a). 그런 다음, 엄지를 천장쪽으로 향하게 하고 팔을 동시에 외전과 신전으로 움직인다(b). 그런 다음, 천천히 시작자세로 돌아온다. 먼저 팔꿈치를 몸통 옆으로 가져간다.

**다른 버전(VARIATION)**

견갑골 근육의 활성화를 위해 움직임의 끝에서 양쪽 견갑골을 서로 붙인다(견갑골을 내전시킨다).

**테크닉 팁(TECHNIQUE TIP)**

운동하는 동안 등과 목을 일자로 유지한다. 시작자세로 천천히 되돌아온다.

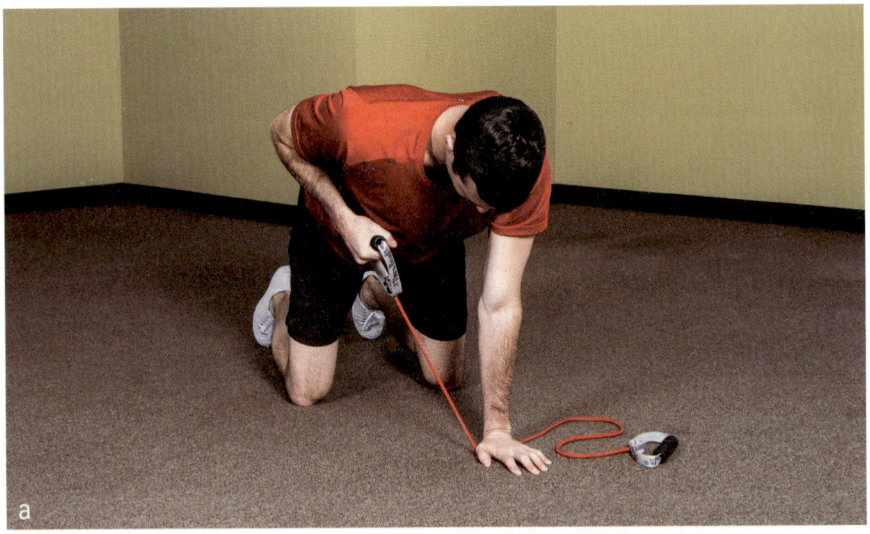

a

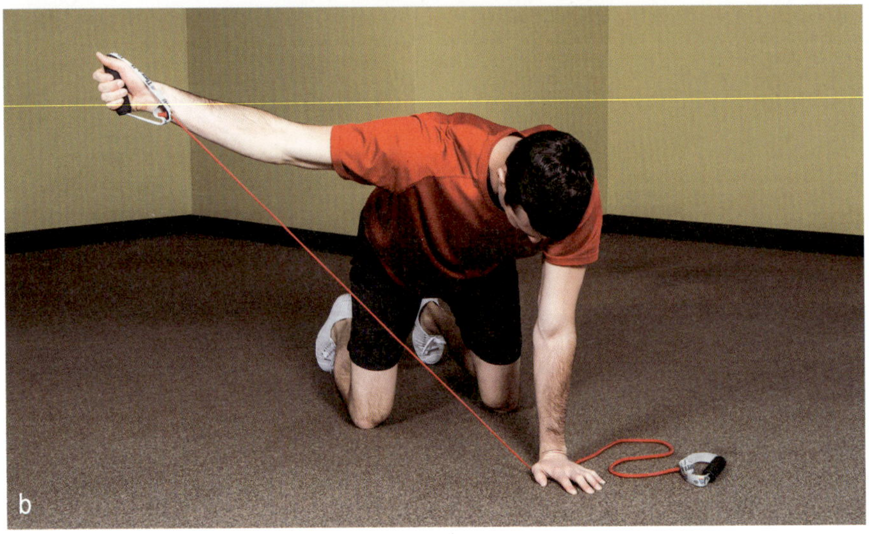

b

## 견갑골 후인이 동반된 양쪽 팔의 신전(Bilateral Extension With Retraction)

**능형근, 후면 삼각근, 광배근(Rhomboids, Posterior Deltoid, Latissimus Dorsi)**

여러분의 앞쪽에 있는 고정 물체에 밴드의 중간 부분을 고정한다. 팔꿈치를 신전하고 손바닥을 전방으로 향하게 하여 고관절 높이에서 밴드의 양쪽 끝을 각각 잡는다(a). 밴드의 저항을 이겨내며 팔을 뒤쪽으로 뻗고 양쪽 견갑골을 서로 붙인다(b). 그런 다음, 천천히 시작자세로 돌아온다.

**다른 버전(VARIATION)**

인클라인 리트랙션(incline retraction, 높은 고정점)이나 디클라인 리트랙션(decline retraction, 낮은 고정점)을 위해 밴드 고정점의 높이를 변화시킨다.

**테크닉 팁(TECHNIQUE TIP)**

허리와 목을 일자로 유지한다. 운동을 수행하기 위해 몸을 뒤쪽으로 기울이지 않아야 한다.
운동 내내 팔꿈치를 편 채로 유지하고, 손바닥이 전방을 향하도록 한다.

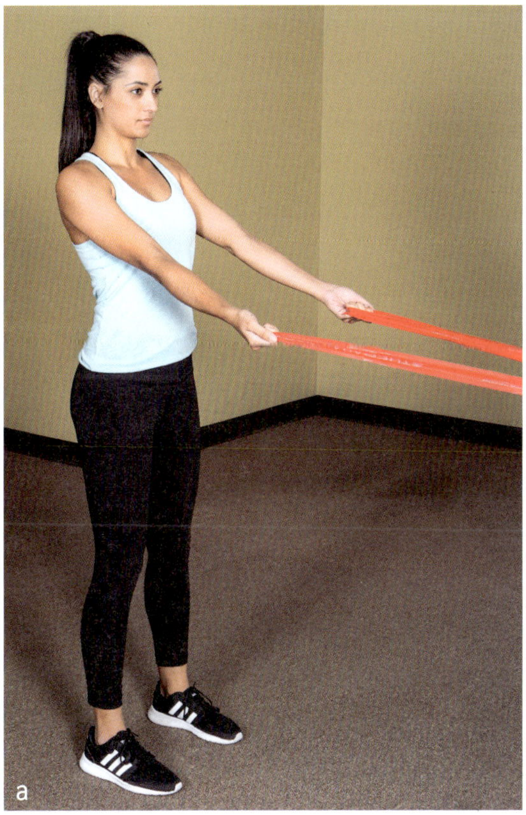
a

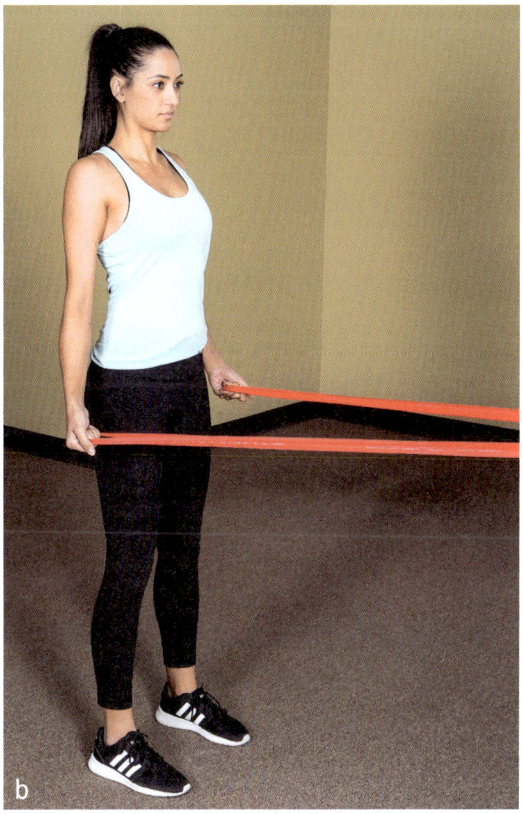
b

## 하이 로우(High Row)

**능형근, 중부 승모근(Rhomboids, Middle Trapezius)**

좋은 기저면을 위해 한쪽 발을 앞쪽으로 내딛고 선 자세를 취한다. 여러분의 앞쪽에 있는 고정 물체에 어깨 높이로 밴드의 중간 부분을 고정한다. 팔꿈치를 신전한 채 밴드의 양쪽 끝을 각각 잡는다(a). 그리고 팔꿈치를 굽힘하면서 가슴 쪽으로 밴드를 당긴다(b). 그런 다음, 천천히 시작자세로 돌아온다.

**다른 버전(VARIATION)**

왼쪽 팔과 오른쪽 팔을 교대로 수행한다.

**테크닉 팁(TECHNIQUE TIP)**

허리의 아치를 만들지 않고 허리를 일자로 유지한다. 복부의 긴장을 유지한다.
손목을 일자로 유지한다.

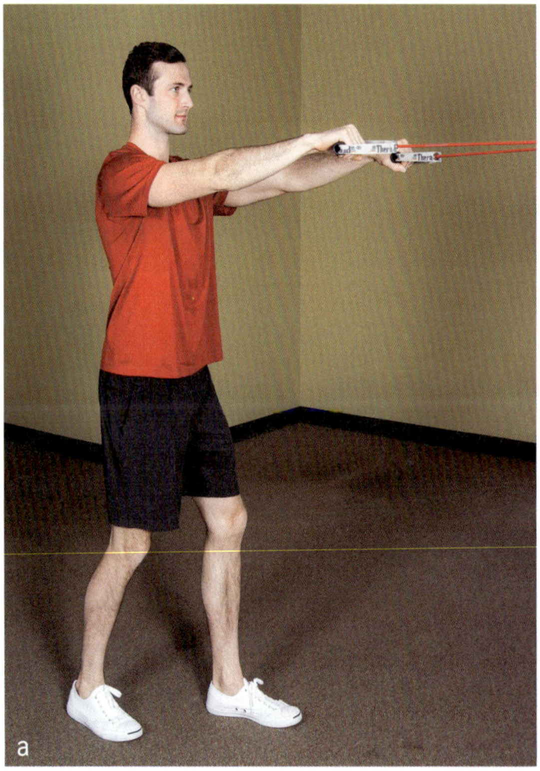
a

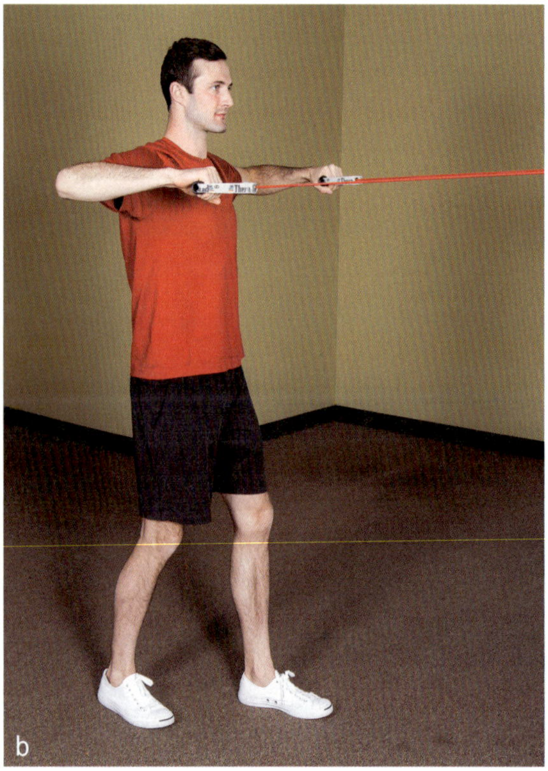
b

### 트레이닝 팁(Training Tip)

***높은 활성화를 위한 하이 로우***

넓고 높은 로우는 시티드 로우의 진전 버전이고, 낮은 로우 운동보다 회전근개를 더욱 활성화시킨다(Hintermeister 등, 1998).

## 어깨 높이의 바이셉스 컬(Biceps Curl at Shoulder Level)

**상완이두근, 전면 삼각근(Biceps, Anterior Deltoid)**

여러분의 앞쪽에 있는 고정 물체에 어깨 높이로 밴드의 중간 부분을 고정한다. 좋은 기저면을 위해 한쪽 발을 앞쪽으로 내딛고 선 자세를 취한다. 팔꿈치를 신전한 채 밴드의 양쪽 끝을 각각 잡는다. 움직이지 않는 쪽 손으로 팔꿈치를 지지해 준다(a). 그리고 밴드를 여러분의 머리쪽으로 당긴다(b) 그런 다음, 천천히 시작자세로 돌아온다.

**다른 버전(VARIATION)**

왼쪽 팔과 오른쪽 팔을 교대로 수행한다.

**테크닉 팁(TECHNIQUE TIP)**

허리의 아치를 만들지 않고 허리를 일자로 유지한다. 복부의 긴장을 유지한다.
손목을 일자로 만들고 팔꿈치를 어깨 높이로 유지한다.

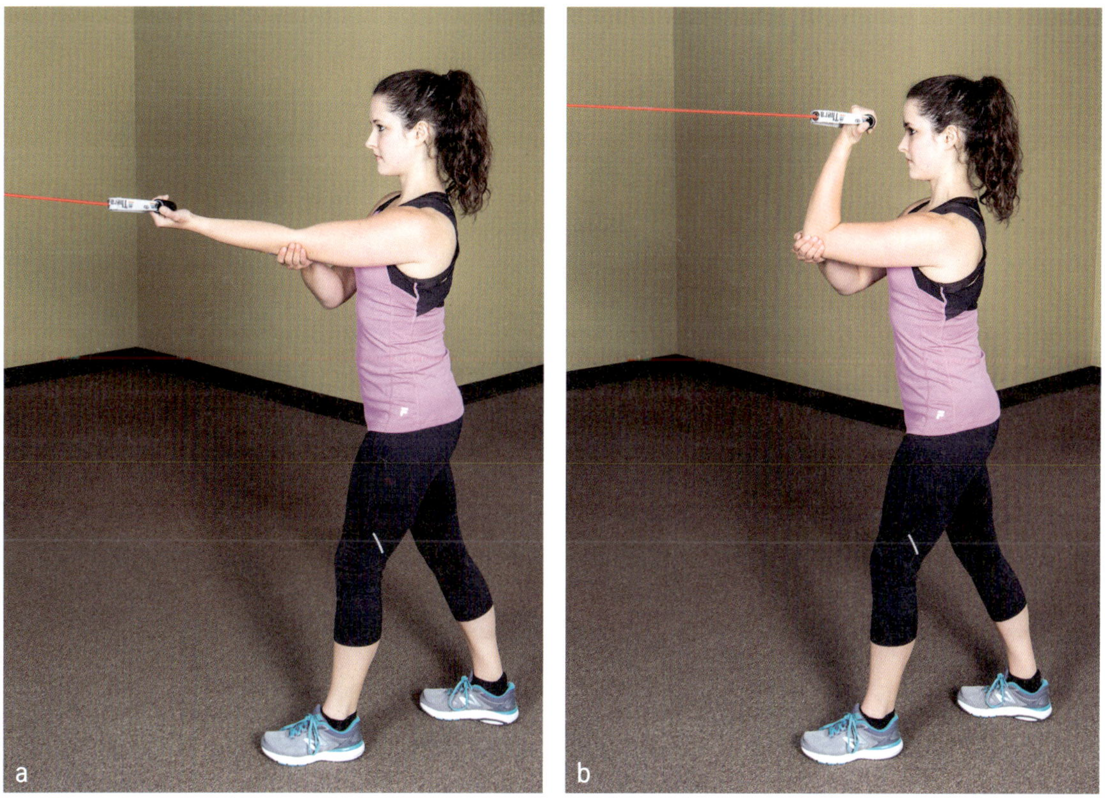

## 업 라이트 로우(Upright Row)

**상부 승모근, 삼각근(Upper Trapezius, Deltoid)**

밴드의 중간 부분을 양쪽 발로 고정한다. 고관절 높이에서 밴드의 양쪽 끝을 각각 잡는다(a). 그리고 팔꿈치를 굽힘하면서 여러분의 턱 쪽으로 밴드를 당긴다(b). 그런 다음, 천천히 시작자세로 돌아온다.

**다른 버전(VARIATION)**

한발을 앞쪽으로 내딛고, 그 발밑에 밴드의 중간 부분을 배치한다. 그리고 밴드를 위쪽으로 당긴다.

**테크닉 팁(TECHNIQUE TIP)**

허리의 아치를 만들지 않고 허리를 일자로 유지한다. 복부의 긴장을 유지한다.

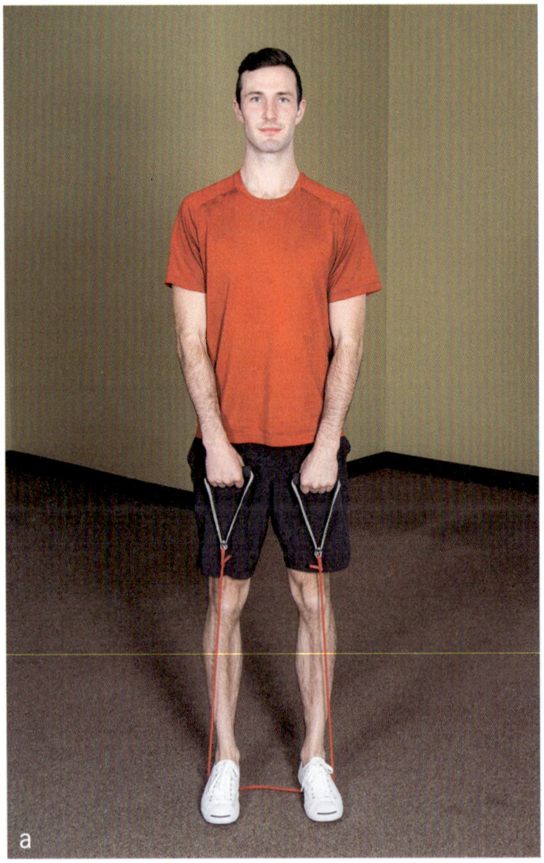
a

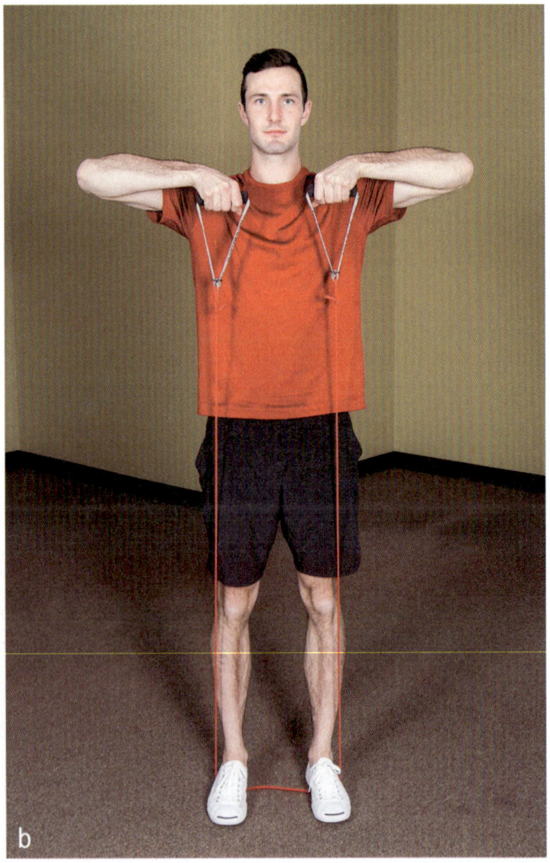
b

## 오버헤드 프레스(Overhead Press)

### 삼각근, 상부 승모근(Deltoids, Upper Trapezius)

한쪽 발을 앞쪽으로 내딛고 선 자세를 취하고, 여러분의 뒤쪽 발 밑에 밴드의 중간 부분을 배치한다. 손바닥을 전방으로 향하게 하고, 팔꿈치를 어깨 높이로 하여 밴드의 양쪽 끝을 각각 잡는다(a). 그리고 밴드를 머리 위로 들어 올린다(b). 그런 다음, 천천히 시작자세로 돌아온다.

### 다른 버전(VARIATION)

왼쪽 팔과 오른쪽 팔을 교대로 수행한다.

### 테크닉 팁(TECHNIQUE TIP)

운동을 할 때 여러분의 어깨뼈가 으쓱 올라가서도 안되고, 허리의 아치를 만들지 않고 허리를 일자로 유지한다. 복부의 긴장을 유지한다.

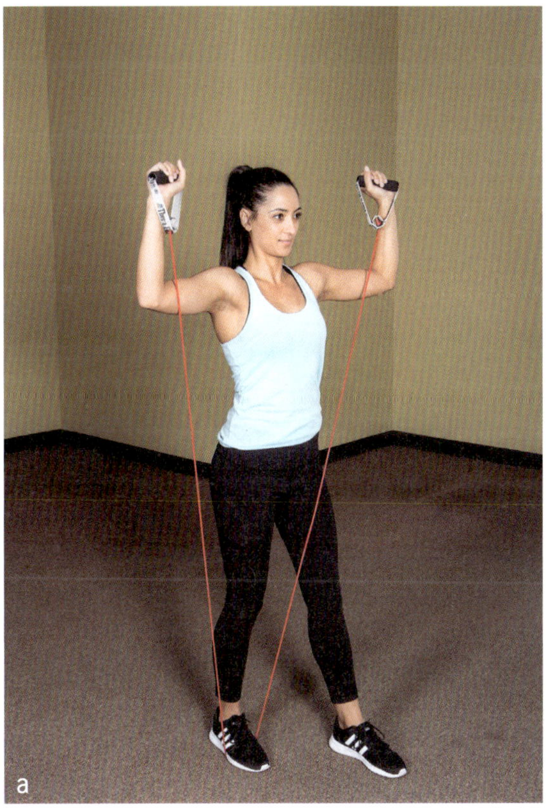
a

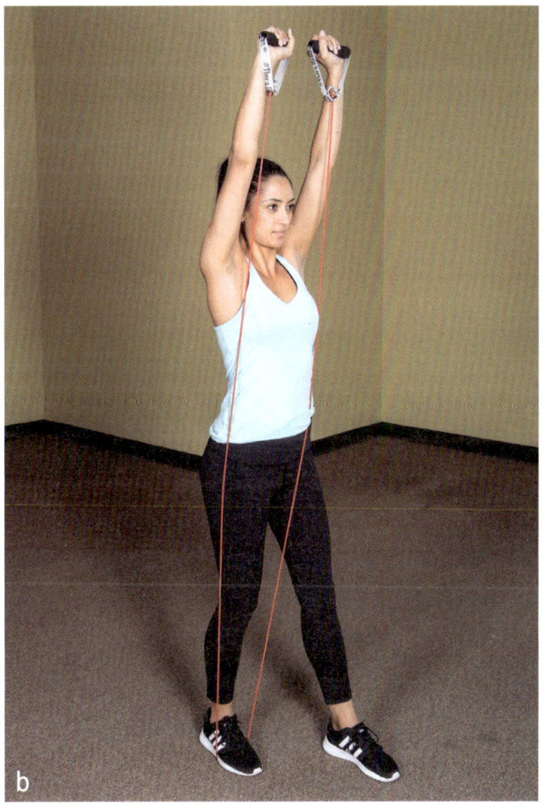
b

## 대각선 굴곡: PNF (Diagonal Flexion: PNF)

**삼각근, 회전근개(Deltoids, Rotator Cuff)**

바닥 근처의 고정 물체에 밴드의 한쪽 끝을 고정한다. 운동 쪽과 반대되는 쪽 다리를 밴드 고정점 근처에 배치한다(a). 다른 쪽 밴드의 끝을 잡고, 마치 칼을 빼듯이 밴드 고정점으로부터 멀어지도록 몸통을 가로질러 밴드를 위쪽으로 당긴다(b). 운동하는 동안 팔꿈치의 신전을 유지한다. 그런 다음, 천천히 시작자세로 돌아온다.

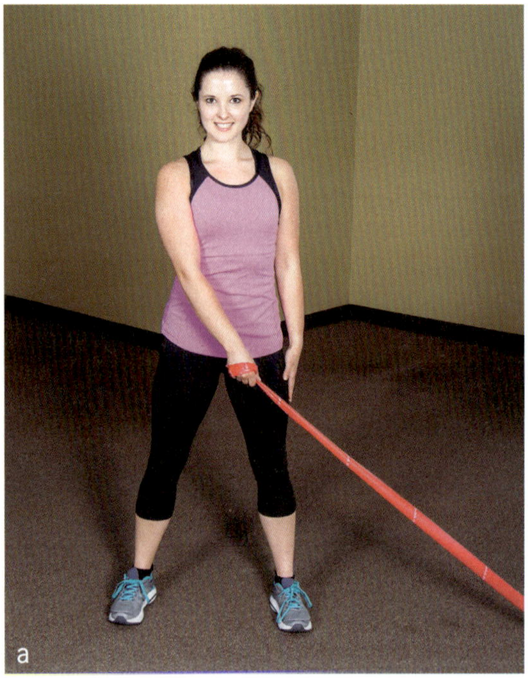

a

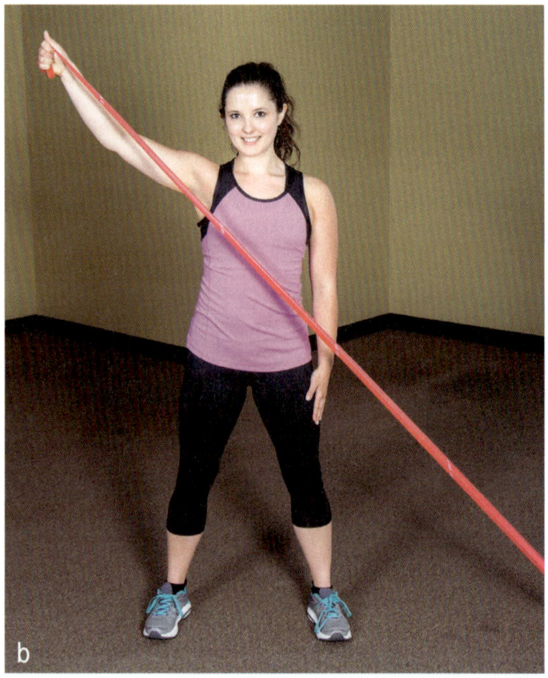

b

**다른 버전(VARIATION)**

양쪽 손으로 밴드를 각각 잡고, 양쪽 팔을 동시에 움직인다.

**테크닉 팁(TECHNIQUE TIP)**

허리를 일자로 유지하고, 운동을 하기 위해 몸통을 회전하지 않는다. 복부의 긴장을 유지한다.

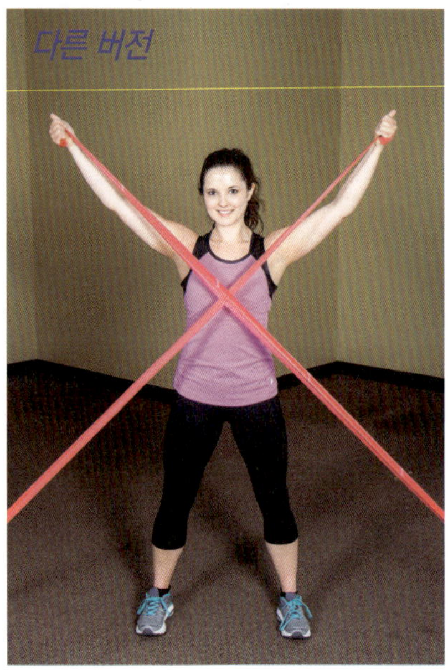


### 트레이닝 팁(Training Tip)

***웨이트나 밴드를 위해 뻗는다.***

연구에 따르면, 탄성 저항을 이용한 대각선 굴곡 운동은 웨이트를 이용한 운동만큼 견갑골 고정근을 활성화시키는 것으로 알려져 있다(Witt 등, 2011).

## 대각선 신전: PNF (Diagonal Extension: PNF)

**흉근, 회전근개(Pectorals, Rotator Cuff)**

머리보다 높은 곳에 위치한 고정 물체에 밴드의 한쪽 끝을 고정한다. 운동 쪽 다리를 밴드 고정점 근처에 배치하고, 밴드의 다른 쪽 끝을 잡는다(a). 마치 공을 던지듯이 팔꿈치를 신전한 상태로 몸통을 가로질러 밴드를 아래쪽으로 당긴다(b). 그런 다음, 천천히 시작자세로 돌아온다.

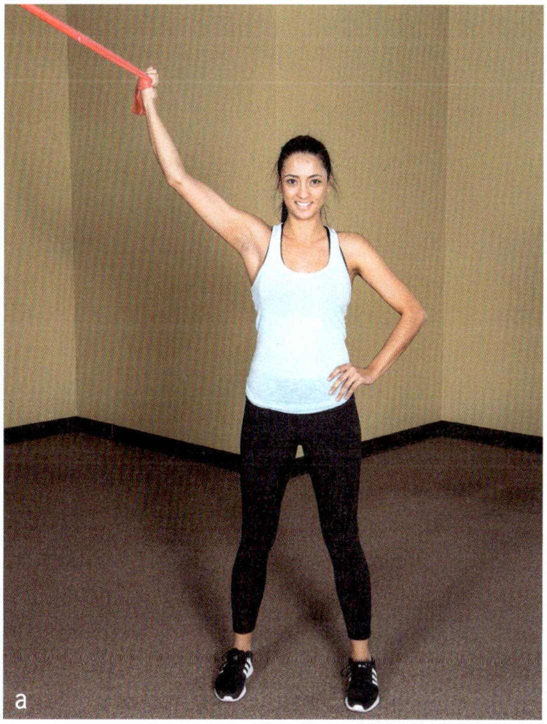
a

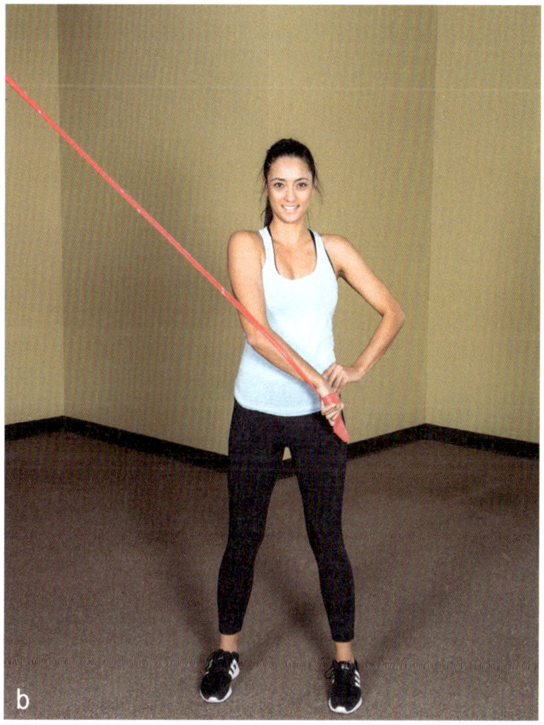
b

**다른 버전(VARIATION)**

양쪽 손으로 밴드를 각각 잡고, 양쪽 팔을 동시에 움직인다.

**테크닉 팁(TECHNIQUE TIP)**

허리를 일자로 유지하고, 운동을 하기 위해 몸통을 회전하지 않는다. 복부의 긴장을 유지한다.

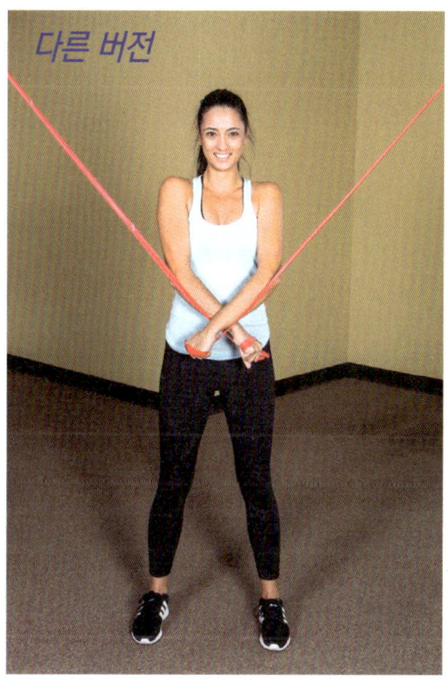


### 트레이닝 팁(Training Tip)

***보다 나은 활성화 패턴***

연구에 따르면, 탄성 저항을 이용한 대각선 신전 운동이 웨이트를 이용한 운동보다 견갑골 고정근을 더 활성화시키는 것으로 알려져 있다(Witt 등, 2011).

## 견갑골 후인이 동반된 어깨 외회전(Shoulder External Rotation With Retraction)

**회전근개, 능형근(Rotator Cuff, Rhomboids)**

고리형 밴드를 사용하거나, 밴드의 중간 부분 근처를 양손을 잡는다. 양쪽 팔꿈치를 몸통 옆에 붙이고, 전완을 지면과 나란하게 위치시킨다(a). 가슴을 들어올리고 양쪽 견갑골을 붙이면서 전완을 천천히 바깥으로 움직인다(b). 그런 다음, 천천히 시작자세로 돌아온다.

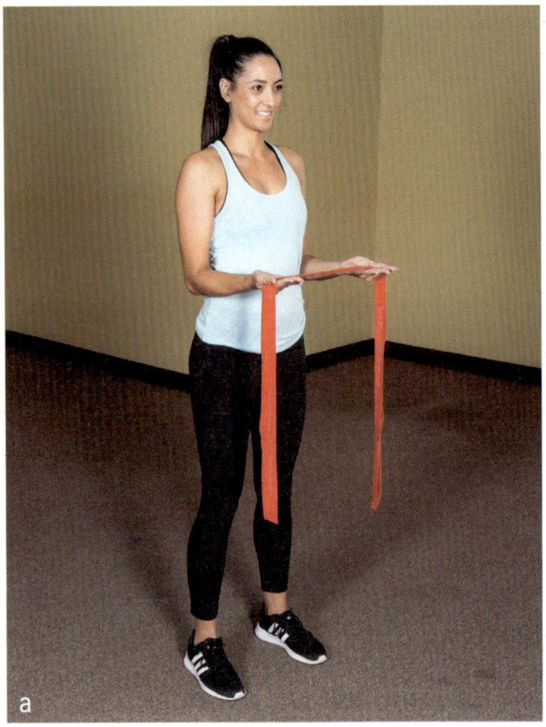
a

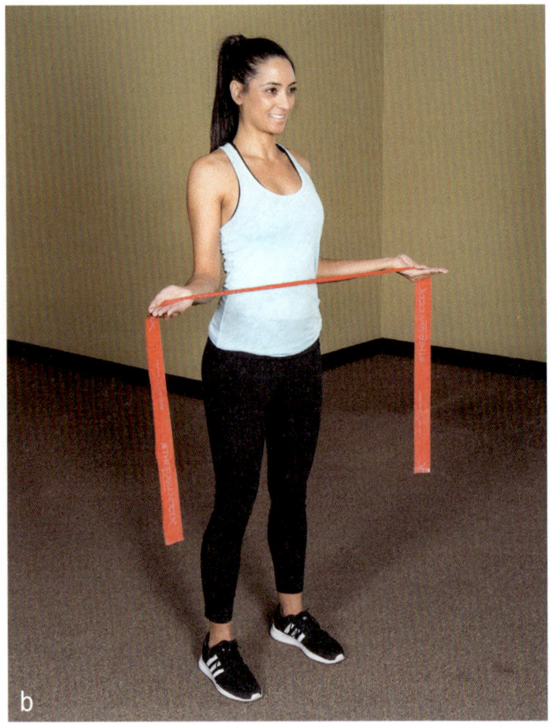
b

### 진전(PROGRESSION)

전완의 외회전을 유지하면서, 양쪽 팔을 어깨 높이까지 들어 올린다. 전완의 외회전을 유지하면서, 여러분의 팔꿈치를 몸통 옆으로 천천히 가져간다. 그런 다음 시작자세로 천천히 돌아온다.

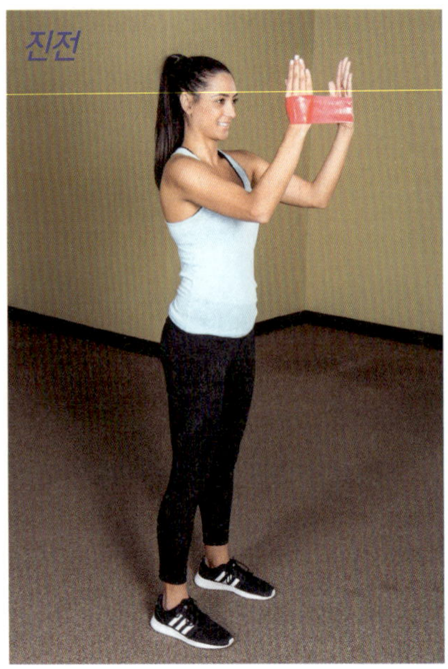


### 테크닉 팁(TECHNIQUE TIP)

팔꿈치를 몸통 옆에 붙이고, 전완을 지면과 나란하게 유지시킨다. 손목과 허리를 일자로 유지한다.

## Brueggger의 상체 운동(Upper Body Bruegger)

### 견갑골과 상부 등의 근육(Scapular and Upper Thoracic Muscles)

고리형 밴드를 사용하거나, 밴드의 양쪽 끝을 각 손으로 감싸 잡는다. 밴드의 저항을 이겨내며 양쪽 손으로 아래의 운동을 수행한다.

1. 엄지와 손가락을 외전과 신전하고, 손목을 신전한다(a).
2. 전완을 회외하고, 어깨를 외회전한다(b).
3. 팔꿈치를 신전하고, 어깨를 외전과 신전하고, 견갑골을 내전한다(c).
4. 그런 다음, 정확하게 반대 순서로 천천히 움직임을 수행한다.

**테크닉 팁(TECHNIQUE TIP)**

목과 허리를 중립 위로하고 똑바른 자세를 유지한다.

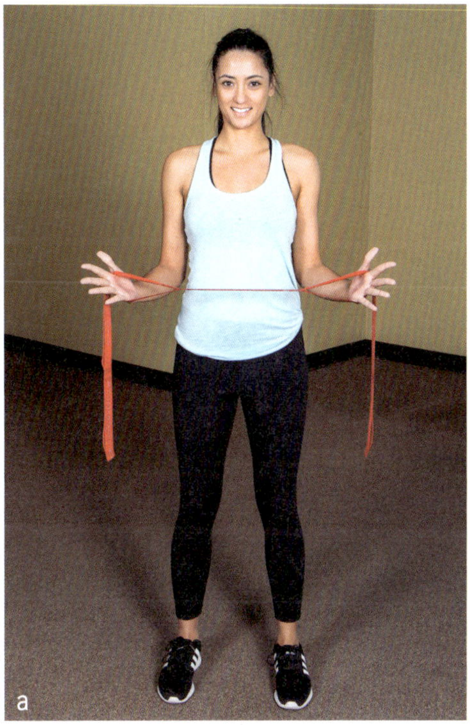

a

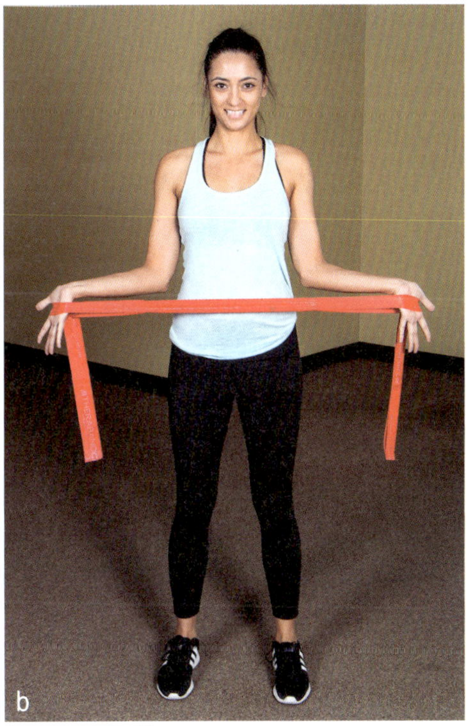

b

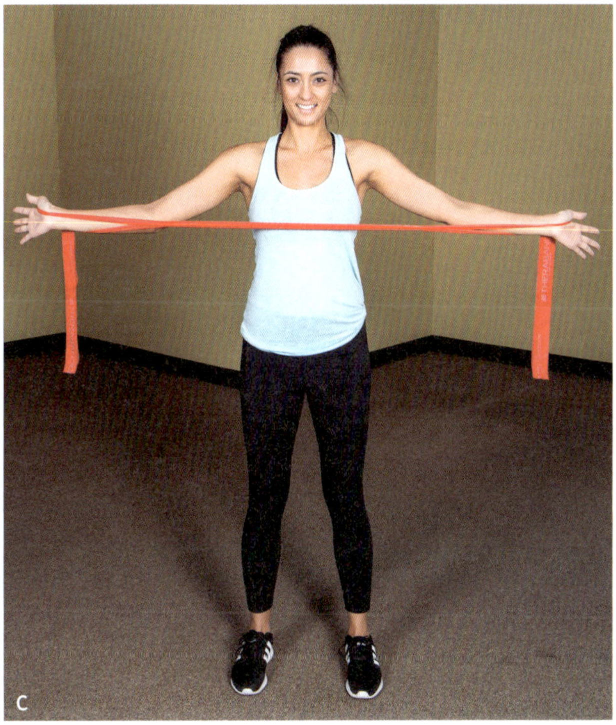

c

## 90°에서 어깨 내회전(Shoulder Internal Rotation at 90°)

**대흉근, 회전근개(Pectoralis Major, Rotator Cuff)**

한쪽 발을 앞쪽으로 내딛고 선 자세를 취하고, 여러분의 뒤쪽 발 밑에 밴드의 중간 부분을 배치한다. 손바닥을 전방으로 향하게 하고, 팔꿈치를 어깨 높이로 하여 밴드의 양쪽 끝을 각각 잡는다(a). 그리고 밴드를 머리 위로 들어 올린다(b). 그런 다음, 천천히 시작자세로 돌아온다.

**테크닉 팁(TECHNIQUE TIP)**

운동을 할 때 여러분의 어깨뼈가 으쓱 올라가서도 안되고, 허리의 아치를 만들지 않고 허리를 일자로 유지한다. 복부의 긴장을 유지한다.

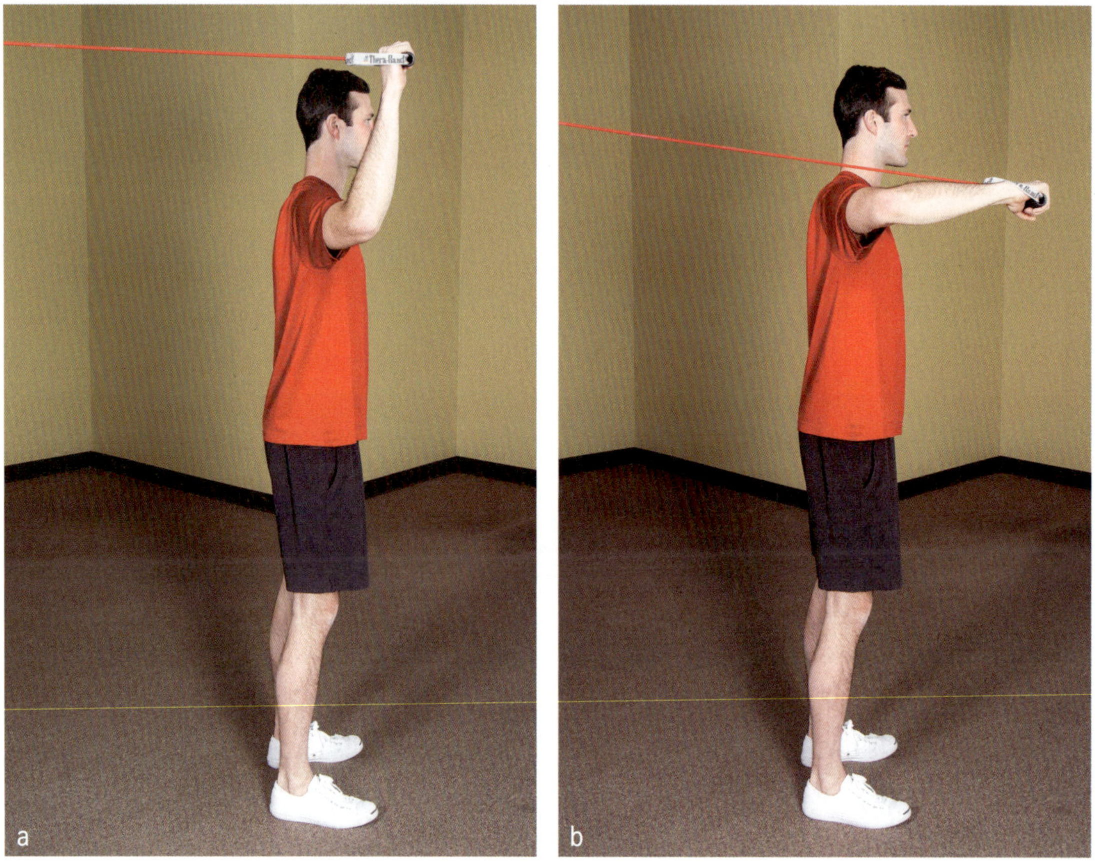

## 90°에서 어깨 외회전(Shoulder External Rotation at 90°)

**회전근개, 후면 삼각근**(Rotator Cuff, Deltoids)

밴드의 한쪽 끝을 고정 물체에 고정하고, 여러분은 밴드 고정점을 등지고 선 자세를 취한다. 여러분은 손바닥을 전면으로 향하게 하고 밴드의 한쪽 끝을 잡는다. 그리고 어깨가 90°외전 되도록 팔을 들어 올린다(a). 밴드를 아래쪽으로 당긴다(b). 그런 다음, 천천히 시작자세로 돌아온다.

**테크닉 팁**(TECHNIQUE TIP)

팔꿈치를 어깨 높이로 유지한다. 손목과 허리를 일자로 유지한다.

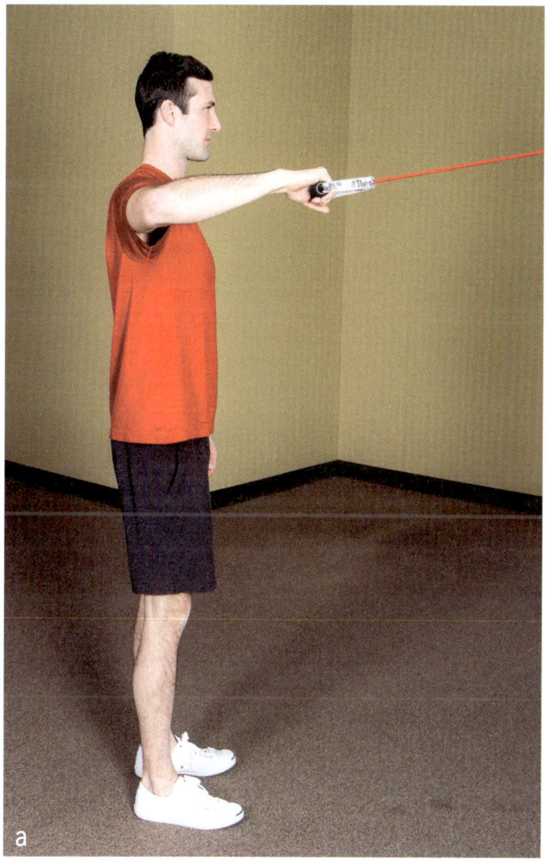

a

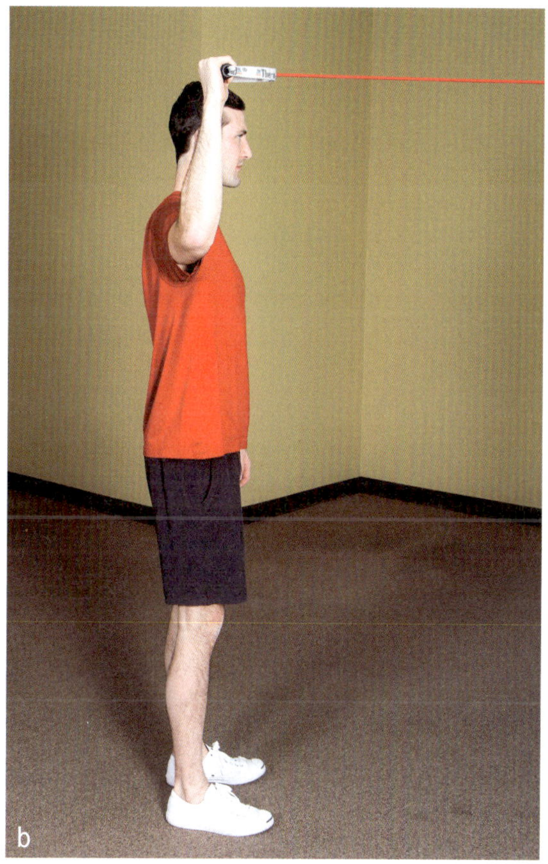

b

## 오버헤드 자세의 팔꿈치 신전(Overhead Elbow Extension)

**상완삼두근(Triceps)**

한쪽 발을 앞쪽으로 내딛고 서서, 뒤쪽 발로 밴드의 한쪽 끝을 고정한다. 한쪽 손을 머리 위로 올린 후 팔꿈치를 굽힘시켜 밴드의 다른 쪽 끝을 잡고, 반대손으로 그 팔의 팔꿈치를 지지한다(a). 팔꿈치를 신전하여 손을 위쪽으로 들어 올린다(b). 그런 다음, 천천히 시작자세로 돌아온다.

**테크닉 팁(TECHNIQUE TIP)**

어깨와 팔꿈치를 그대로 유지한다. 등을 일자로 유지하고, 운동을 수행하기 위해 몸을 앞쪽으로 숙여서는 안 된다. 복부의 긴장을 유지한다. 그리고 손목을 일자로 유지한다.

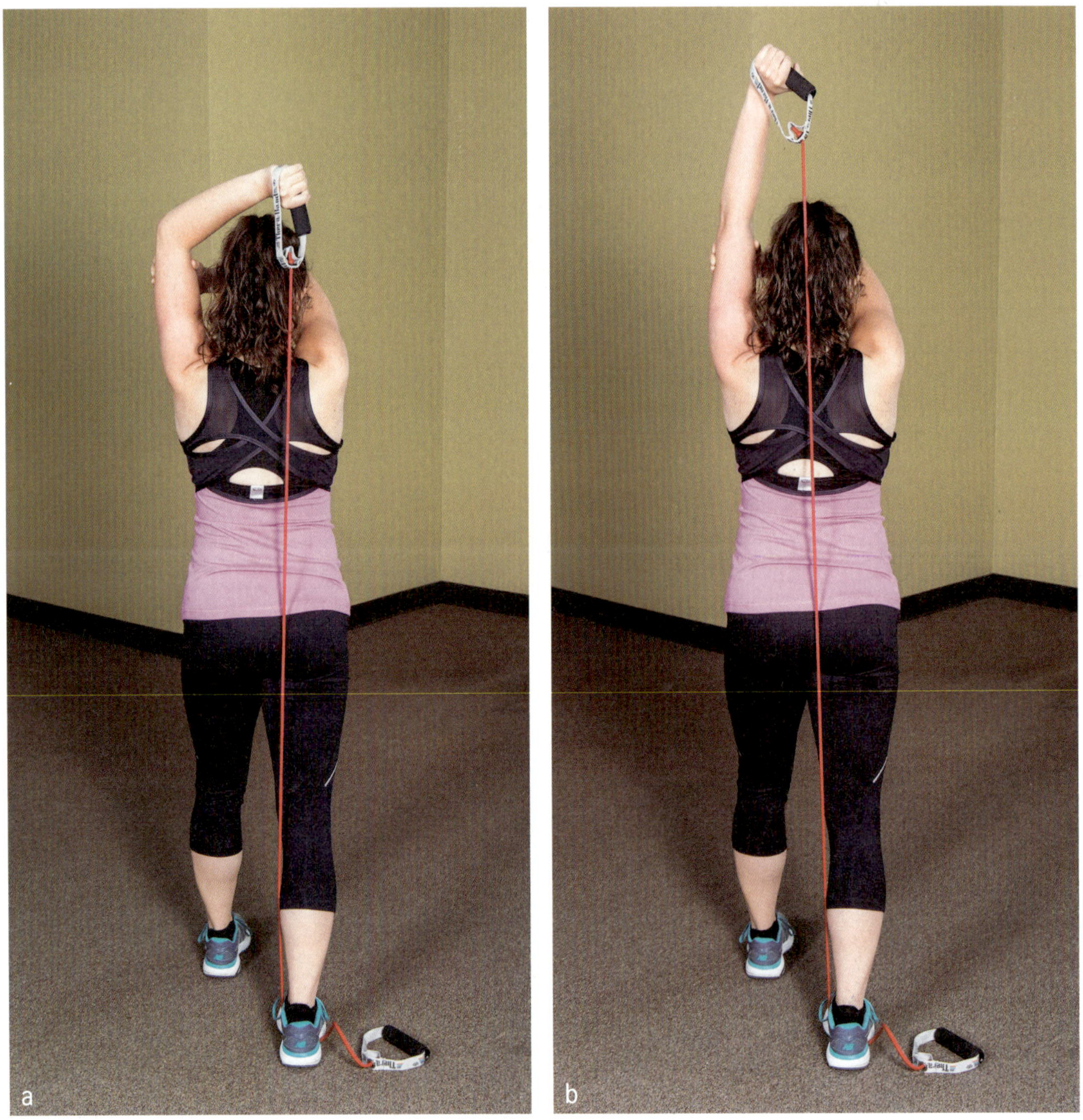

## 벽에서 걷기(60-90°)(Wall Walk (60-90 degrees))

**견갑골 고정근, 회전근개**(Scapular Stabilizers, Rotator Cuff Musculature)

벽으로부터 1-2 피트 정도 떨어져 선 자세를 취하고, 양쪽 손목에 밴드를 건다(a). 운동을 시작할 때는 어깨를 60°정도 거상해야 한다. 양손을 어깨너비 정도 벌려 벽에 배치하고, 밴드에 가벼운 장력을 적용한다. 어깨너비 정도로 벌린 양손을 그대로 유지하고, 어깨가 90°로 올라갈 때까지 조금씩 손으로 벽 위를 걷는다(b, c). 그리고 어깨가 시작자세(60° 거상 지점)로 돌아올 때까지 조금씩 손을 움직여 벽을 타고 내려온다. 이런 동작을 10-15회씩 여러 번 반복한다.

**다른 버전**(VARIATION)

걸음을 걷듯이 손을 위아래로 움직이지 않고, 바람직한 움직임을 달성하기 위해 전완으로 벽을 활주하면서 움직인다. 이때 밴드의 가벼운 장력을 그대로 유지한다.

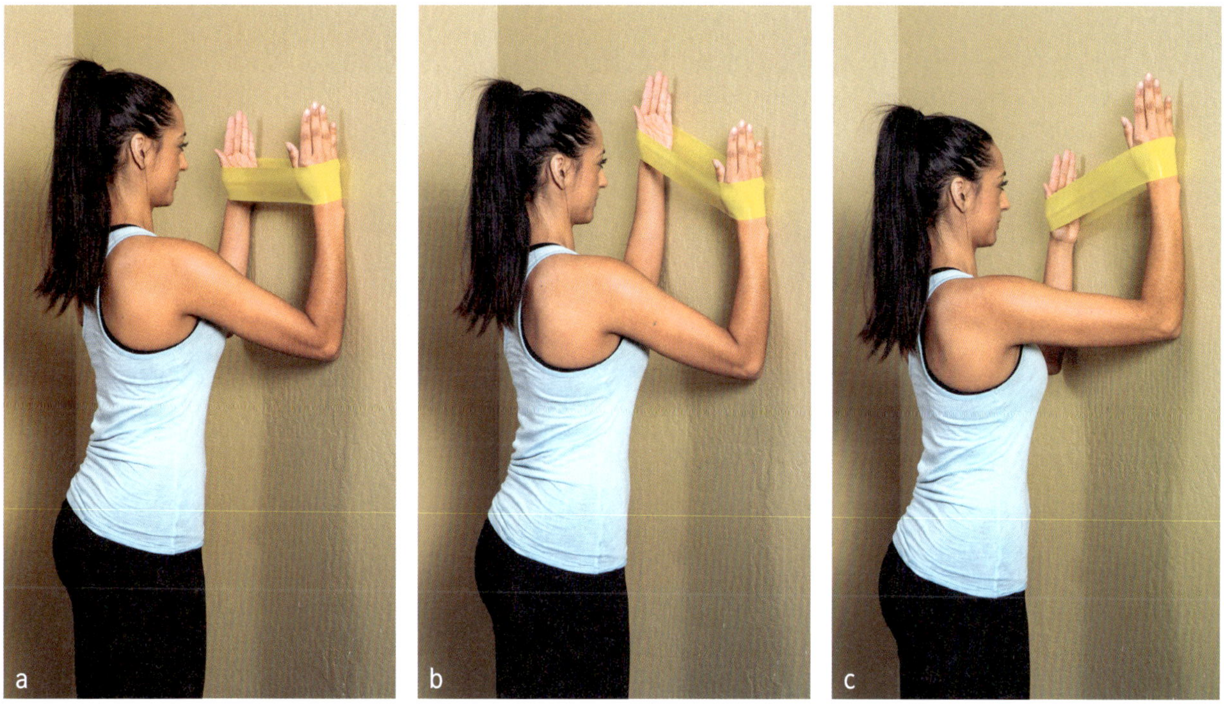

7

# 하체 근력강화

## Lower Body Strength

근력강화해야 할 가장 중요한 신체 영역 중의 하나는 고관절과 둔부이다. 하지와 몸통 사이의 중요한 링크로서 고관절은 코어(복부와 허리)를 위한 안정된 기반을 제공한다. 고관절은 이동(보행이나 달리기와 같이 중력중심을 추진하는 기능)이라는 중요한 역할을 수행한다. 둔부 근육(대둔근과 중둔근)도 중요한 골반 고정근이다. 그러므로 고관절과 코어는 신체 전역에 힘을 전달하고 생성하는 운동사슬로 연결되어 있다. 강한 고관절 근육은 일상생활(특히, 보행과 달리기)에 매우 중요하다. 사실, 둔부 근육의 약증은 만성 요통과 관련이 있고, 심지어 반복적인 발목 염좌와도 관련이 있다. 고관절과 허벅지 근육의 다른 기능은 움직임을 감속하거나 변화시킨다. 근육의 이런 활성(훈련되지 않은)은 스포츠에서 슬괵근(햄스트링) 좌상, 서혜부 부상 그리고 반복적인 고관절 굴곡근 좌상의 원인이 될 수 있다. 끝으로, 대퇴사두근과 슬괵근(햄스트링) 사이에서 발생하는 근력과 유연성의 불균형은 무릎 통증이나 무릎 부상과 연결되어 왔다.

비록 하체 근육이 간과되었지만, 그들도 균형과 민첩성에서 중요한 역할을 한다. 특히, 발목의 장비골근과 후경골근이 보행과 균형에 필수적인 안정화를 제공하고, 반면 전경골근, 비복근 및 가자미근은 움직임 동안 파워와 민첩성을 제공한다.

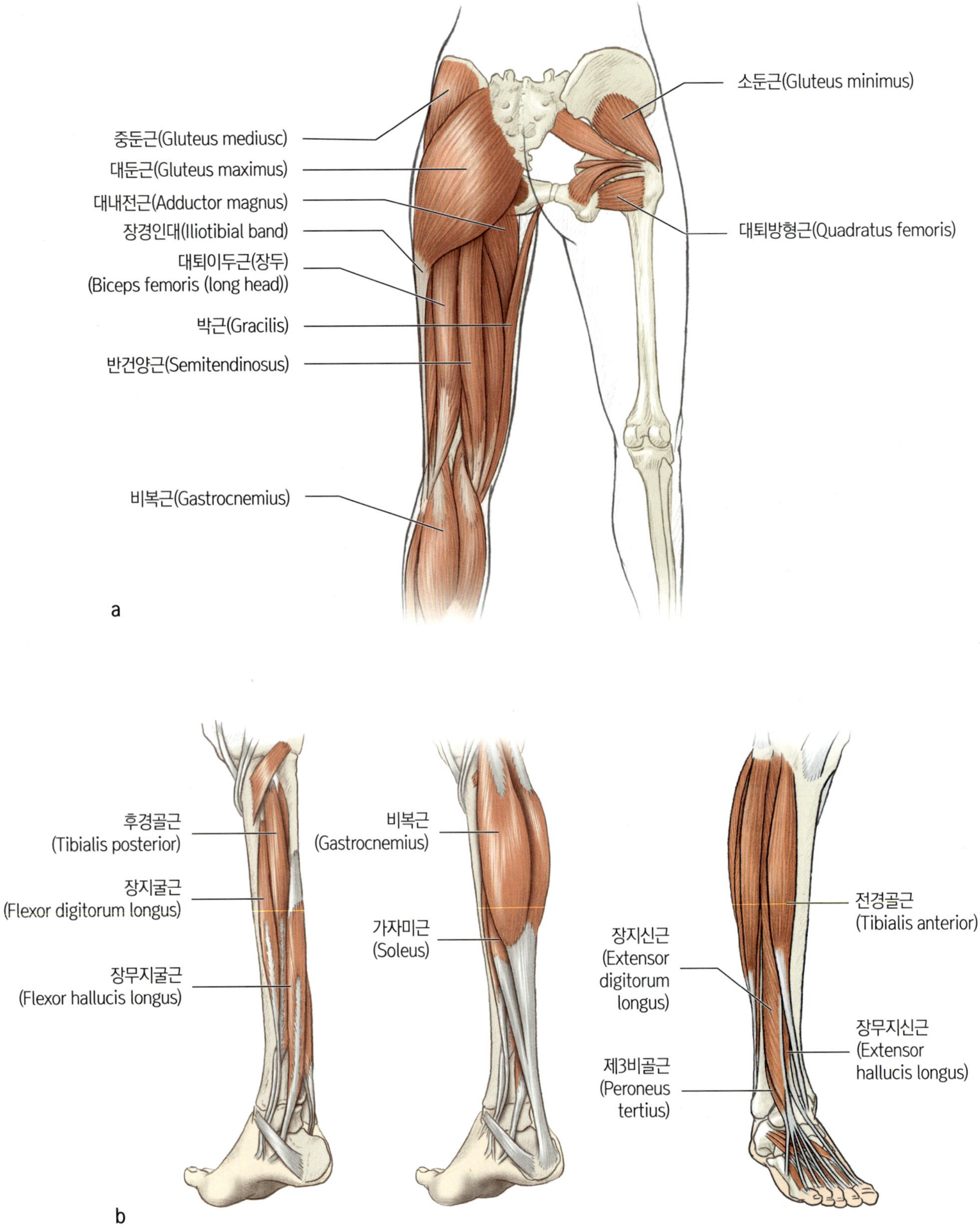


고관절(a), 허벅지 및 하퇴 (b)의 근육

## 고관절 들어 올리기(Hip Lift)

**장요근(Iliopsoas)**

공이나 벤치 위에 앉아서, 허벅지 중간 지점에 밴드의 중간 부분을 배치하고, 밴드의 양쪽 끝을 다른 발 밑에 고정시킨다(a). 고관절을 굽힘 함으로써 허벅지를 들어 올린다(b). 그리고 시작자세로 천천히 돌아온다.

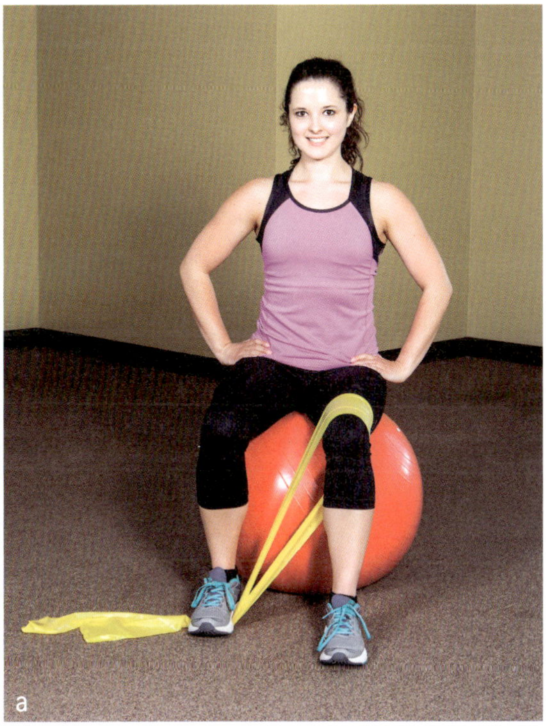
a

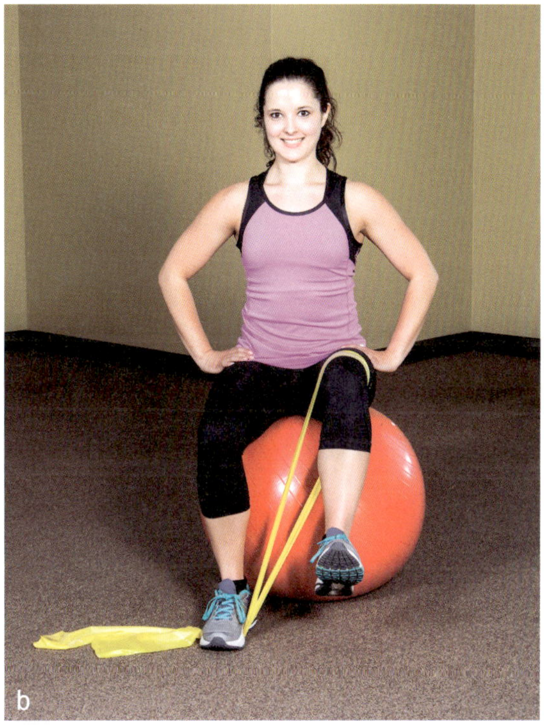
b

**다른 버전(VARIATION)**

밴드 고정점을 등지고 서서, 무릎의 굴곡을 그대로 유지한 채 다리를 위쪽으로 들어 올린다.

**테크닉 팁(TECHNIQUE TIP)**

허리의 아치를 만들지 않고 허리를 일자로 유지한다. 복부의 긴장을 그대로 유지한다.

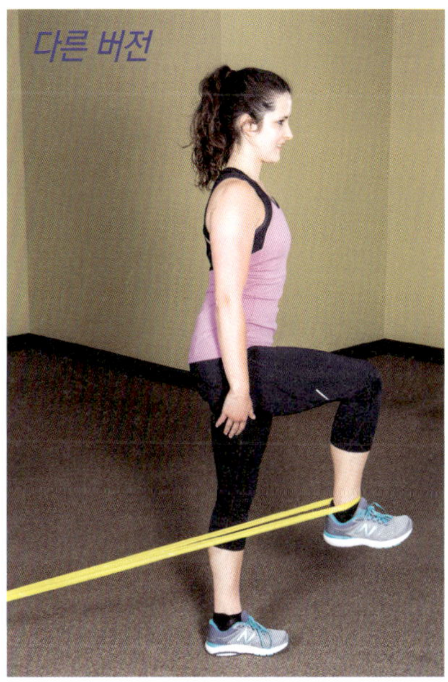
다른 버전

## 브릿지(교각 자세)(Bridge)

**대둔근, 햄스트링(Gluteus Maximus, Hamstring)**

누운 자세를 취하고, 밴드의 중간 부분을 고관절 앞쪽에 배치한 후 밴드의 양쪽 끝을 둔부 밑에 교차시켜 반대쪽 손으로 각각 잡는다. 이때 밴드를 잡은 양손을 바닥에 고정시킨다(a). 무릎을 굽힌 한 채, 둔부를 바닥으로부터 들어 올려 밴드를 신장시킨다(b). 그런 다음, 시작자세로 천천히 돌아온다.

**다른 버전(VARIATION)**

밴드를 신장한 교각 자세에서, 마치 제자리 걷기를 하듯이 여러분의 양쪽 무릎을 교대로 들어 올린다.

**테크닉 팁(TECHNIQUE TIP)**

고관절 높이를 교각 자세로 유지한다. 엉덩이나 등이 아래로 떨어지지 않도록 한다.

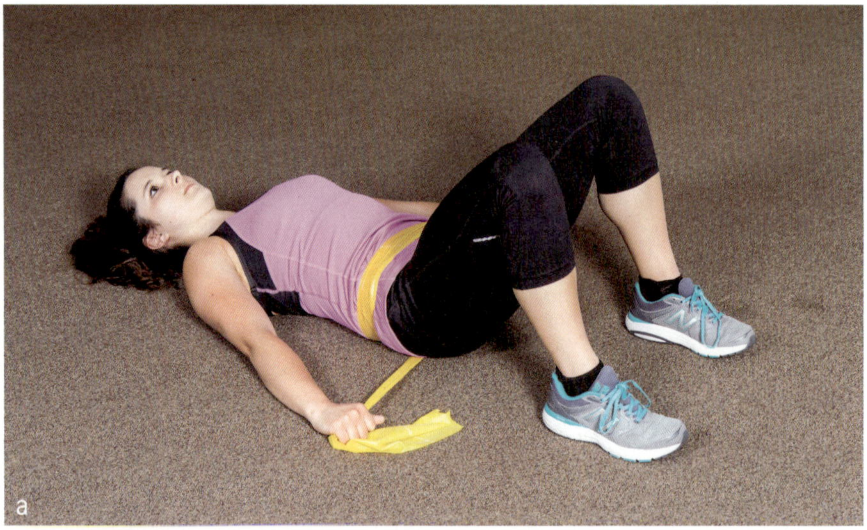

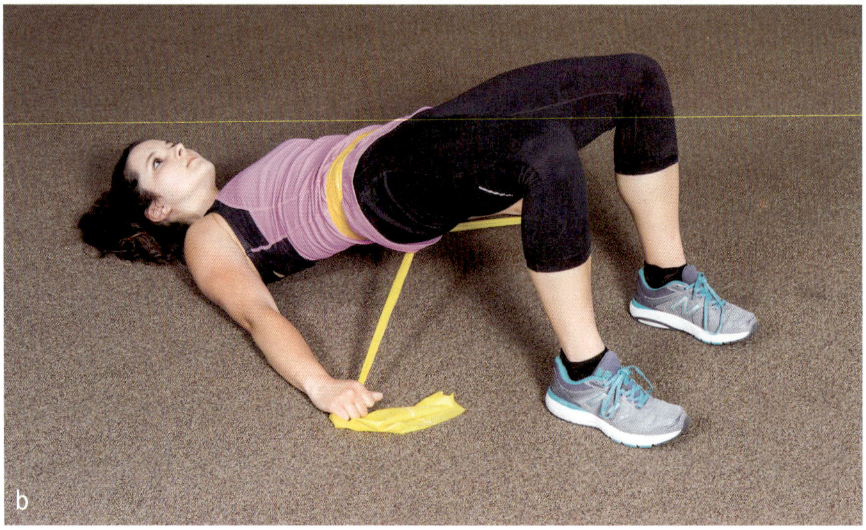

## 루프 밴드 브릿지(Loop Band Bridge)

**대둔근, 중둔근(Gluteus Maximus, Gluteus Medius)**

무릎 세우고 누운 자세를 취한다. 밴드를 무릎 주위에 배치한다. 밴드의 저항을 이겨내며 양쪽 무릎을 가쪽으로 벌리면서, 여러분의 둔부를 바닥으로부터 들어 올린다. 그런 다음, 시작자세로 천천히 돌아온다.

**다른 버전(VARIATION)**

밴드를 신장시킨 교각 자세에서 양쪽 무릎을 교대로 들어 올린다.

**테크닉 팁(TECHNIQUE TIP)**

운동 내내 양쪽 무릎과 어깨를 일직선으로 유지한다.

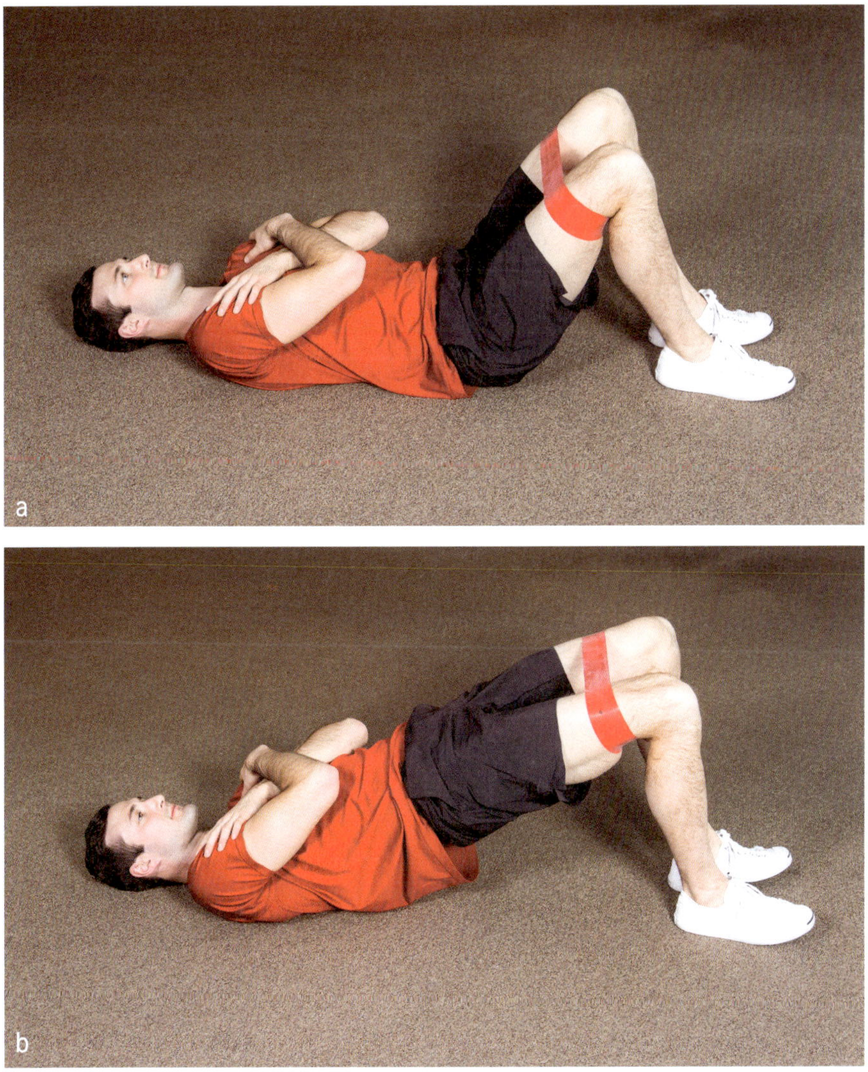

## 고관절 신전(Donkey Kick)(Hip Extension)

**대둔근(Gluteus Maximus)**

팔꿈치를 바닥에 댄 네발 자세를 취한다. 이때 등을 일자로 유지한다. 한쪽 발밑에 밴드의 중간 부분을 배치하고, 전완 밑에 밴드의 양쪽 끝을 배치한다(a). 무릎의 굴곡을 그대로 유지한 채, 고관절을 위쪽으로 신전한다(b). 그런 다음, 시작자세로 천천히 돌아온다.

**다른 버전(VARIATION)**

바닥 근처의 고정 물체에 밴드의 양쪽 끝을 고정시킨다. 밴드의 중간 부분을 발목 주위에 배치한다. 밴드의 고정점을 바라보고, 무릎의 굽힘을 그대로 유지하면서 다리를 뒤쪽으로 찬다.

**테크닉 팁(TECHNIQUE TIP)**

허리에 아치가 생기지 않도록 등을 일자로 유지한다. 복부의 긴장을 유지한다.

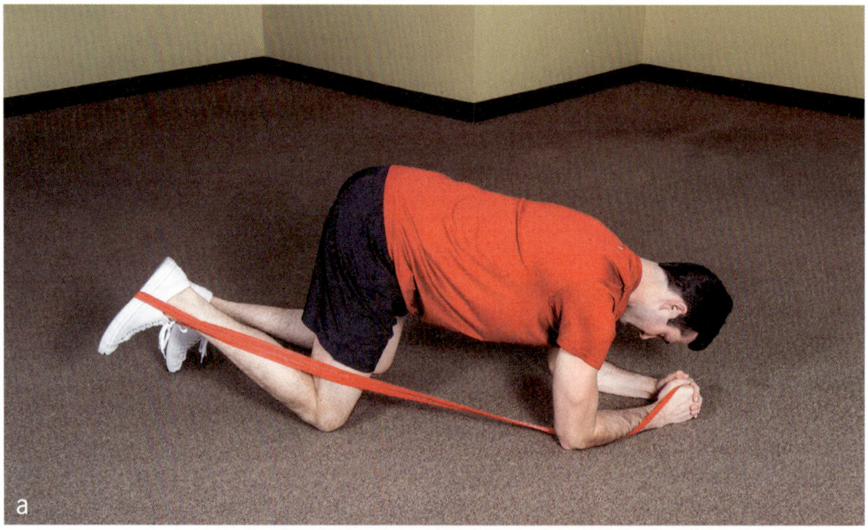
a

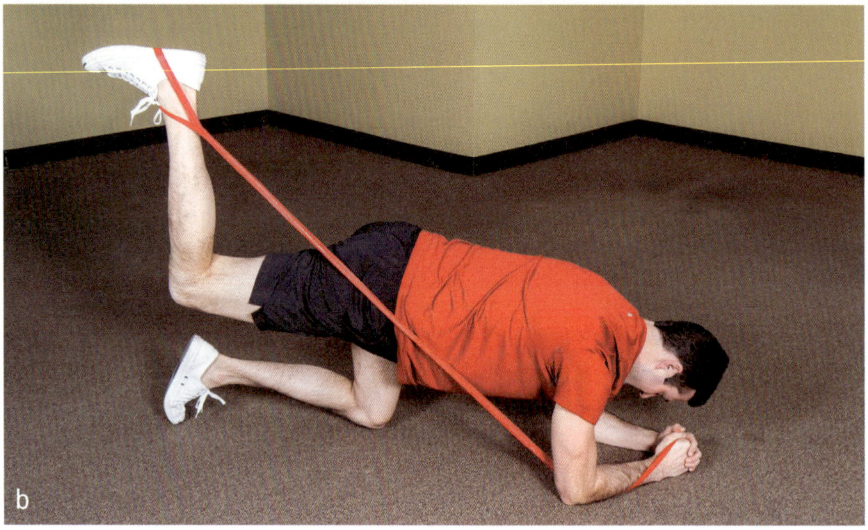
b

## 옆으로 누운 자세의 힙 리프트(Side-Lying Hip Lift)

**중둔근(Gluteus Medius)**

양쪽 다리를 쭉 펴고 옆으로 누운 자세를 취한다. 양쪽 발목에 밴드를 배치한다(a). 위쪽 다리를 위쪽으로 들어 올린다(b). 그런 다음, 시작자세로 천천히 돌아온다.

**다른 버전(VARIATION)**

운동의 강도를 줄이기 위해 발목이 아니라 양쪽 무릎에 밴드를 배치한다.

**테크닉 팁(TECHNIQUE TIP)**

허리를 일자로 유지하고, 복부의 긴장을 유지한다.

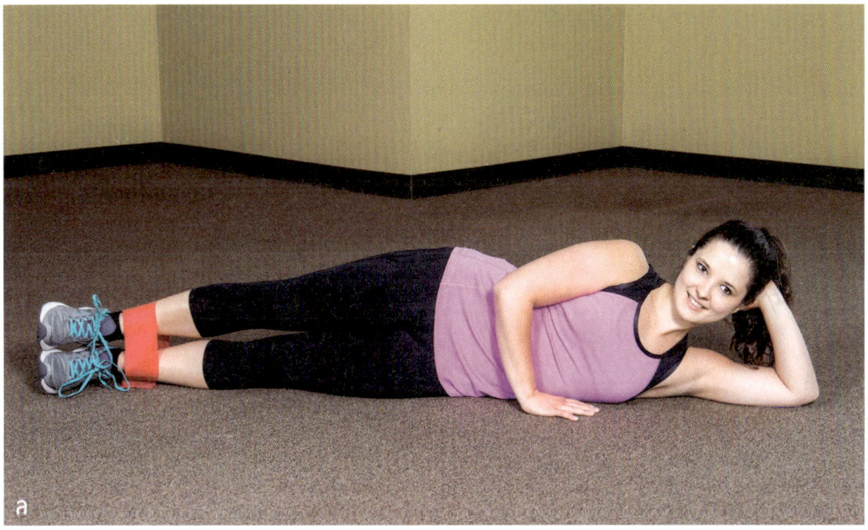

a

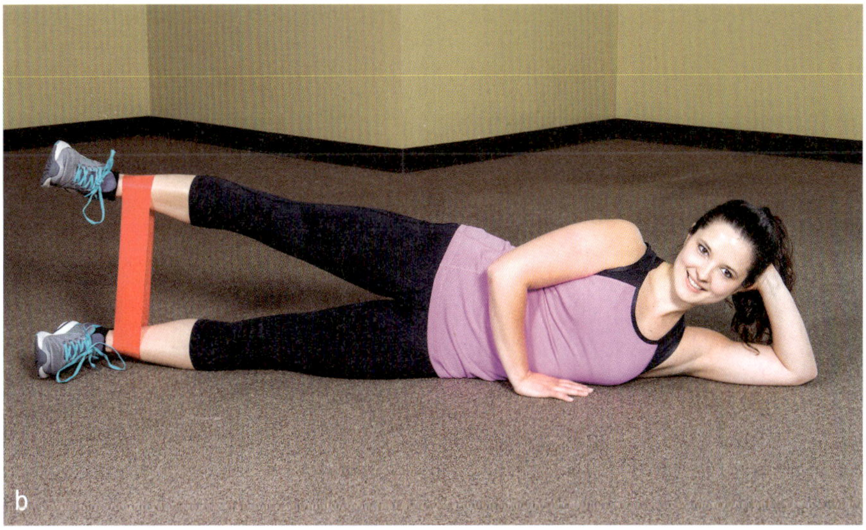

b

## 클램(Clam)

**둔부 근육, 고관절 외회전근(Glutes, External Hip Rotators)**

밴드를 양쪽 무릎에 배치하고, 무릎과 고관절을 약 30°정도 굴곡시키고 옆으로 누운 자세를 취한다. 밴드의 저항을 이겨내며 위쪽 무릎을 들어 올리는 동안, 아래쪽 무릎을 민다(b). 자세를 유지한 후, 천천히 시작자세로 돌아온다.

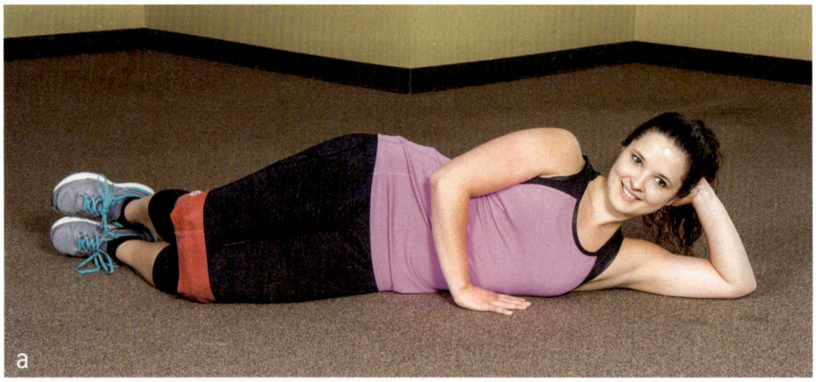
a

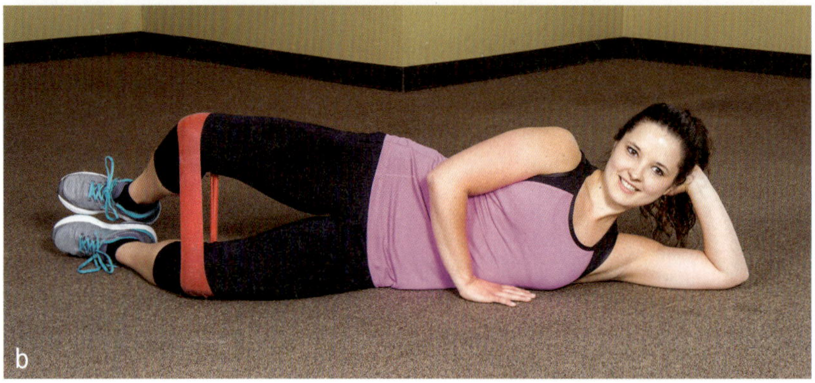
b

**다른 버전(VARIATION)**

무릎을 세우고 누운 자세에서 이 운동을 수행한다. 밴드를 무릎 주위에 배치한 후, 밴드의 저항을 이겨내며 양쪽 무릎을 벌린다.

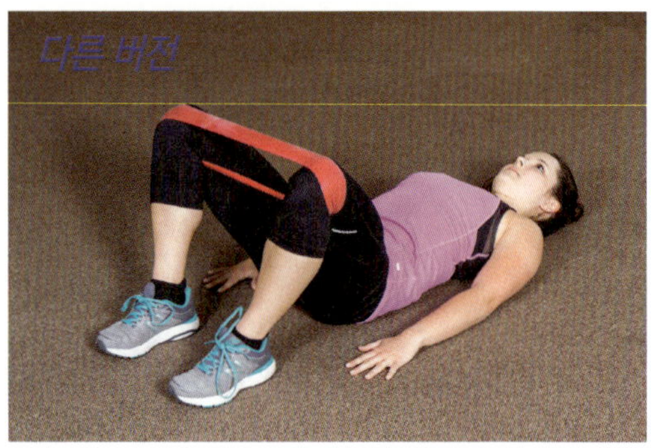


**테크닉 팁(TECHNIQUE TIP)**

운동 동안 저항을 제공하기 위해 밴드의 장력을 충분히 강하게 만든다. 운동을 수행하기 위해 몸통을 회전하거나 발목을 들어 올리지 않는다.

### 트레이닝 팁(Training Tip)

***장경인대 증후군에 좋은 방법이다.***

연구자들(Selkowitz 등, 2013)에 따르면, 조개운동(클램)은 장경인대의 활성화를 최소화하면서 둔부 근육을 최대로 활성화하기 가장 좋은 운동이다.

## 리버스 클램(Reverse Clam)

**고관절 내회전(Internal Hip Rotators)**

밴드를 발목에 배치하고, 무릎을 굽힘하여 옆으로 누운 자세를 취한다(a). 밴드의 저항을 이겨내며 위쪽 발목을 위쪽으로 들어 올릴 때, 고관절을 안쪽으로 회전한다(b). 자세를 유지한 후, 시작자세로 천천히 돌아온다.

**테크닉 팁(TECHNIQUE TIP)**

운동을 하는 동안 저항을 제공하기 위해 밴드의 장력을 충분하게 만든다. 운동을 수행할 때 몸통을 회전해서는 안 된다.

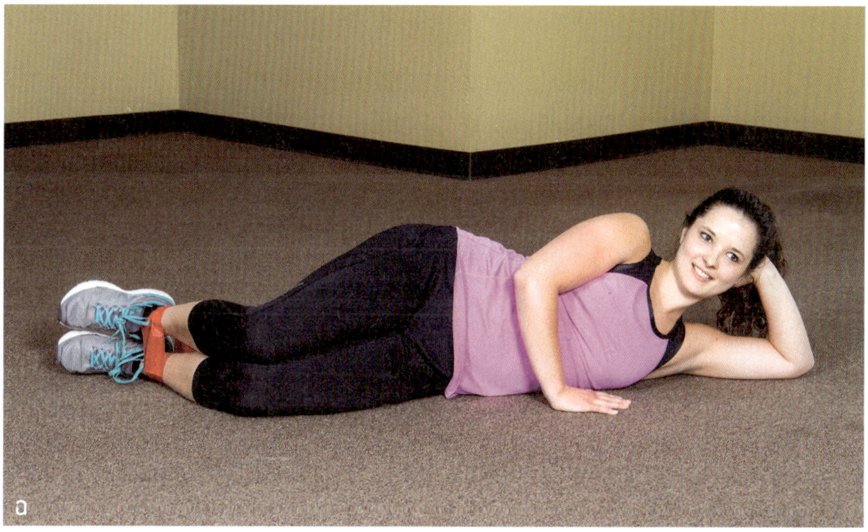
a

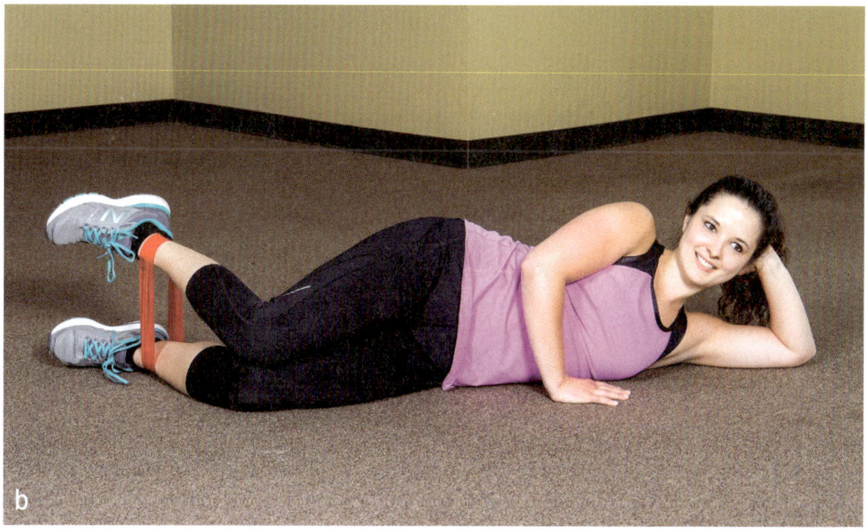
b

## 닫힌 사슬에서의 고관절 회전(Closed-Chain Hip Rotation)

**고관절 회전근, 대둔근 및 발목 고정근(Hip Rotators, Gluteus Maximus, Ankle Stabilizers)**

밴드의 중간 부분을 엉덩이에 배치한다. 밴드의 양쪽 끝을 여러분의 앞쪽에 위치한 튼튼한 물체에 고정시킨다. 운동하는 쪽 고관절의 다리로 서서, 반대쪽 다리를 들어 올린다(a). 체중을 지탱하는 쪽 다리로 양쪽 고관절을 회전 시킨다. 밴드의 저항을 이겨내며 반대쪽 다리의 고관절을 뒤쪽으로 민다(b). 시작자세로 천천히 돌아온다.

**테크닉 팁(TECHNIQUE TIP)**

운동을 하기 위해 허리를 신전 하거나 몸통을 회전하지 않는다. 팔꿈치의 신전을 그대로 유지한다.

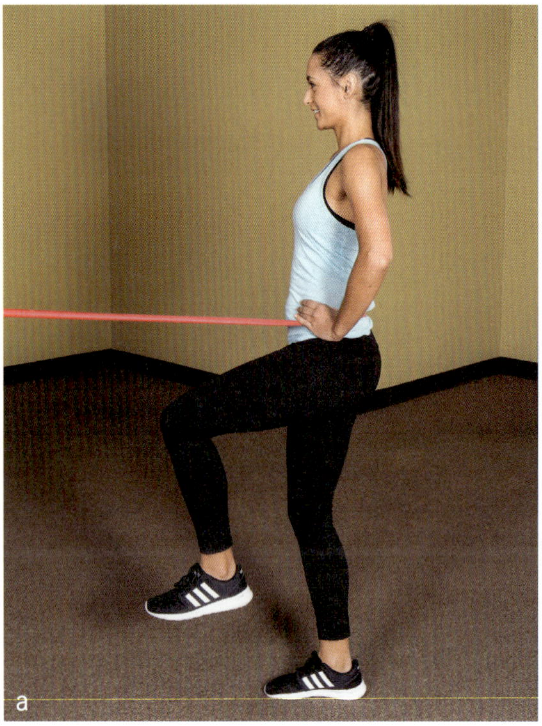

a

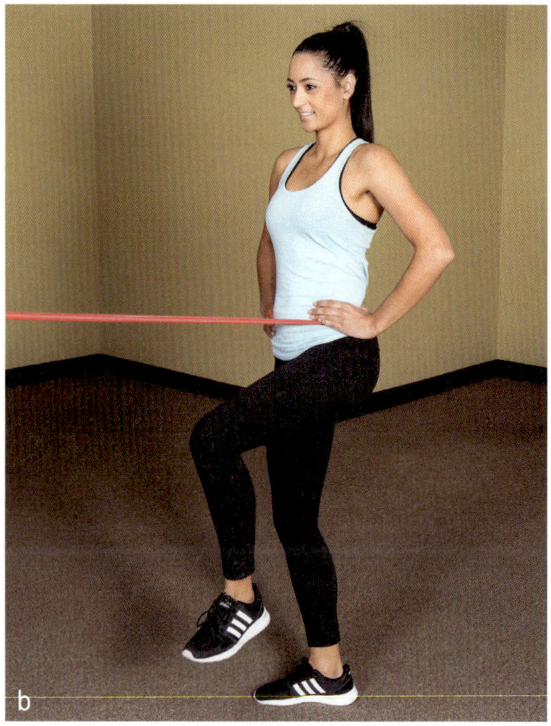

b

## 스티프-레그드 데드리프트(Stiff-Legged Deadlift)

**햄스트링, 둔부 근육 및 허리 근육(Hamstrings, Glutes, Low Back)**

여러분 뒤에 있는 튼튼한 물체에 밴드의 한쪽 끝을 고정하고 시작한다. 어깨너비로 벌리고 선 자세를 취한다. 밴드의 다른 쪽 끝을 그 다리 사이로 통과시켜 가슴 앞쪽으로 당긴다. 무릎을 약간 굽힌 한 채, 허리를 일자로 만들기 위해 엉덩이를 뒤쪽으로 밀고 상체를 아래쪽으로 내린다(a).
그런 다음, 무릎, 엉덩이 및 허리를 신전 하면서 시작 자세로 되돌아온다(b).

**다른 버전(VARIATION)**

곧은 다리 데드리프트를 수행하기 위해, 양쪽 무릎을 신전한 채, 이 운동을 수행한다.

**테크닉 팁(TECHNIQUE TIP)**

운동 동안 양쪽 어깨가 정면을 향하도록 유지하고, 몸통을 회전하지 않고, 또 여러분의 등이나 목을 신전 하지 않는다.

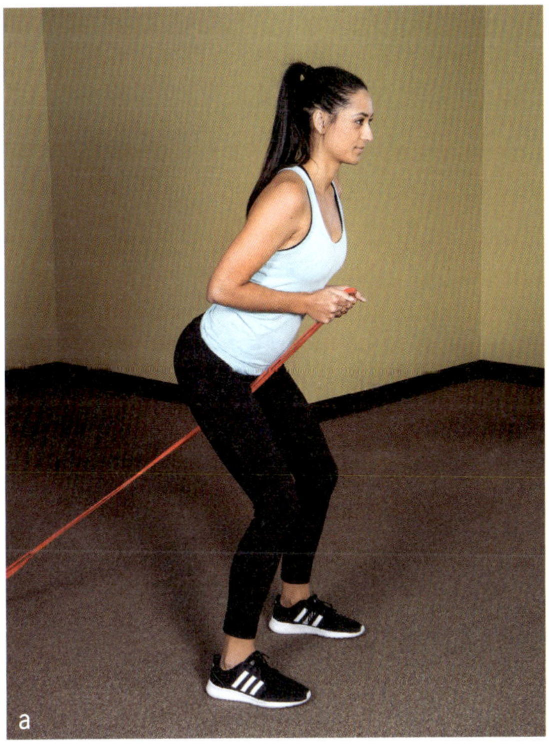
a

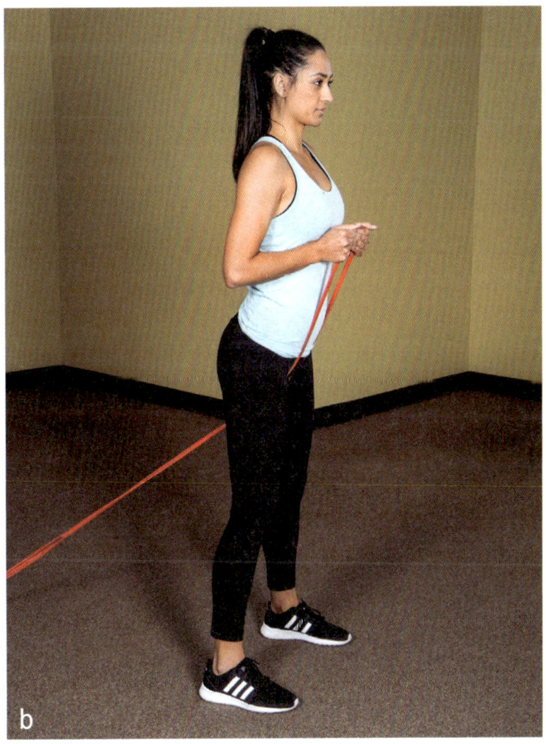
b

### 트레이닝 팁(Training Tip)

***탄성 저항을 위해 일어선다.***

연구자들(Iversen 등, 2017)은 스티프-레그드 데드리프트 운동을 근육 활성화를 위한 전통 저항 운동의 다른 버전이라고 했다.

## 런지(Lunge)

**대둔근, 대퇴사두근(Gluteus Maximus, Quadriceps)**

한쪽 발밑에 밴드나 튜빙의 중간 부분을 배치하고 선 자세를 취한다. 반대쪽 다리를 뒤쪽으로 내디뎌 무릎을 굽힘 한다. 밴드의 양쪽 끝을 가슴 높이에서 잡는다. 이때 팔꿈치를 완전히 굴곡한다. 몸통을 똑바로 세우고, 고관절과 슬관절을 굴곡함으로써 앞쪽 무릎을 굽히고 상체를 아래쪽으로 내린다(a). 밴드의 저항을 이겨내며 똑바른 자세로 돌아온다(b).

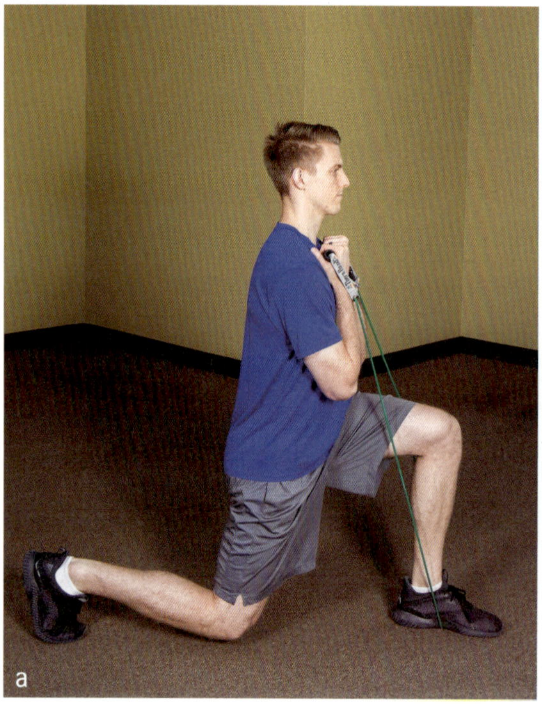
a

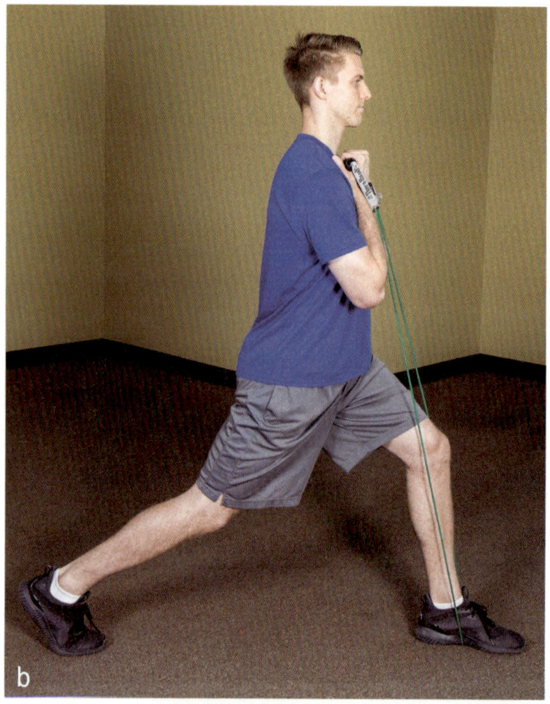
b

**다른 버전(VARIATION)**

똑바로 선 자세에서 한쪽 발은 앞쪽, 반대쪽 발은 뒤쪽에 위치시킨다. 커다란 루프형 밴드를 사용하여, 밴드의 중간 부분을 앞쪽 발밑에 배치하고, 밴드 루프를 위쪽으로 당겨 반대쪽 어깨 위로 넘긴다. 뒤쪽 무릎이 바닥에 닿을 때까지 몸을 낮춘다.

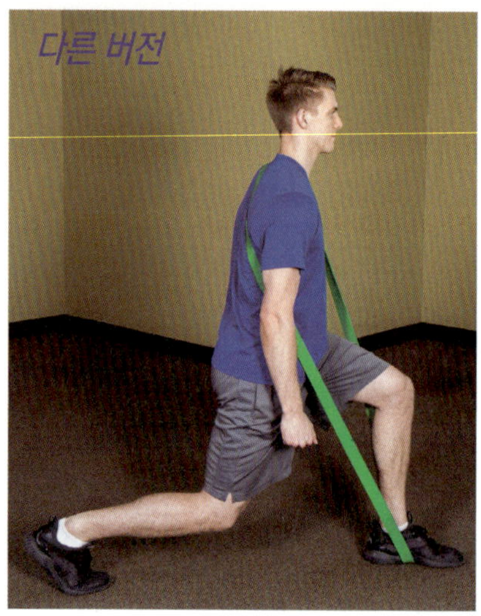


**테크닉 팁(TECHNIQUE TIP)**

허리에 아치가 생기지 않도록 하고, 일자로 유지한다.
복부의 긴장을 유지한다. 운동 동안 몸통을 똑바로 세운다.

### 트레이닝 팁(Training Tip)

***하지 근육에 매우 효과적인 방법이다.***

연구자들(Sundstrup 등, 2014)은 탄성 밴드 런지 운동이 고관절, 무릎관절 및 허리 근육을 활성화시킨다고 했고, 이 운동이 덤벨보다 더 효과적이라고 했다.

## 튜빙 커프를 이용한 런지(Tubing With Cuffs Lunge)

**대둔근, 대퇴사두근(Gluteus Maximus, Quadriceps)**

양쪽 발목에 튜빙 커프를 부착하고 시작한다. 몸통을 똑바로 세운 채, 한쪽 다리를 뒤쪽으로 옮긴다. 여러분의 고관절과 무릎을 굽힘 함으로써 상체를 낮춘다(a). 똑바른 자세로 돌아온다(b).

**다른 버전(VARIATION)**

런지를 수행할 때 다리를 뒤쪽으로 옮김으로써 앞쪽 런지와 역전 런지를 교대로 수행하고, 그다음 앞쪽 런지를 수행한다.

**테크닉 팁(TECHNIQUE TIP)**

허리에 아치가 생기지 않도록 하고, 일자로 유지한다. 복부의 긴장을 유지한다. 운동 동안 몸통을 똑바로 세운다.

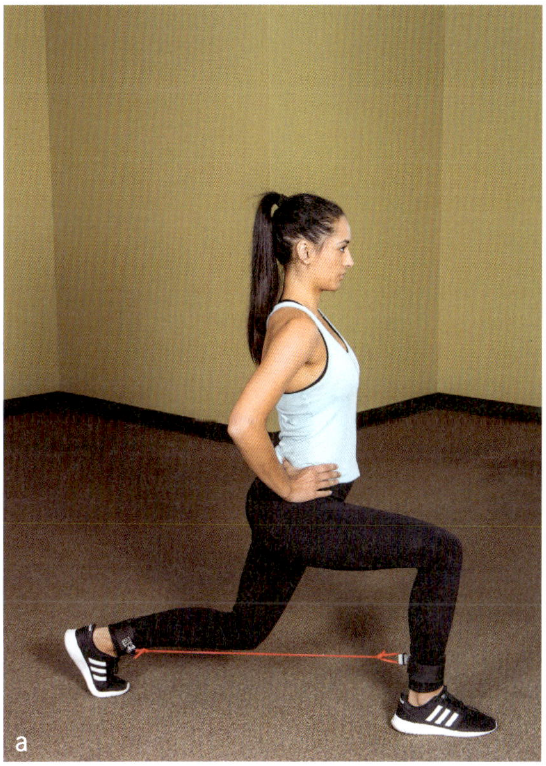
a

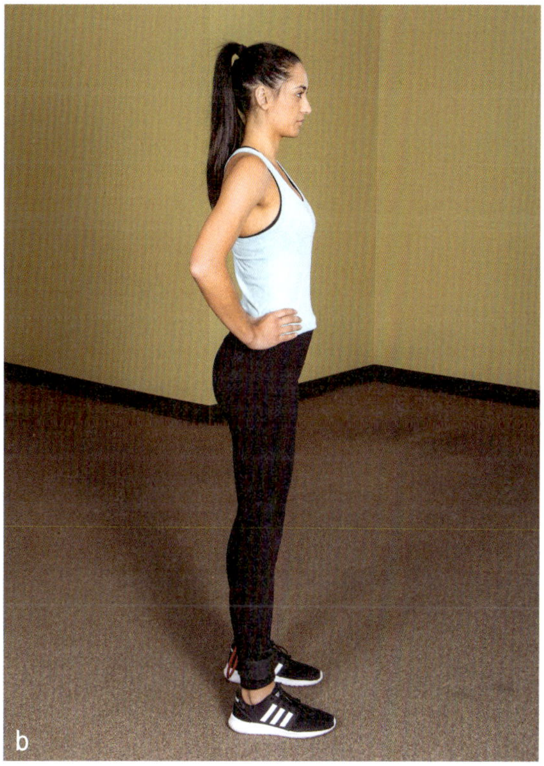
b

## 래터럴 런지(Lateral Lunge)

**중둔근, 대둔근, 대퇴사두근(Gluteus Medius, Gluteus Maximus, Quadriceps)**

양쪽 하퇴(발목 바로 위쪽)에 튜빙 커프를 부착하고 시작한다. 고관절과 슬관절을 약간 굴곡한다(a). 양쪽 무릎을 굴곡할 때 밴드의 저항을 이겨내며 옆으로 한 스텝을 간다(b). 그런 다음, 시작 자세로 천천히 돌아온다.

**다른 버전(VARIATION)**

옆으로 벌리는 스텝의 각도를 약간 앞쪽이나 또는 뒤쪽으로 바꾼다.

**테크닉 팁(TECHNIQUE TIP)**

등을 일자로 유지한다. 허리를 굽히거나 회전하지 않는다.

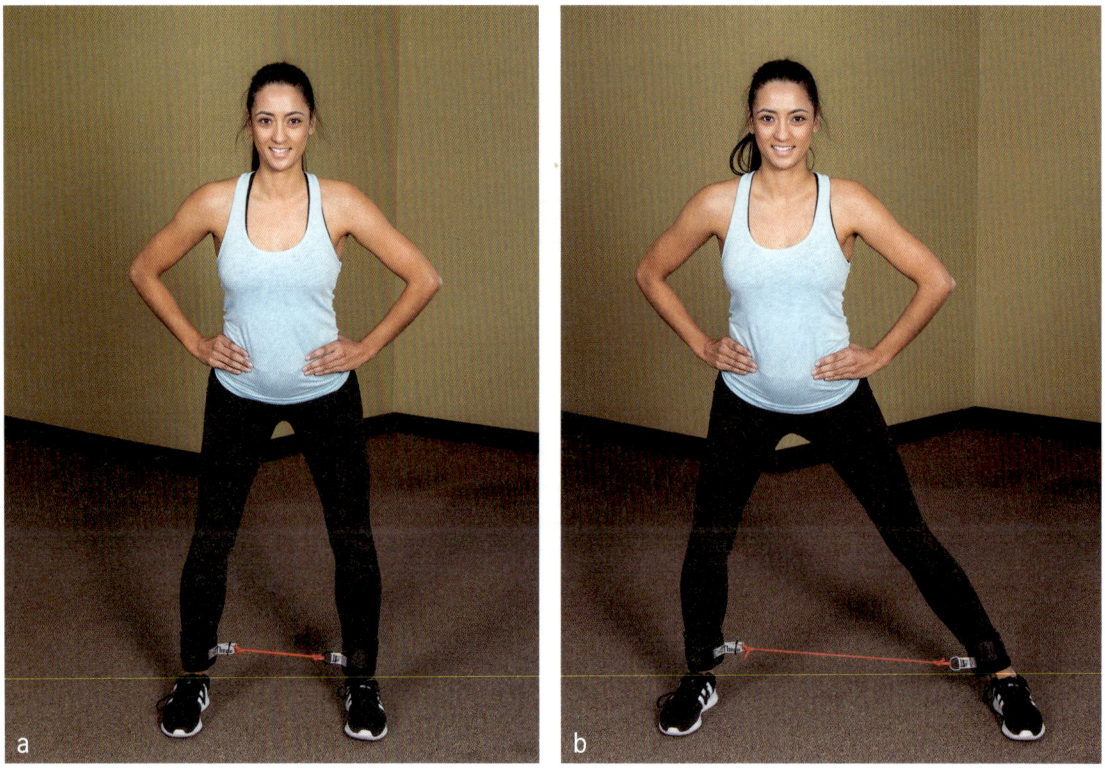

## 미니-스쿼트(Mini Squat)

**대둔근, 대퇴사두근(Gluteus Maximus, Quadriceps)**

긴 밴드의 중간 부분을 양쪽 발밑에 배치한다. 밴드의 양쪽 끝을 발의 가쪽으로 가져간다. 밴드의 끝을 잡고 엉덩이 높이로 유지시킨다(a). 상체를 미니-스쿼트(무릎 굴곡이 45° 보다 작게)로 낮춘다. 이때 등을 곧게 유지한다(b). 그런 다음, 시작 자세로 천천히 돌아온다.

**다른 버전(VARIATION)**

어깨 높이에서 밴드의 양쪽 끝을 각각 잡고, 미니-스쿼트를 수행한다.

**테크닉 팁(TECHNIQUE TIP)**

허리에 아치가 생기지 않도록 하고, 등을 일자로 유지한다. 복부의 긴장을 그대로 유지한다.

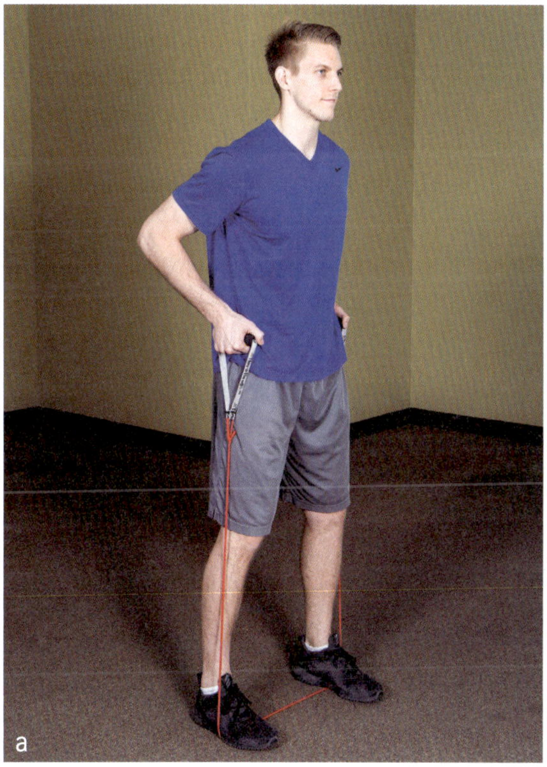
a

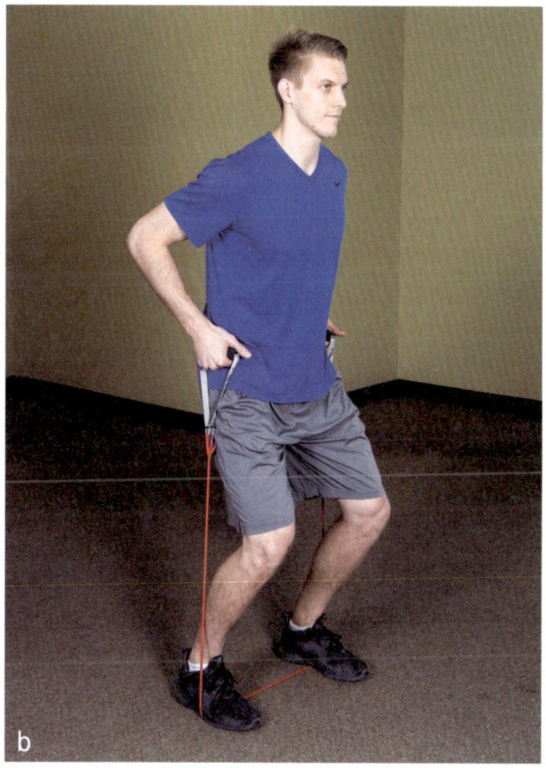
b

## 프론트 스쿼트(Front Squat)

**대둔근, 대퇴사두근(Gluteus Maximus, Quadriceps)**

긴 밴드의 중간 부분을 양쪽 발밑에 배치한다. 그리고 양쪽 팔꿈치에 각각의 밴드 끝을 배치한 후, 팔꿈치를 어깨 높이로 가져간다(a). 등을 곧게 유지하고, 양쪽 무릎이 발가락 뒤쪽으로 향하도록 상체를 낮춘다(b). 그런 다음, 천천히 선 자세로 돌아온다.

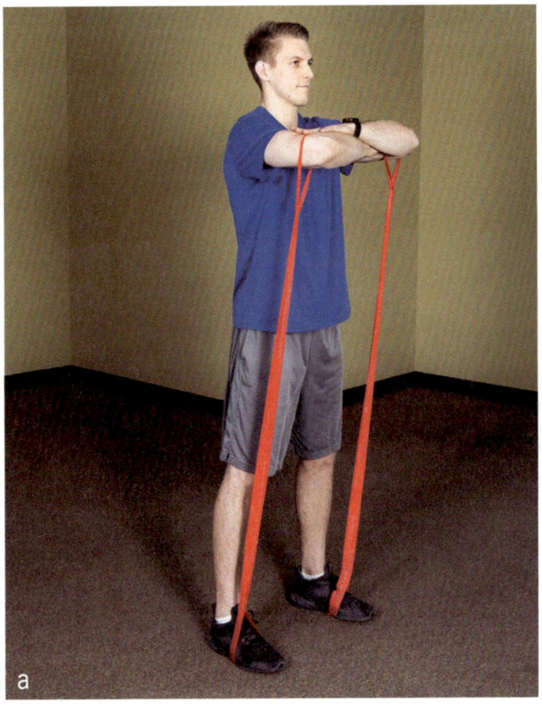


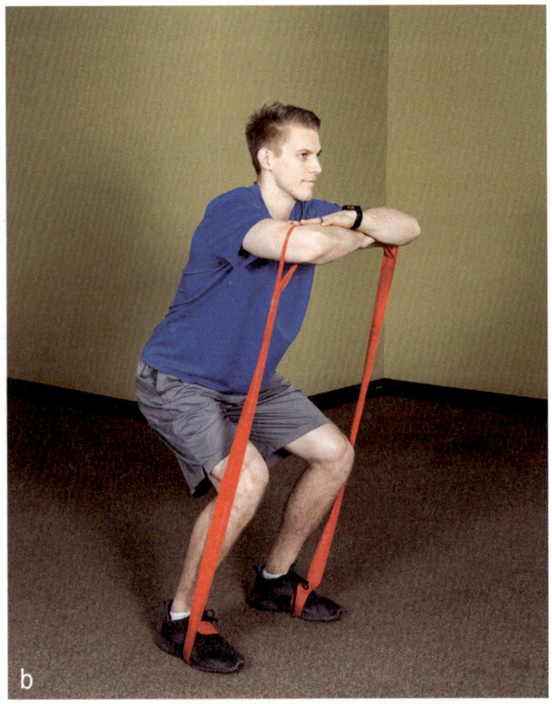


**다른 버전(VARIATION)**

허리와 둔부의 활성화를 위해 여러분의 팔을 앞쪽이나 머리 위쪽으로 배치한 후, 이 운동을 수행한다.

**테크닉 팁(TECHNIQUE TIP)**

허리에 아치가 생기지 않도록 등을 일자로 유지한다. 복부의 긴장을 유지한다.

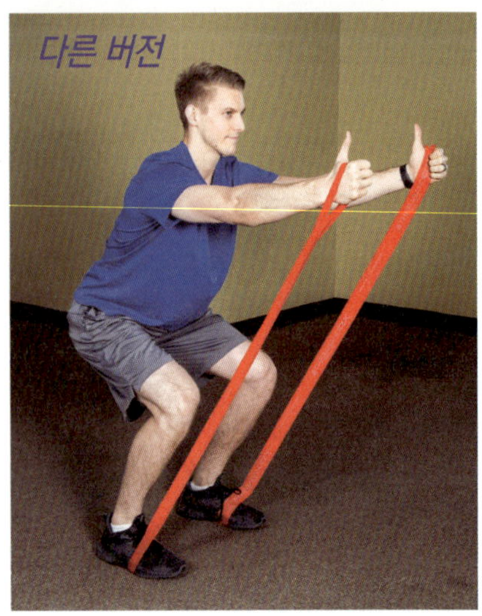


### 트레이닝 팁(Training Tip)

***번즈빵을 폭파시킨다.***

연구자들은 어깨를 굴곡한 자세에서 이루어진 탄성 저항 스쿼트 운동이 대퇴직근의 활성화를 크게 증가(Hoogenboom 등, 2018)시켰을 뿐 만 아니라, 또 중둔근과 대둔근의 활성화를 크게 증가(Kang 등, 2014)시켰다고 한다.

## 루프를 이용한 바벨 스쿼트(Barbell Squat With Loop)

**둔부 근육, 대퇴사두근(Gluteals, Quadriceps)**

바벨에 커다란 2개의 루프 밴드를 배치하고, 여러분의 발로 밴드의 반대쪽 끝을 고정한다. 어깨를 가로질러 바벨을 목 뒤에 배치한다. 밴드를 신장하기 위해 양쪽 발을 어깨너비만큼 또는 그 이상으로 벌린다(a). 무릎이 90° 굴곡할 때까지 스쿼트하면서 상체를 낮춘다(b). 그리고 양쪽 무릎을 적절한 자세로 유지하면서 다시 선 자세로 돌아온다.

**테크닉 팁(TECHNIQUE TIP)**

운동을 하는 동안 여러분의 등을 곧게 유지한다. 그리고 양쪽 무릎이 안쪽으로 굽힘 되지 않도록 주의한다.

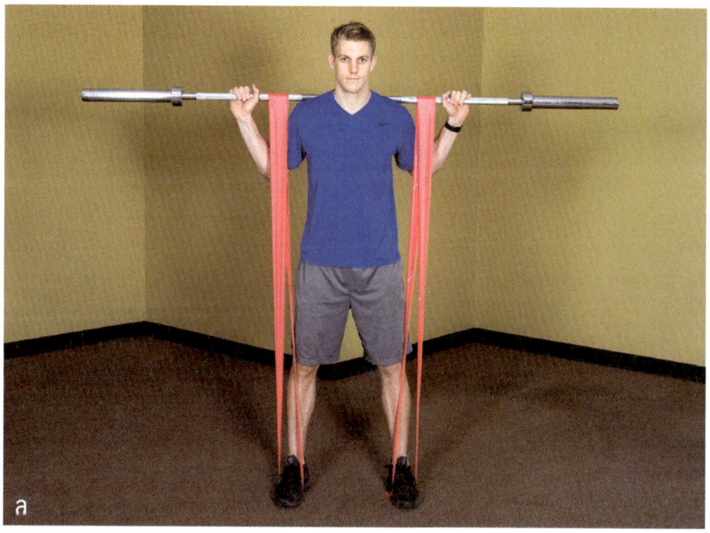
a

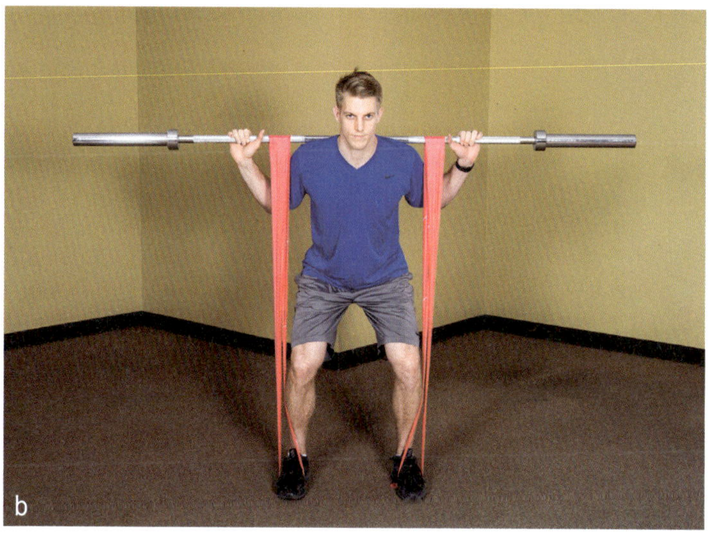
b

### 트레이닝 팁(Training Tip)

***둔부 근육을 위해!***

연구자들은 바벨을 이용한 스쿼트 운동이 둔부 근육의 활성화를 더 크게 증가시켰다고 한다 (Spracklin 등, 2018).

## 한발 스쿼트(Single-Leg Squat)

**대둔근, 대퇴사두근, 발목 고정근(Gluteus Maximus, Quadriceps, Ankle Stabilizers)**

한발 서기를 취하고, 그 발밑에 밴드의 중간 부분을 배치한다. 고관절 높이에서 양쪽 끝을 각각 잡는다(a). 무릎을 45-60°굽힘까지 한발 스쿼트를 실시한다(b). 천천히 시작자세로 돌아온다. 필요하다면 외적 지지물을 이용한다.

**다른 버전(VARIATION)**

더 많은 저항을 위해 어깨 높이에서 밴드의 끝을 잡는다.

**테크닉 팁(TECHNIQUE TIP)**

슬개골이 2번째 발가락 위에 배치되도록 무릎을 굽힘 한다. 무릎이 안쪽이나 가쪽으로 회전되어서는 안 된다. 운동하는 동안 등과 목을 일자로 유지한다.

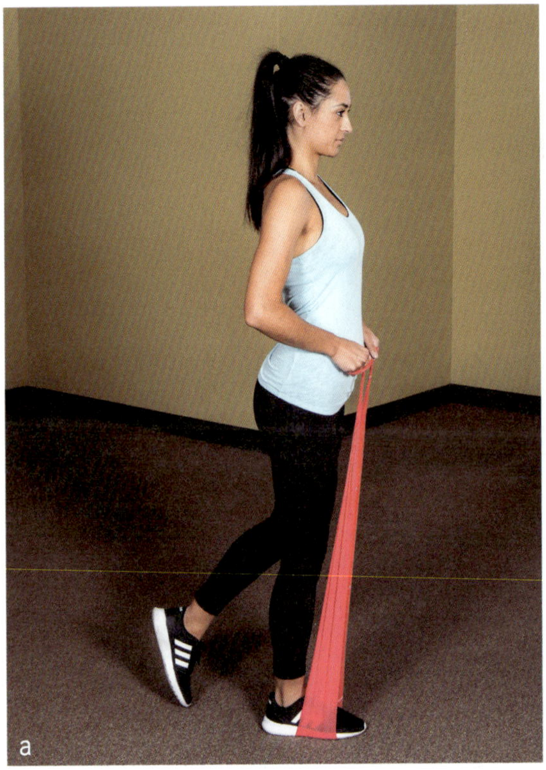
a

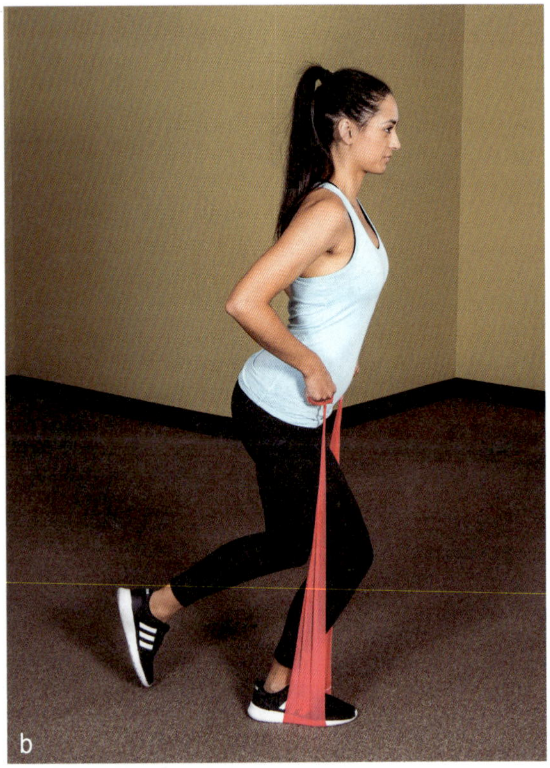
b

### 트레이닝 팁(Training Tip)

***한쪽 발이 양쪽 발보다 더 낫다.***

연구자들은 탄성 저항을 이용한 한발 스쿼트가 양쪽 스쿼트 보다 대퇴직근의 활성화를 크게 증가시켰다고 한다(Hintermeister 등, 1998).

## 몬스터 워크(Monster Walk)

**중둔근, 대둔근 및 대퇴사두근(Gluteus Medius, Gluteus Maximus, Quadriceps)**

무릎 바로 위쪽의 허벅지에 밴드를 배치한다. 고관절과 슬관절을 약간 굴곡하고(약 30°), 준비자세를 취한다(a). 밴드의 저항을 이겨내며 한쪽 발을 옆으로 이동시킨다(b). 발을 질질 끄는 형태로 한 방향으로 여러 발짝을 움직인다.

**다른 버전(VARIATION)**

측면, 대각선 방향, 앞쪽, 뒤쪽 등 여러 방향으로 걸음을 걷는다. 저항을 증가시키기 위해 밴드의 높이를 아래쪽으로 낮춘다.

**진전(PROGRESSION)**

근육 활성화를 증가시키기 위해 밴드 루프를 발목에 배치하거나 튜빙 커프를 이용한다.

**테크닉 팁(TECHNIQUE TIP)**

운동하는 동안 등과 목을 일자로 유지한다. 운동을 수행하기 위해 몸통이나 고관절을 회전하지 않는다.

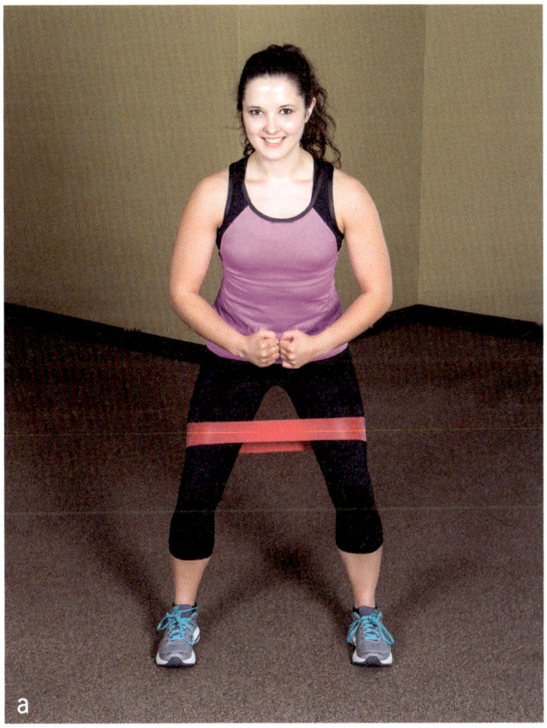
a

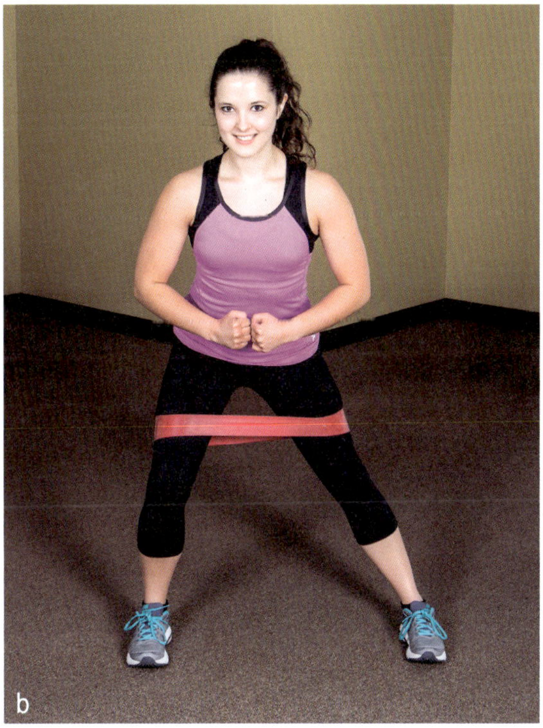
b

### 트레이닝 팁(Training Tip)

***물러나자!***

근력강화를 원하는 고관절쪽이 아닌, 반대쪽으로 걷는다. 지지하는 쪽 다리의 중둔근이 움직이는 쪽 다리의 중둔근보다 근육의 활성화가 증가된다(Berry 등, 2015).

## 스쿼트 워크(Squat Walk)

**중둔근, 대둔근, 대퇴사두근(Gluteus Medius, Gluteus Maximus, Quadriceps)**

튜빙을 양쪽 발목에 배치한다(a). 여러분의 몸통과 하체를 굴곡된 자세로 유지하고, 옆으로 걷는다(b). 여러분은 튜빙을 발목 바로 위쪽인 하퇴에 배치할 수도 있다.

**다른 버전(VARIATION)**

대각선, 앞쪽 또는 뒤쪽 등을 포함해 여러 방향으로 걷는다.

**테크닉 팁(TECHNIQUE TIP)**

여러분의 머리를 똑바로 유지하기 위해 몸통을 너무 숙여서는 안 된다. 운동선수 자세를 유지한다.

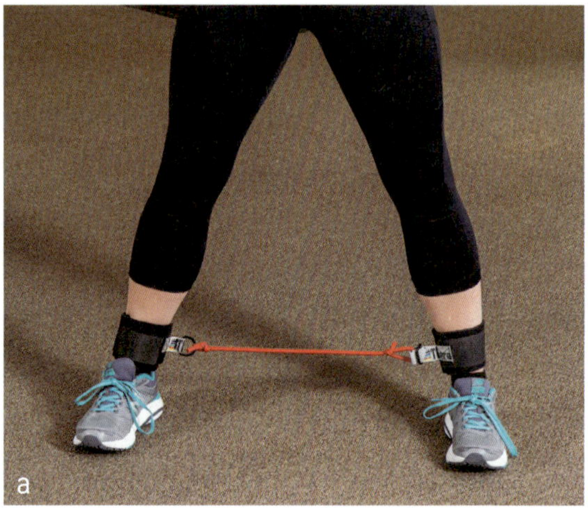
a

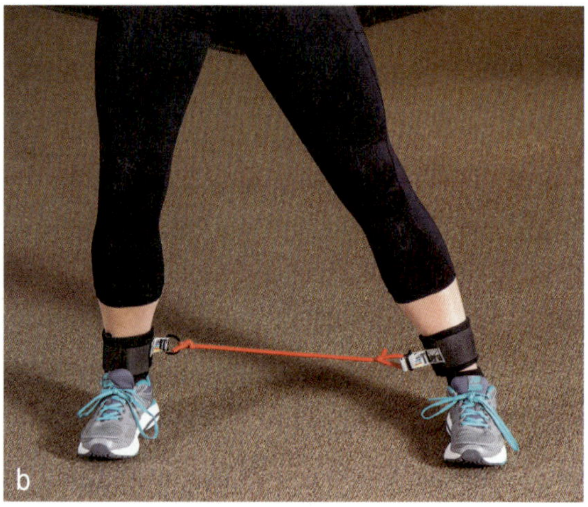
b

## 레그 프레스(Leg Press)

**대둔근, 대퇴사두근(Gluteus Maximus, Quadriceps)**

누운 자세를 취한다. 밴드의 양쪽 끝을 각각 잡고, 밴드의 중간 부분을 한쪽 발에 배치한다(a). 다리가 몸통 레벨과 일직선이 될 때까지 고관절과 슬관절을 동시에 뻗는다(b). 그런 다음 천천히 시작자세로 돌아온다.

**다른 버전(VARIATION)**

양쪽 무릎을 굽힘하고 앉는다. 밴드의 중간 부분을 한쪽 발밑에 배치하고, 밴드의 양쪽 끝을 각각 잡는다. 고관절과 슬관절을 쭉 뻗는다. 그런 다음, 시작자세로 돌아온다.

**테크닉 팁(TECHNIQUE TIP)**

허리에 아치가 생기지 않도록 등을 일자로 유지한다. 복부의 긴장을 유지한다.

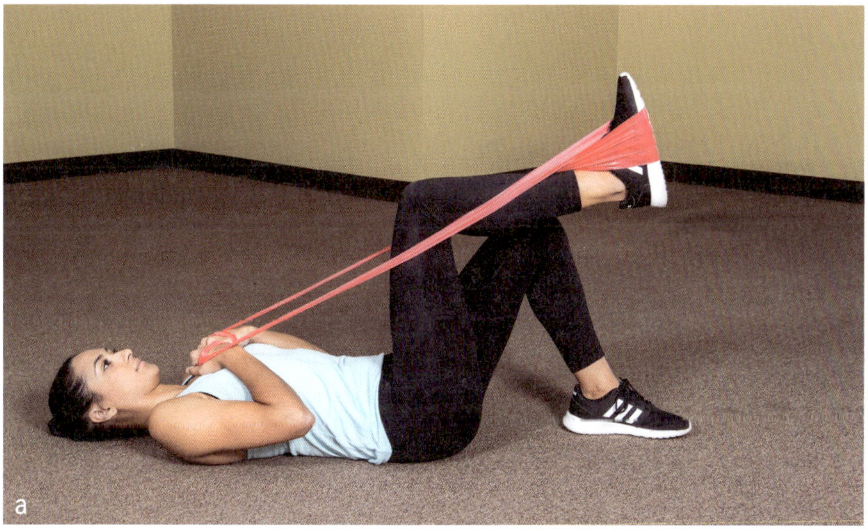
a

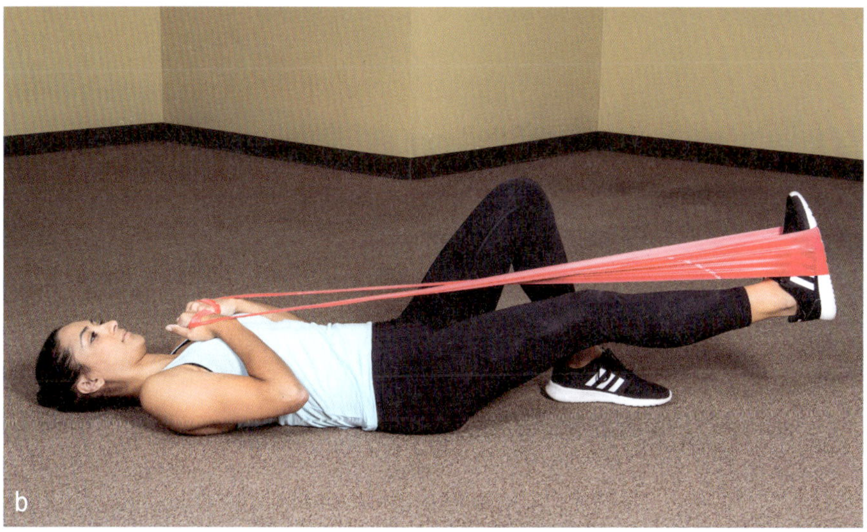
b

## 선 자세의 레그 풀-쓰루(Standing Leg Pull-Through)

**햄스트링, 대둔근(Hamstrings, Gluteus Maximus)**

여러분의 앞쪽에 위치한 바닥 근처의 고정 물체에 밴드의 한쪽 끝을 고정한다. 밴드의 다른 쪽 끝은 발목 바로 위쪽인 하퇴에 연결한다. 필요하다면 외적 지지물을 사용한다. 고관절과 슬관절을 굽힌 상태에서 시작한다(a). 밴드의 저항을 이겨내며, 고관절과 슬관절을 동시에 펴면서 다리를 뒤쪽으로 당긴다(b). 그런 다음 천천히 시작자세로 돌아온다.

**다른 버전(VARIATION)**

운동하는 쪽 다리가 바닥에 닿지 않아야 한다. 지속적으로 움직여야 한다.

**테크닉 팁(TECHNIQUE TIP)**

운동하는 동안 등과 목을 일자로 유지한다. 운동을 수행하기 위해 몸통을 앞쪽으로 숙여서는 안 된다.

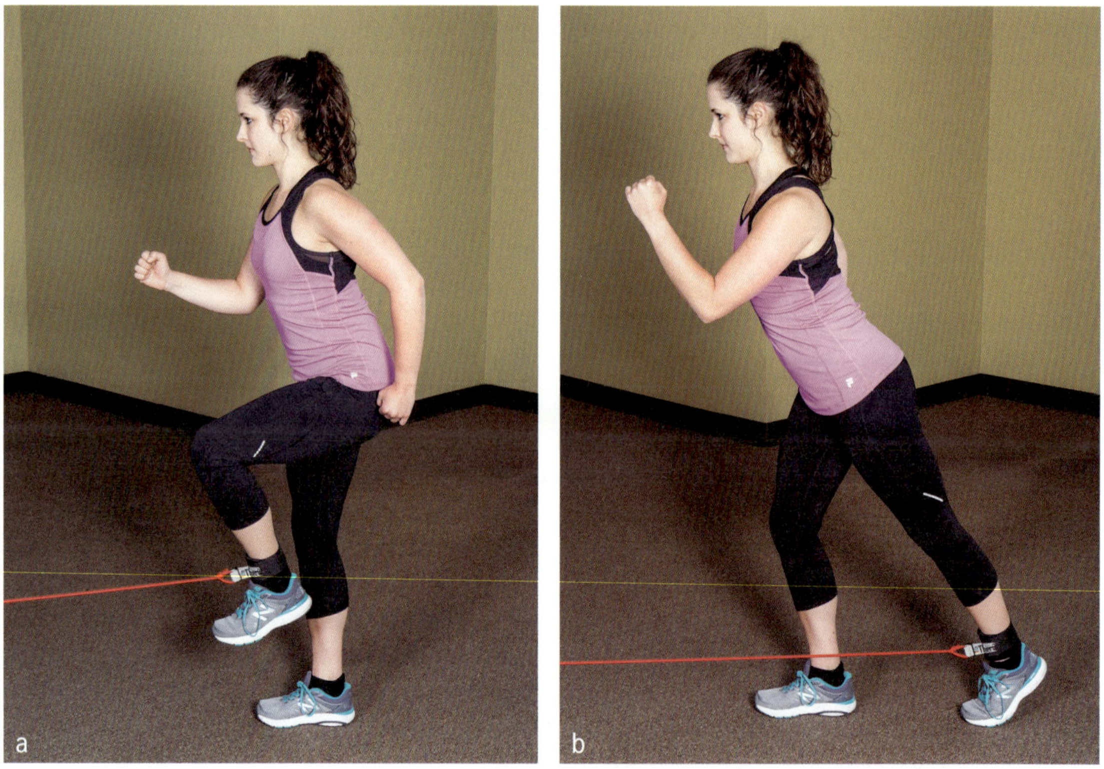


### 트레이닝 팁(Training Tip)

***함께 당기자***

연구자들(Hopkins 등, 1999)은 이 운동이 지지하는 쪽 다리의 동시수축[대퇴사두근과 슬괵근(햄스트링)]을 강하게 일으킨다고 했고, 또 ACL 재활에 매우 좋은 운동이라고 했다.

## 선 자세의 프론트 풀(Standing Front Pull)

**대퇴사두근, 고관절 굴곡근(Quadriceps, Hip Flexors)**

바닥 근처의 튼튼한 물체에 밴드의 한쪽 끝을 고정한다. 밴드의 다른 쪽 끝은 발목 바로 위쪽인 하퇴에 연결한다. 필요하다면 균형을 잡기 위해 외적 지지물을 사용한다. 고관절과 슬관절을 여러분의 뒤쪽으로 뻗은 상태에서 시작한다(a). 밴드의 저항을 이겨내며, 고관절과 슬관절을 동시에 굴곡하면서 다리를 앞쪽으로 당긴다(b). 그런 다음 천천히 시작자세로 돌아온다.

**다른 버전(VARIATION)**

운동하는 쪽 다리가 바닥에 닿지 않아야 한다. 지속적으로 움직여야 한다.

**테크닉 팁(TECHNIQUE TIP)**

운동하는 동안 등과 목을 일자로 유지한다. 운동을 수행하기 위해 몸통을 앞쪽으로 숙여서는 안 된다.

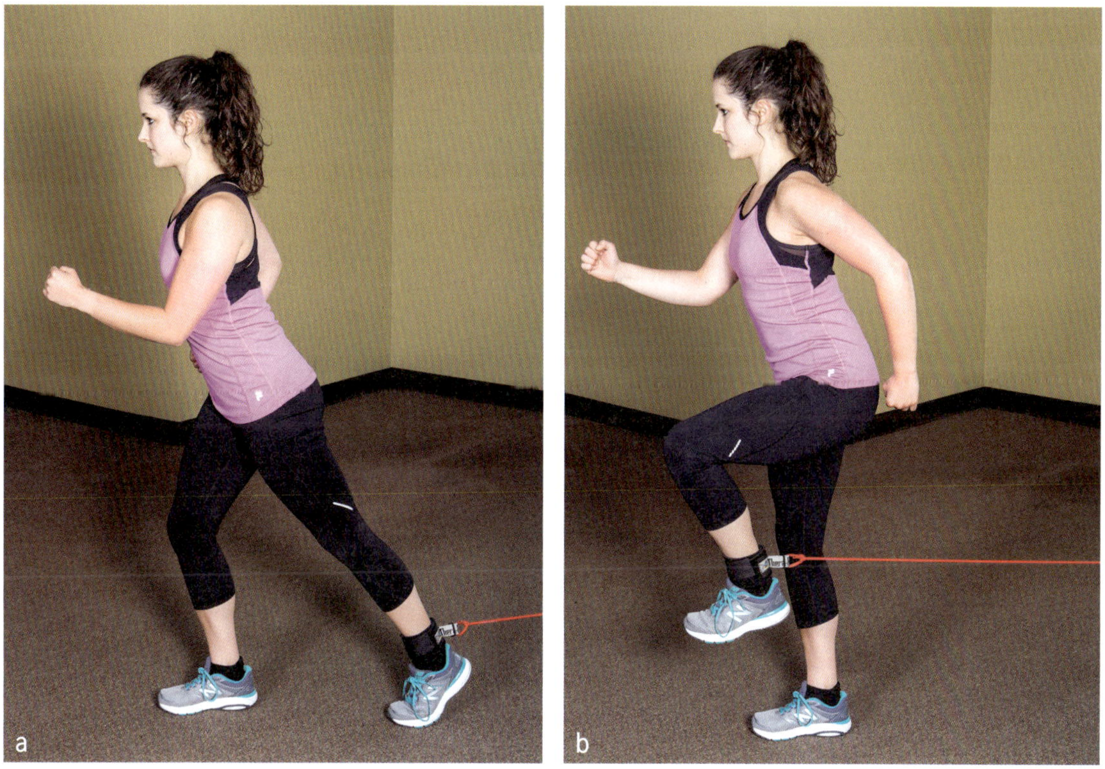

### 트레이닝 팁(Training Tip)

***허벅지는 그것을 가지고 있다.***

연구자들(Hopkins 등, 1999)은 이 운동이 다른 닫힌사슬 운동보다 지지하는 쪽 다리의 내측광근을 크게 활성화시킨다고 했고, 무릎 앞쪽 통증의 재활에 매우 좋은 운동이라고 했다.

## 테라밴드 퀵 킥(TheraBand Quick Kick)

**대둔근, 중둔근, 장요근, 대퇴사두근, 발목관절 고정근**

**(Gluteus Maximus, Gluteus Medius, Iliopsoas, Quadriceps, Ankle Stabilizers)**

밴드를 하퇴(발목 바로 위쪽)에 적용한다. 필요하다면 균형을 잡기 위해 외적 지지물을 사용한다. 무릎을 편 채로 그 다리를 앞쪽으로 반복하여 찬다(a). 시작자세로 돌아가고, 이번에는 30초 동안 지속적으로 옆차기를 한다(b). 반복 차기를 할 때 발을 지면에 내려놓아서는 안 된다.

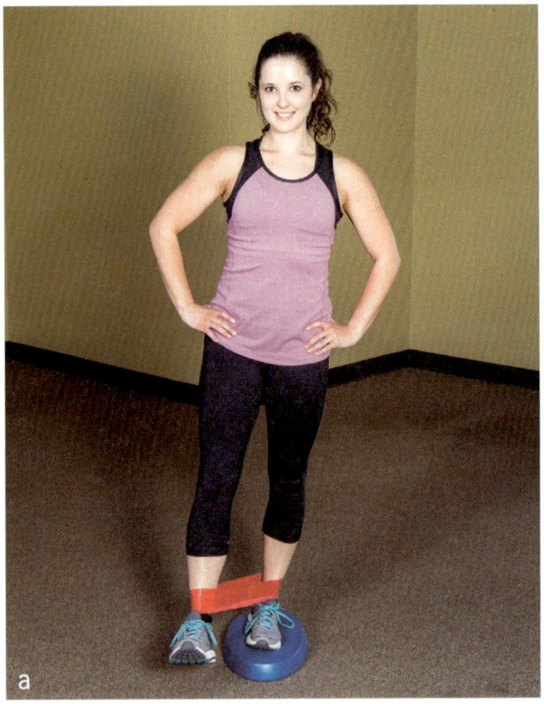

a

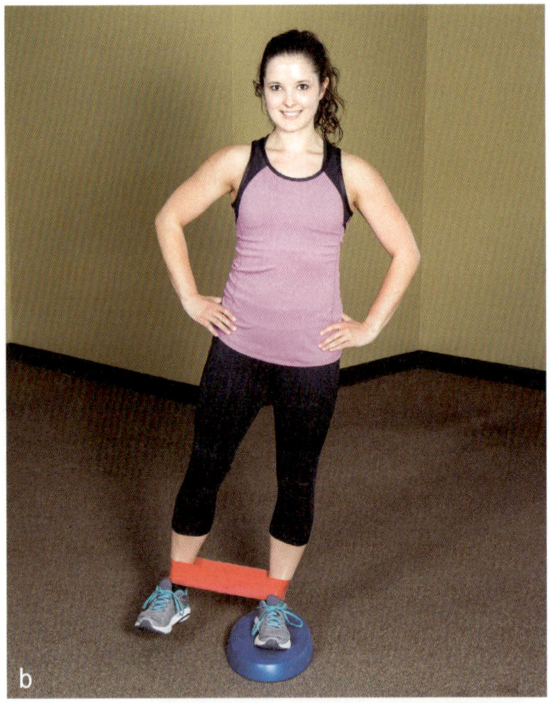

b

### 다른 버전(VARIATION)

- 난이도를 높이기 위해 폼 패드와 같은 불안정한 표면 위에 선다(위의 사진처럼).
- 다리를 뒤쪽으로 찬다.

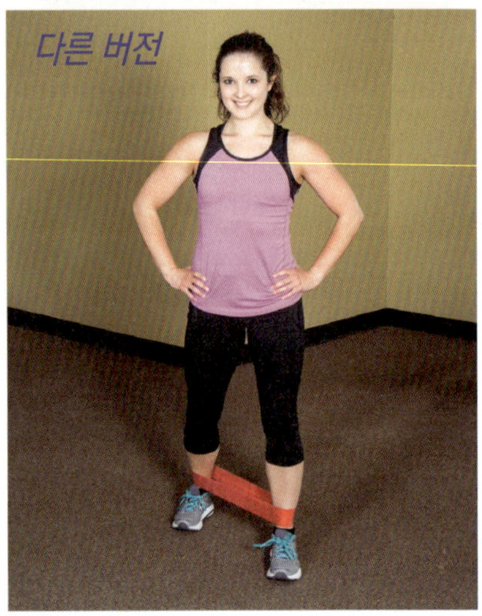


### 테크닉 팁(TECHNIQUE TIP)

등과 목을 일자로 유지한다. 운동을 수행하기 위해 몸통을 앞쪽으로 숙여서는 안 된다. 운동 동안 밴드에 적절한 장력이 있어야 한다.

### 트레이닝 팁(Training Tip)

***은밀한 근력강화***

연구자들(Cordova 등, 1999)에 따르면, 이 운동이 고관절 근육의 근력강화 뿐 만 아니라, 지지하는 쪽 다리의 발목관절 근육을 크게 활성화시켰다고 한다.

## 힙 클락(Hip Clock)

**대둔근, 중둔근, 장요근, 대퇴사두근, 발목관절 고정근**

**(Gluteus Maximus, Gluteus Medius, Iliopsoas, Quadriceps, Ankle Stabilizers)**

양쪽 다리를 어깨너비 정도로 벌린다. 가벼운 저항의 밴드를 하퇴(발목 바로 위쪽)에 적용한다. 한쪽 다리를 고정하고, 반대쪽 다리를 시계의 3시 방향이나 9시 방향인 측면으로 움직인다(a). 여러분이 밴드의 장력이 생기는 끝 자세에 도달하면, 발가락을 지면에 닿은 후, 다시 시작자세로 돌아온다. 모든 시계 방향(오른 다리의 경우는 6, 5, 4, 3, 2, 1, 그리고 12시)으로 반복하고, 왼쪽 다리의 경우는 6, 7, 8, 9, 10, 11, 12시 방향)으로 움직인다(b). 좌우 발을 여러 번 수행한다.

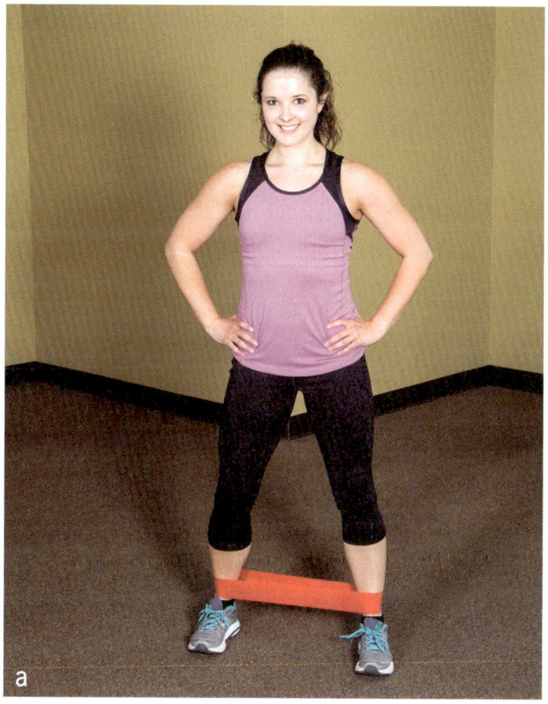
a

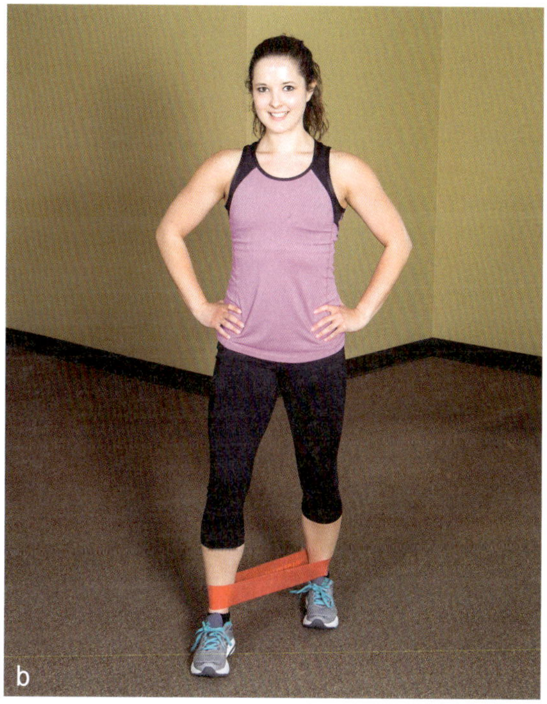
b

### 다른 버전(VARIATION)

난이도를 높이기 위해, 고정된 발밑에 밸런스 패드나 고정 플랫폼을 배치하여 부가적인 근육 활성화를 높이고 여러분의 균형을 어렵게 만든다.

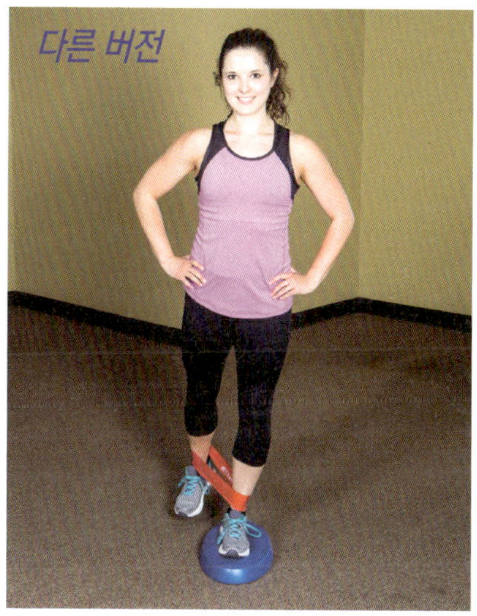
다른 버전

### 테크닉 팁(TECHNIQUE TIP)

등과 목을 일자로 유지한다. 운동을 수행하기 위해 몸통을 앞쪽으로 숙여서는 안 된다. 운동 동안 밴드에 적절한 장력이 있어야 한다.

## 소화전 운동(Fire Hydrant)

**중둔근, 대둔근, 코어 근육(Gluteus Medius, Gluteus Maximus, Core Muscles)**

무릎 바로 위에 밴드를 배치하고 네발 자세를 취한다(a). 요추를 중립으로 유지하고, 강아지가 소화전에 오줌을 누기 위해 다리를 들어 올리는 것처럼, 한쪽 다리를 측면으로 들어 올린다(b). 그런 다음, 천천히 시작자세로 돌아온다. 이런 운동을 양쪽 다리로 각각 10-15회 실시한다.

**테크닉 팁(TECHNIQUE TIP)**

코어 근육을 활성화하기 위해서는 운동을 하는 동안 배를 안쪽으로 당기고, 둔부 근육을 강하게 수축해야 한다.

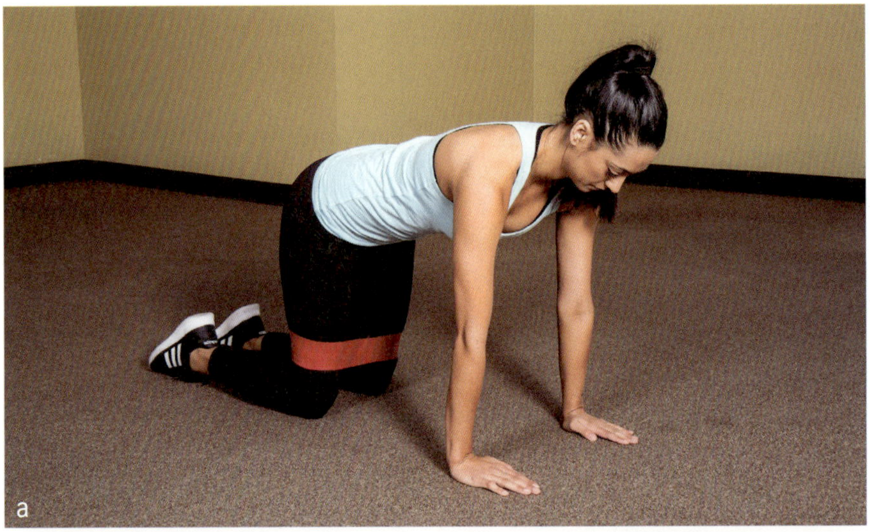

a

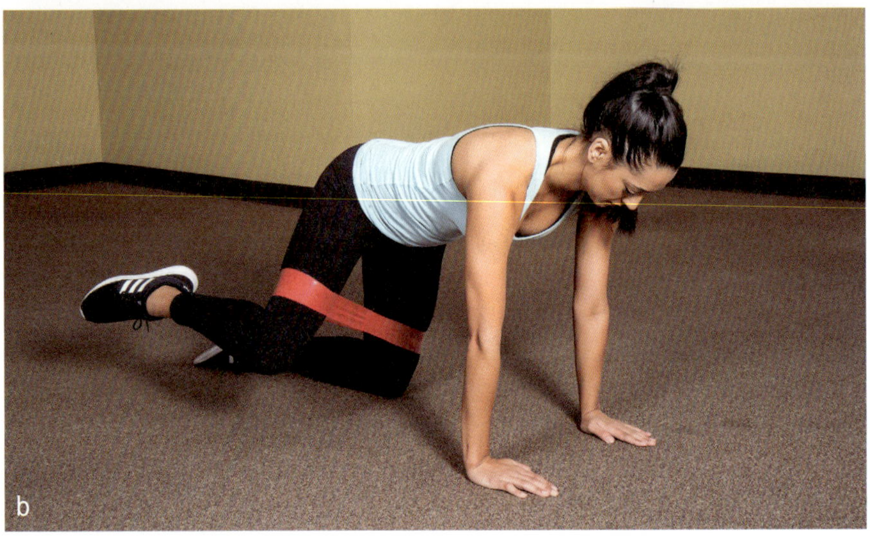

b

8

# 코어 안정성

## Core Stability

체중을 이용한 저항은 코어로 불리는 복부와 허리를 강화하는 가장 흔한 형태이다. 탄성 밴드와 같은 외적 저항의 첨가도 이들 영역에 훈련 자극을 증가시킨다. 탄성 저항 운동은 중력 저항을 이용하는 운동보다 근육 활성화를 더욱 증가시킬 것이다. 복부와 허리 영역이 전신 안정화와 스포츠 수행의 핵심 영역이다. 그 이유는 하지와 상지 사이의 힘을 전달하고 발생하는 그들의 능력 때문이다. 팔다리의 모든 기능 활동은 힘의 생산과 안정화의 측면에서 코어의 영향을 받는다. 그러므로 코어의 강화는 모든 스포츠와 기능 활동의 수행 향상에 필수적이다. 부가적으로, 복부와 허리 영역은 요통의 예방과 재활에서도 중요한 영역이다.

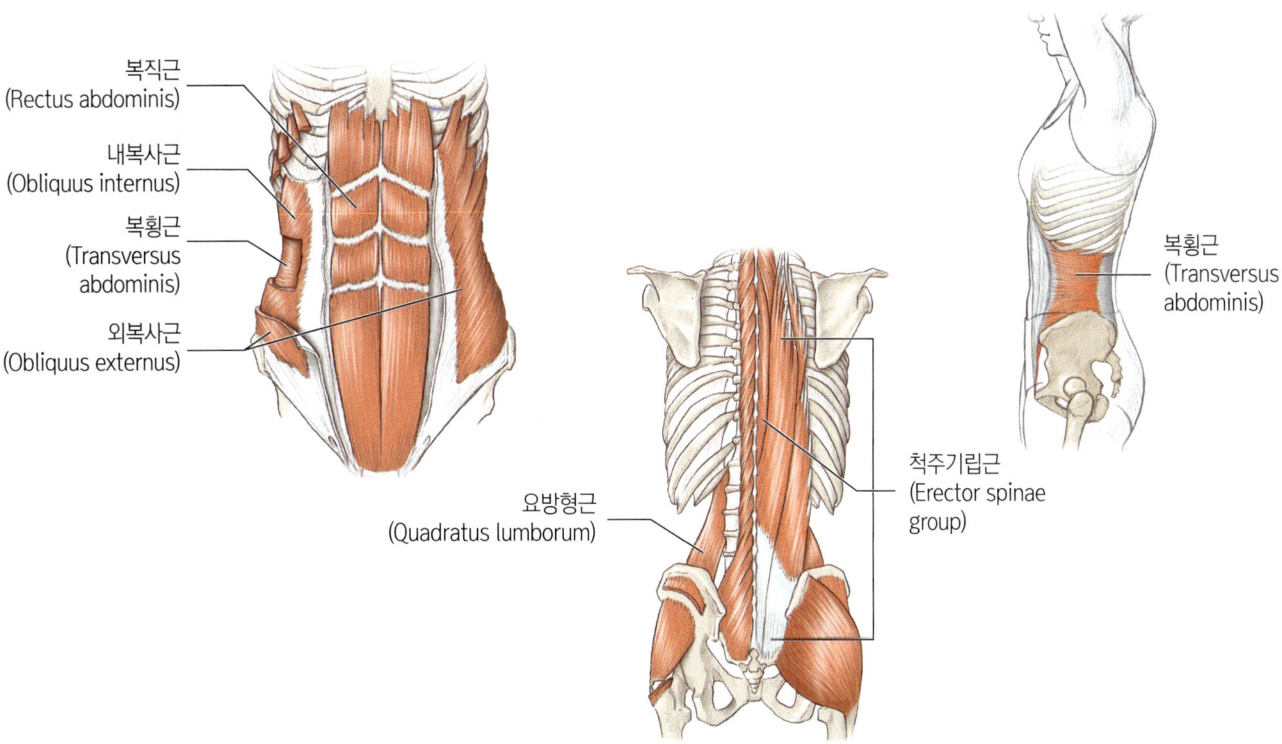


복부와 허리의 근육

## 복부 크런치(Abdominal Crunch)

**복부 근육(Abdominals)**

바닥 근처에 있는 고정 물체에 밴드의 중간 부분을 고정한다. 여러분은 무릎을 세우고 누운 자세를 취한다. 양쪽 팔을 뻗어 양손으로 각각 밴드의 양쪽 끝을 잡고 양손을 가까이 붙인다(a). 팔꿈치의 신전을 유지하고, 여러분의 상체를 위쪽으로 들어 올린다(b). 양쪽 견갑골이 바닥으로부터 떨어지도록 한다. 그런 다음, 시작자세로 천천히 돌아간다.

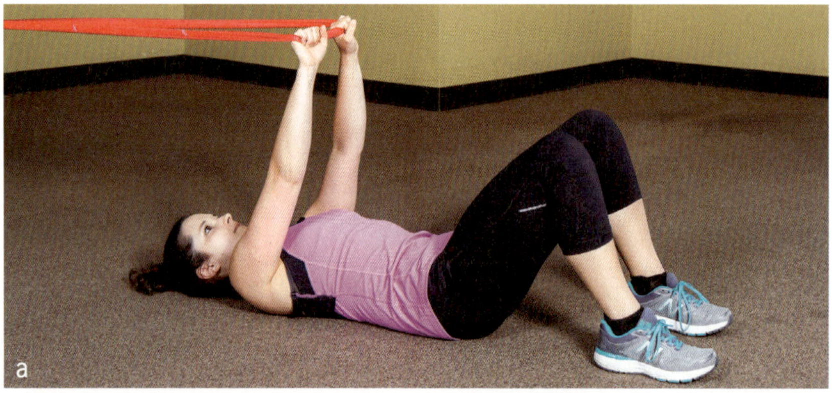
a

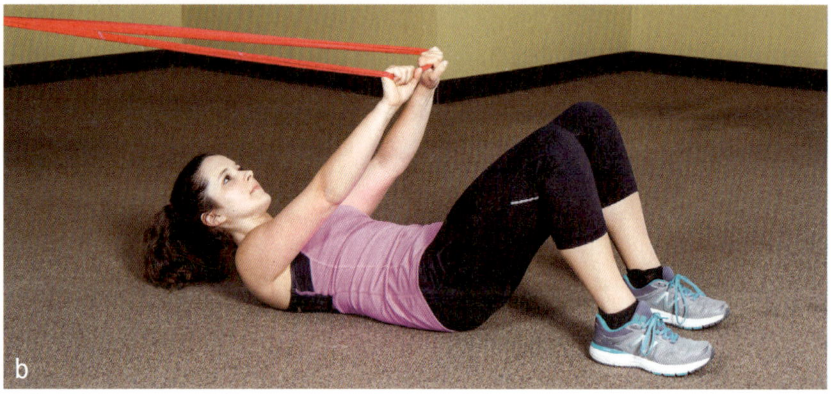
b

**다른 버전(VARIATION)**

양쪽 팔을 머리 위로 뻗어서 시작한다. 상체의 컬-업(curl-up)을 수행하는 동시에 양쪽 팔을 아래로 당긴다.

**진전(PROGRESSION)**

공 위에 등을 댄 교각 자세에서 운동을 수행한다.

**테크닉 팁(TECHNIQUE TIP)**

여러분의 목을 일자로 유지한다. 머리가 앞쪽으로 쏠려서는 안 된다. 양쪽 팔꿈치의 신전을 유지한다.

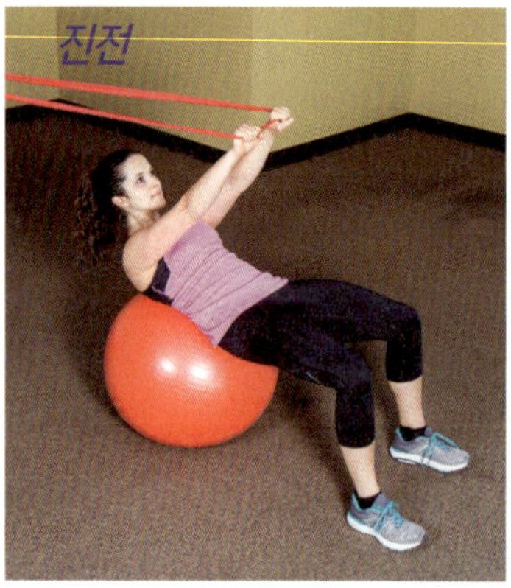
진전

### 트레이닝 팁(Training Tip)

***운동장비보다 효과적이다.***

연구자들(Vinstrup 등, 2015)에 따르면, 공을 이용한 운동 수행이 운동하는 동안 고관절 굴곡근의 활성화를 줄이면서 복부 운동 장비와 비슷한 근육 활성화 수준을 만들었다고 한다.

## 오블릭 컬-업(Oblique Curl-Up)

**복사근(Oblique Abdominals)**

바닥 근처에 있는 고정 물체에 밴드의 중간 부분을 고정한다. 여러분은 무릎을 세우고 누운 자세를 취한다. 양쪽 팔을 뻗어 양손으로 각각 밴드의 양쪽 끝을 잡고 양손을 가까이 붙인다(a). 팔꿈치의 신전을 유지하고, 몸통이 회전되도록 한쪽 어깨를 반대쪽 무릎쪽으로 움직이면서 상체를 컬-업한다(b). 한쪽 견갑골이 바닥으로부터 떨어지도록 한다. 그런 다음, 시작자세로 천천히 돌아간다.

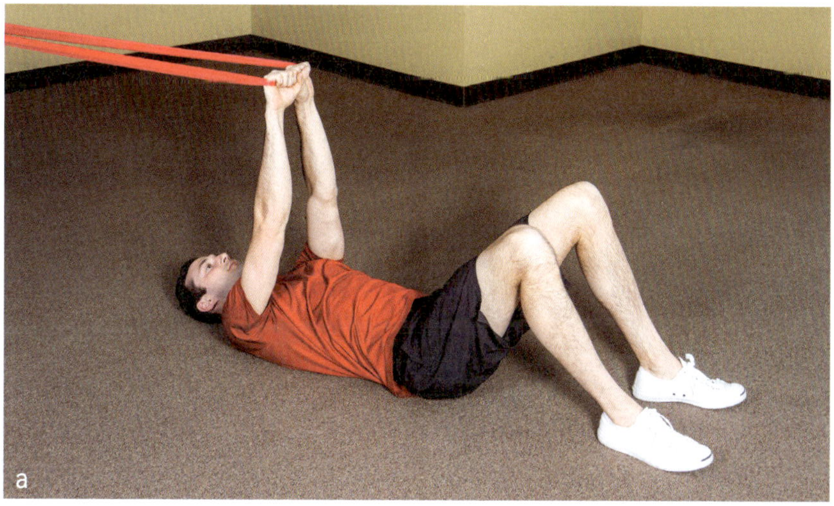
a

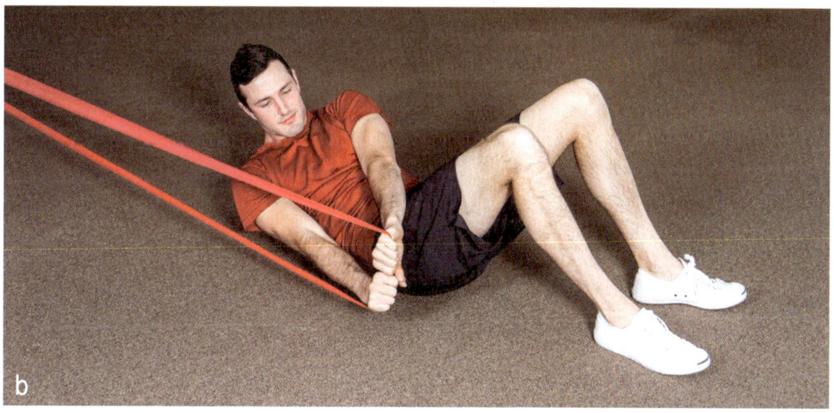
b

**다른 버전(VARIATION)**

양쪽 팔을 머리 위로 뻗어서 운동을 시작한다. 오블릭 컬-업을 수행하는 동시에 한쪽 팔을 반대쪽 무릎쪽으로 당긴다.

**진전(PROGRESSION)**

공 위에 등을 댄 교각 자세에서 운동을 수행한다.

**테크닉 팁(TECHNIQUE TIP)**

여러분의 목을 일자로 유지한다. 머리가 앞쪽으로 쏠려서는 안 된다. 양쪽 팔꿈치의 신전을 유지한다.

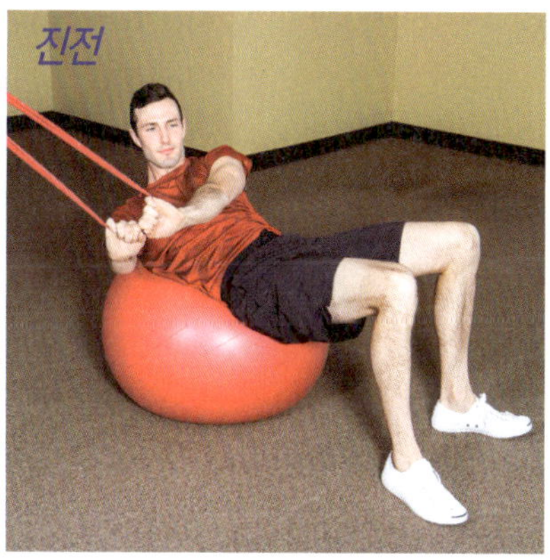
진전

## 하복부 크런치(Lower Abdominal Crunch)

**아래쪽 복부 근육(Lower Abdominals)**

여러분은 누운 자세에서 고관절과 슬관절을 모두 굴곡한다. 양쪽 무릎에 밴드를 배치한 후 교차시켜 바닥에 놓인 양쪽 손으로 밴드의 양쪽 끝을 각각 잡는다(a). 무릎을 위쪽으로 들어올리고, 엉덩이를 바닥으로부터 들어 올린다(b). 그런 다음, 시작자세로 천천히 돌아간다.

**다른 버전(VARIATION)**

양쪽 무릎을 신전한 채 하복부 크런치를 수행한다. 밴드를 양쪽 발에 배치하고 여러분의 다리를 위쪽으로 민다. 그리고 엉덩이를 바닥으로부터 들어 올린다.

**테크닉 팁(TECHNIQUE TIP)**

허리에 아치를 만들거나 고관절을 굴곡해서는 안 된다.

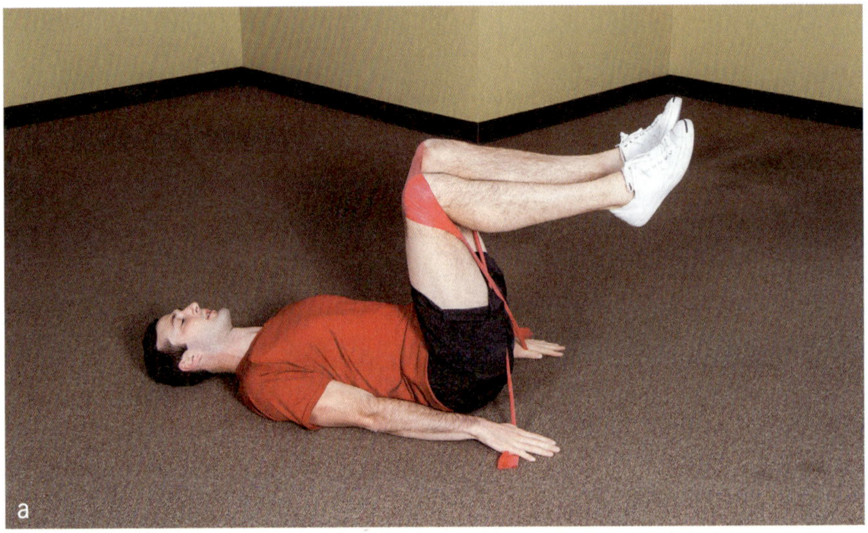

a

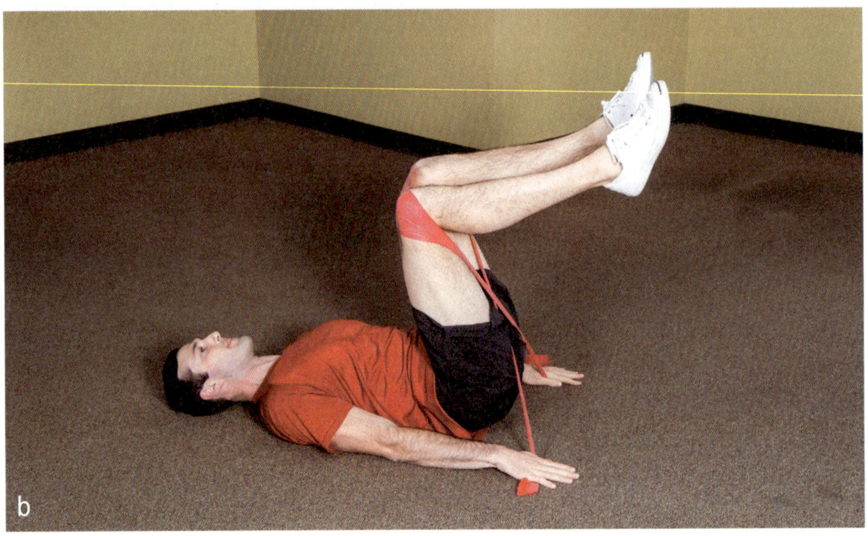

b

## 반무릎 자세 크런치(Kneeling Crunch)

**복부 근육(Abdominals)**

밴드의 중간 부분을 머리 위쪽에 놓인 고정 물체에 배치하고, 밴드 고정점을 바라본다. 여러분은 반무릎자세를 취하고, 밴드의 양쪽 끝을 각각 잡는다(a). 몸통을 아래쪽으로 숙인다. 여러분의 등이 밴드의 저항을 이겨내며 둥글어진다(b). 그런 다음, 시작자세로 천천히 돌아간다.

**다른 버전(VARIATION)**

밴드를 아래쪽으로 당길 때 몸통을 한쪽씩 회전한다.

**테크닉 팁(TECHNIQUE TIP)**

여러분의 목을 중립으로 유지한다.

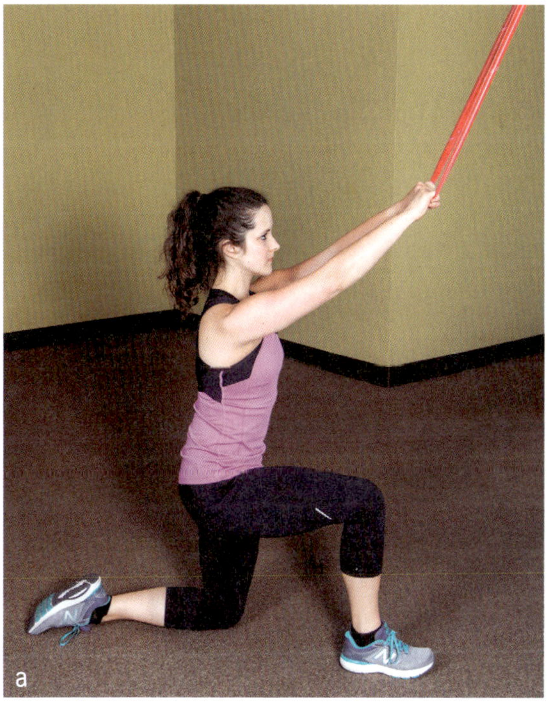

a

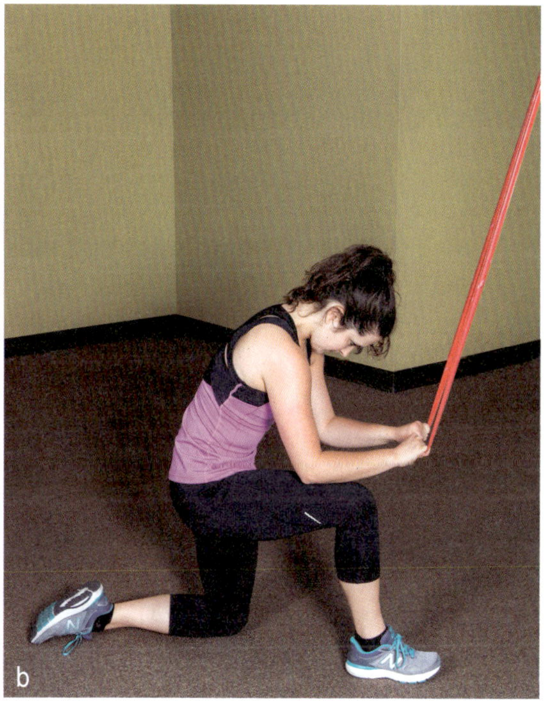

b

## 반무릎 자세 오버헤드 레이즈(Kneeling Overhead Raise)

### 상부 등과 하부 등(Upper and Low Back)

낮은 높이의 튼튼한 물체에 밴드의 중간 부분을 고정하고, 여러분은 밴드 고정점을 바라본다. 여러분은 반무릎자세를 취하고, 밴드의 양쪽 끝을 각각 잡는다(a). 팔꿈치의 신전을 유지한 채, 여러분의 팔을 머리 위로 들어 올린다(b). 그런 다음, 시작자세로 천천히 돌아간다.

### 다른 버전(VARIATION)

안정성을 높이기 위해 한 번에 한쪽 팔씩만 운동한다.

### 테크닉 팁(TECHNIQUE TIP)

여러분의 목과 허리를 중립으로 유지한다. 운동을 수행하기 위해 몸통을 뒤쪽으로 기울여서는 안 된다.

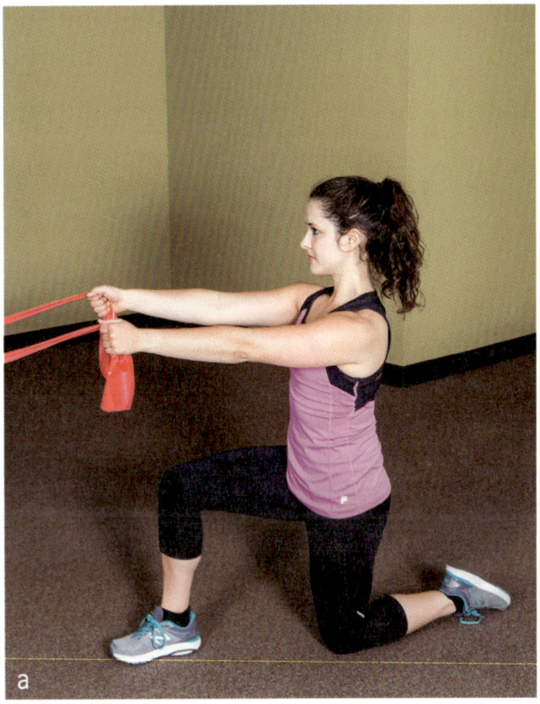
a

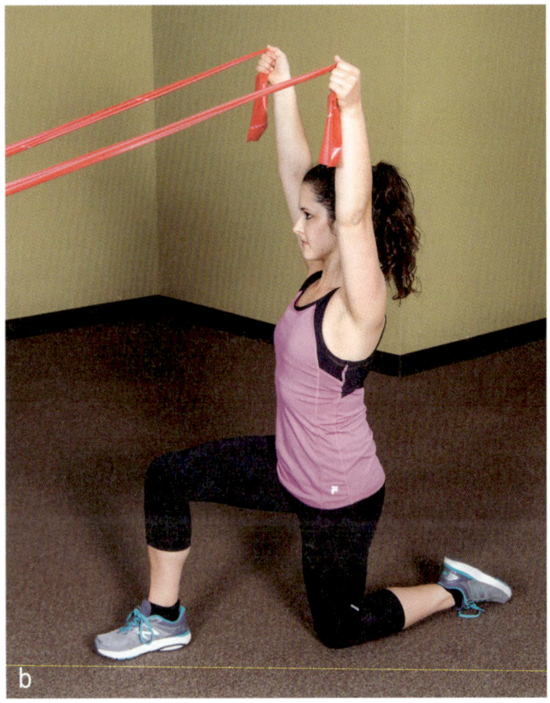
b

## 몸통 회전(Trunk Rotation)

**복사근(Oblique Abdominals)**

바닥에 앉아서 양쪽 다리를 쭉 뻗고, 적어도 어깨너비만큼 양쪽 다리를 벌린다. 양쪽 발에 밴드의 중간 부분을 배치한다. 양쪽 팔을 앞으로 뻗어서 밴드의 끝을 잡는다(a). 몸통을 한쪽으로 회전한다(b). 그런 다음, 시작자세로 천천히 돌아오고, 다시 반대쪽으로 회전한다.

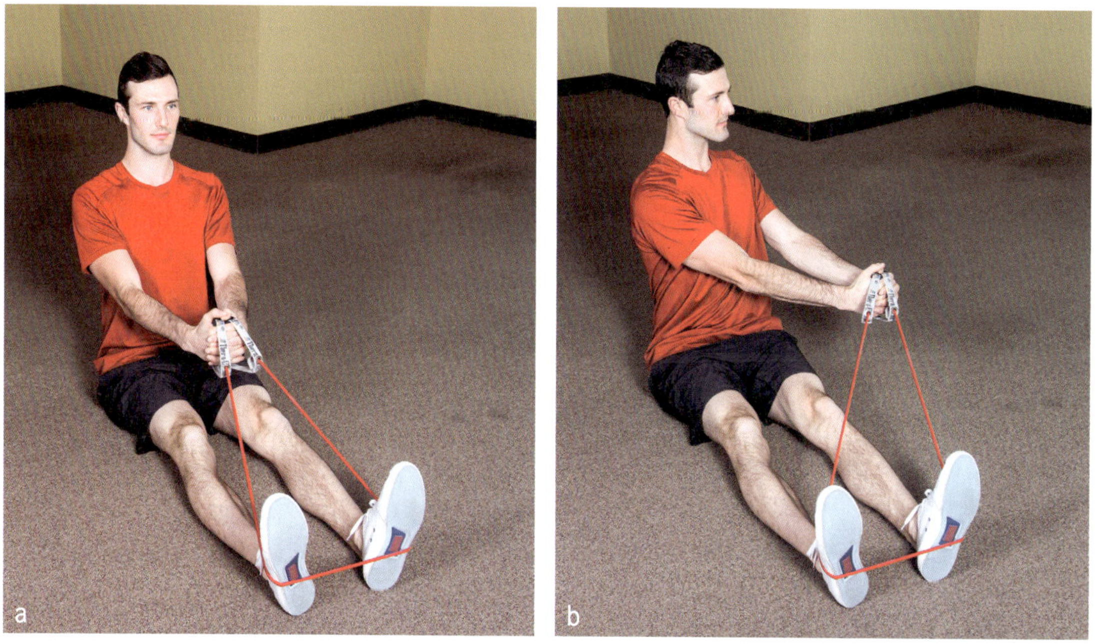


**다른 버전(VARIATION)**

선 자세에서 이 운동을 수행한다. 밴드의 한쪽 끝을 고정 물체에 고정시킨 후, 여러분의 몸통을 한쪽 방향으로 회전시킨다. 그다음 반대쪽 방향으로 몸통을 회전 시킨다. 이때 여러분의 목과 어깨는 일직선을 유지해야 한다.

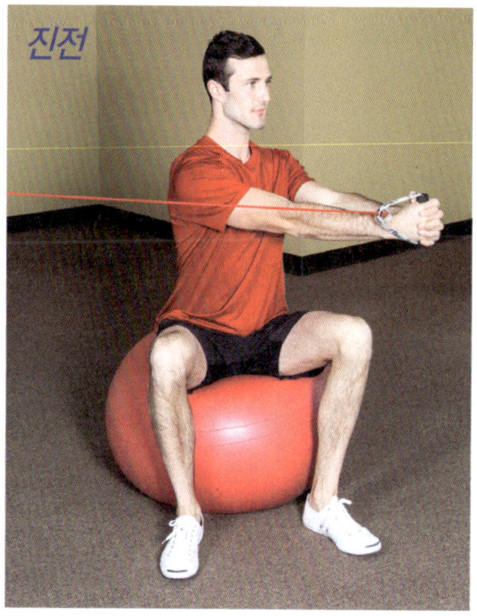


**진전(PROGRESSION)**

공 위에 앉아서 이 운동을 수행한다. 밴드를 튼튼한 물체에 고정한 한, 좌우 방향으로 몸통을 각각 회전 시킨다.

**테크닉 팁(TECHNIQUE TIP)**

여러분의 허리를 일자로 유지한다. 한쪽으로 몸통이 기울어져서는 안 된다.

### 트레이닝 팁(Training Tip)

***운동장비를 대체하는 효과가 있다.***

선 자세의 몸통 회전 운동은 장비를 사용하는 것만큼 효과적이다. 그러나 탄성 저항 운동은 척주기립근을 더욱 활성화시키고, 운동장비의 운동은 외복사근을 더욱 활성화시킨다(Vinstrup 등, 2015).

## 안티-로테이션 프레스(Anti-Rotation Press (Pallof Press))

**복사근(Oblique Abdominals)**

양쪽 다리를 어깨너비만큼 벌리고 선 자세를 취한다. 밴드의 한쪽 끝을 여러분 측면에 있는 허리 높이의 튼튼한 물체에 고정하고, 배 앞쪽으로 밴드의 다른 쪽 끝을 양손을 잡는다(a). 팔꿈치를 신전한 채 어깨와 정렬시킨다(b). 여러분의 등과 목을 일자로 유지하고, 시작자세로 천천히 돌아간다.

**다른 버전(VARIATION)**

양쪽 무릎자세나 반무릎자세에서 이 운동을 수행한다.

**진전(PROGRESSION)**

팔을 뻗은채 어깨 높이로 유지한다. 몸통의 정렬을 유지하면서 밴드로부터 멀리 떨어지도록 발을 옮긴다.

**테크닉 팁(TECHNIQUE TIP)**

여러분의 목과 허리를 중립으로 유지한다. 허리에 아치를 만들거나 몸통을 회전시켜서는 안 된다.

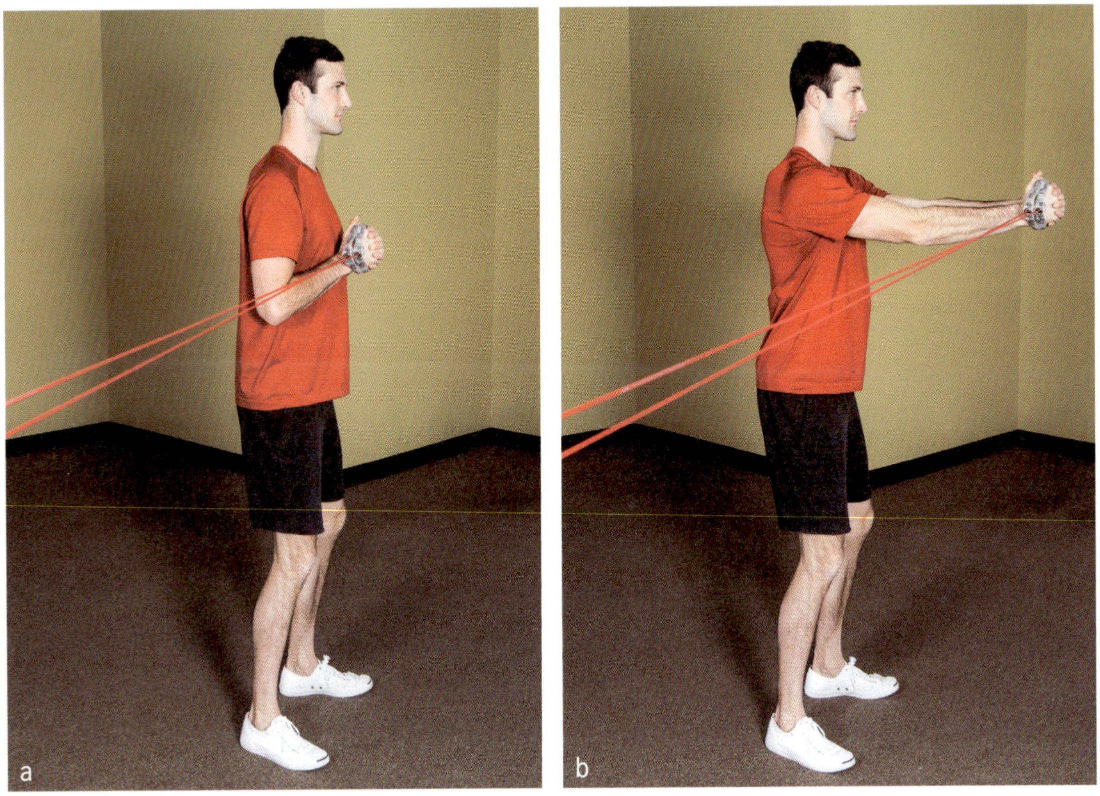

## 사이드-벤드(편측 굴곡)(Side Bend)

**요방형근(Quadratus Lumborum)**

양쪽 다리를 어깨너비만큼 벌리고 서서, 허리를 일자로 유지한다. 밴드의 한쪽 끝을 한쪽 발밑에 고정하고, 그쪽 손으로 밴드의 다른 쪽 끝을 잡고, 팔꿈치를 뻗어 머리 위로 올린다(a). 밴드가 신장되도록 몸통을 반대쪽으로 기울인다(b). 그런 다음, 시작자세로 천천히 돌아온다.

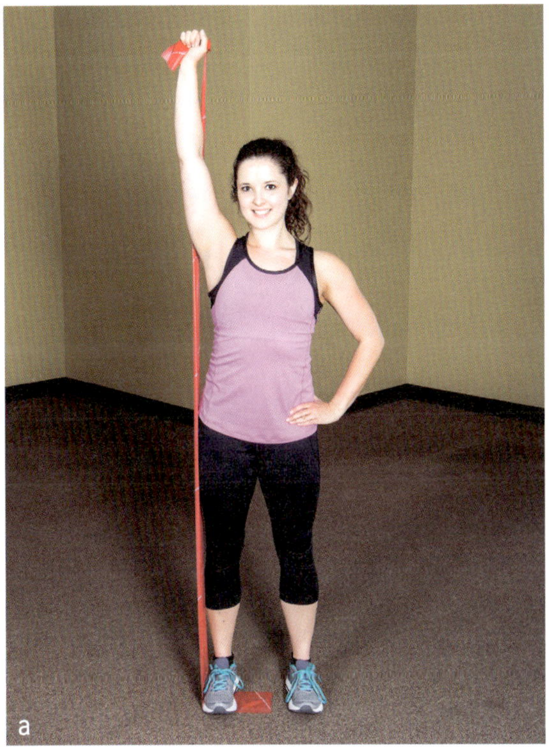


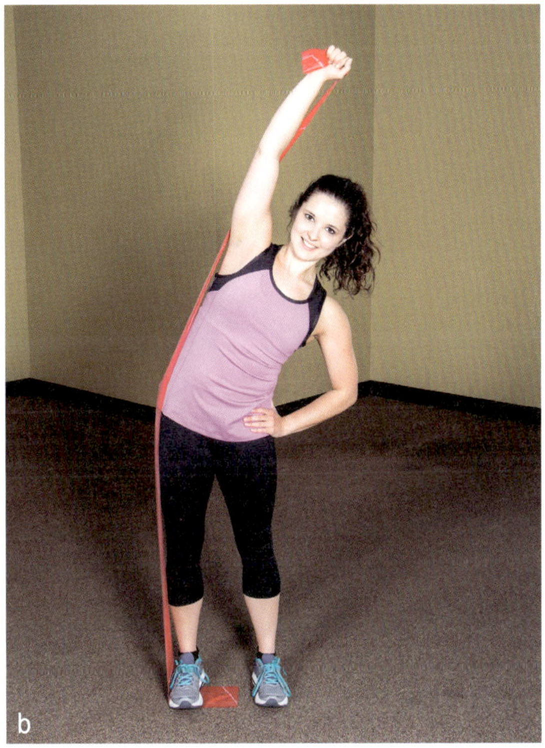


**다른 버전(VARIATION)**

여러분의 팔꿈치를 머리 위로 뻗지 않고 몸통 옆에 붙이고 운동을 시작한다. 먼저 밴드를 머리 위로 들어올린 다음, 여러분의 몸통을 옆으로 굽힘 한다.

**진전(PROGRESSION)**

한쪽 발로만 서서 이 운동을 수행한다.

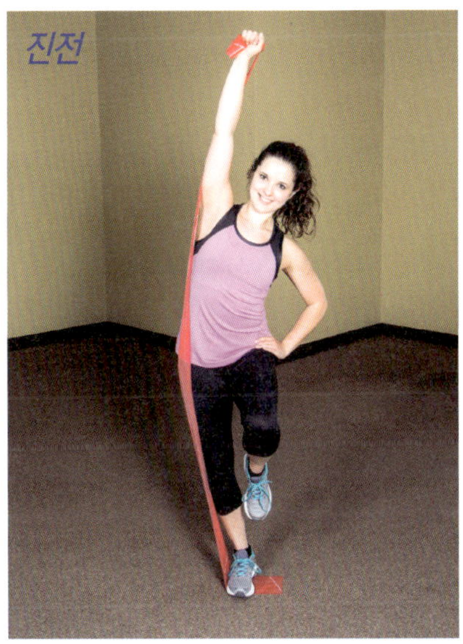


**테크닉 팁(TECHNIQUE TIP)**

몸통을 똑바로 정렬한다. 몸통이 회전되어서는 안 된다. 여러분의 골반이 한쪽으로 이동해서는 안 된다.

## 앉은 자세의 등 신전(Seated Back Extension)

**몸통 신전근(Back Extensors)**

양쪽 다리를 쭉 뻗고 바닥에 앉는다. 여러분의 양쪽 발밑에 밴드의 중간 부분을 배치한다. 밴드의 양쪽 끝을 가슴 앞쪽에서 잡는다(a). 등을 일자로 유지한 채, 등을 뒤쪽으로 기울이면서 밴드를 신장한다(b). 그런 다음, 시작자세로 천천히 돌아온다.

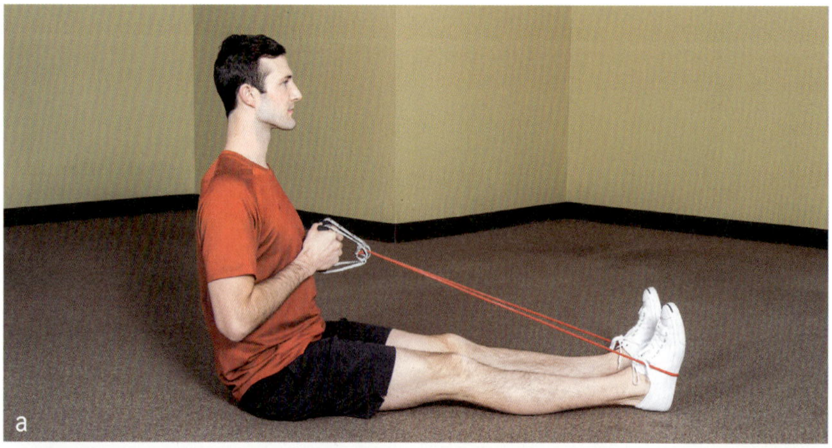


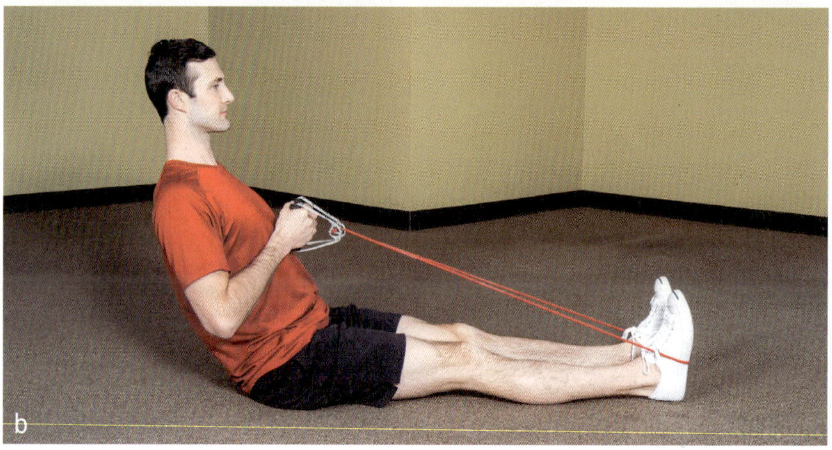


**다른 버전(VARIATION)**

공 위에 앉아 무릎을 편 상태에서 이 운동을 수행한다.

**테크닉 팁(TECHNIQUE TIP)**

요추를 중립으로 유지한다(허리가 숙여지거나 과신전되지 않은 자세).

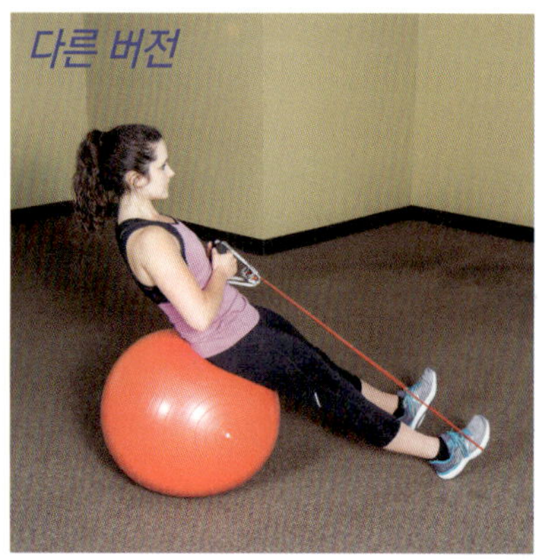

## 선 자세의 등 신전(Standing Back Extension)

**몸통 신전근, 대둔근(Back Extensors, Gluteus Maximus)**

런지 자세를 취하고, 여러분의 앞쪽 발 밑에 밴드의 중간 부분을 배치한다. 가슴 앞쪽에서 팔꿈치를 굴곡하여 밴드의 양쪽 끝을 잡는다(a). 여러분의 등과 고관절을 뒤쪽으로 신전할 때, 팔꿈치와 손을 원래대로 유지한다(b). 그런 다음, 시작자세로 천천히 돌아온다.

**테크닉 팁(TECHNIQUE TIP)**

요추를 중립으로 유지한다(허리가 숙여지거나 과신전되지 않은 자세). 움직임은 고관절에서만 일어나야 한다.

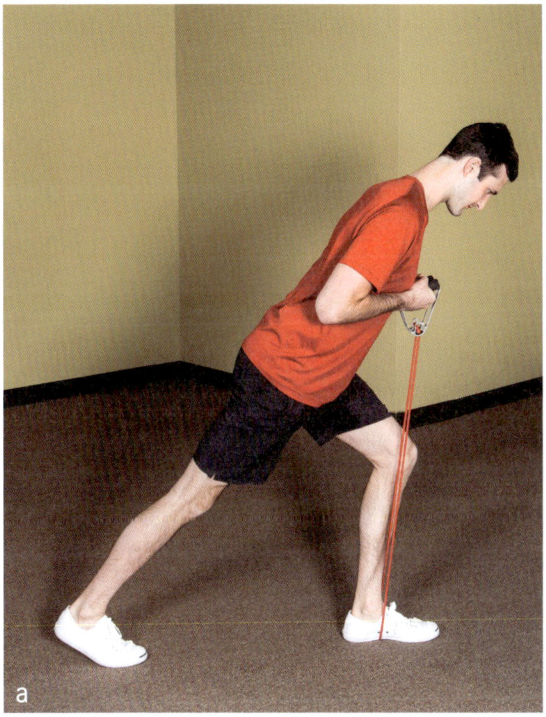
a

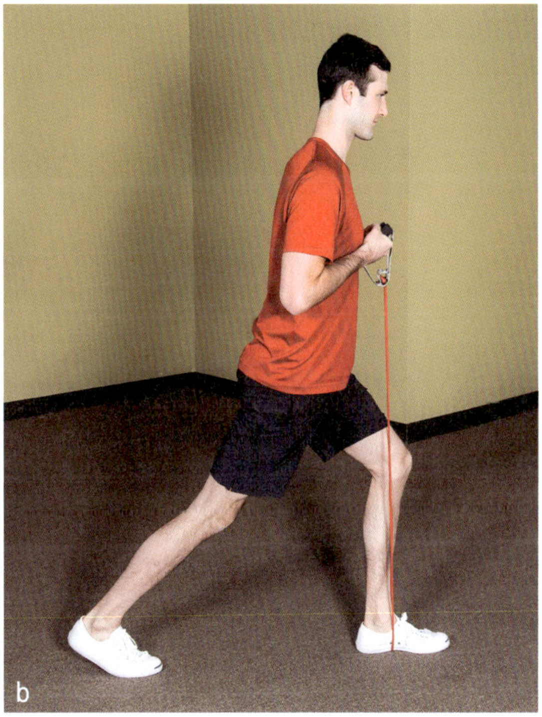
b

## 사이드 브릿지(Side Bridge)

**중둔근, 요방형근(Gluteus Medius, Quadratus Lumborum)**

옆으로 누워서 무릎과 고관절이 일자가 되도록 만든다. 그리고 양쪽 무릎에 밴드를 감는다. 몸을 지탱하는 아래쪽 팔꿈치를 어깨 밑에 배치한다. 여러분은 허리를 일자로 유지하고, 아래쪽 어깨와 고관절이 바닥에서 떨어질 때까지 들어 올린다(a). 아래쪽 팔로 몸을 지탱하는 동안, 밴드의 저항을 이겨내며 위쪽 무릎을 들어 올린다(b). 그런 다음, 시작자세로 천천히 돌아온다.

**다른 버전(VARIATION)**

양쪽 무릎과 고관절을 굽힌 상태에서 시작한다. 어깨와 고관절이 평행을 유지할 때까지 고관절을 바닥으로부터 들어 올린다. 이때 무릎은 지면에 그대로 위치한다.

**테크닉 팁(TECHNIQUE TIP)**

엉덩이와 척추를 일자로 유지한다. 엉덩이가 아래로 떨어지거나 몸통이 회전해서는 안 된다.

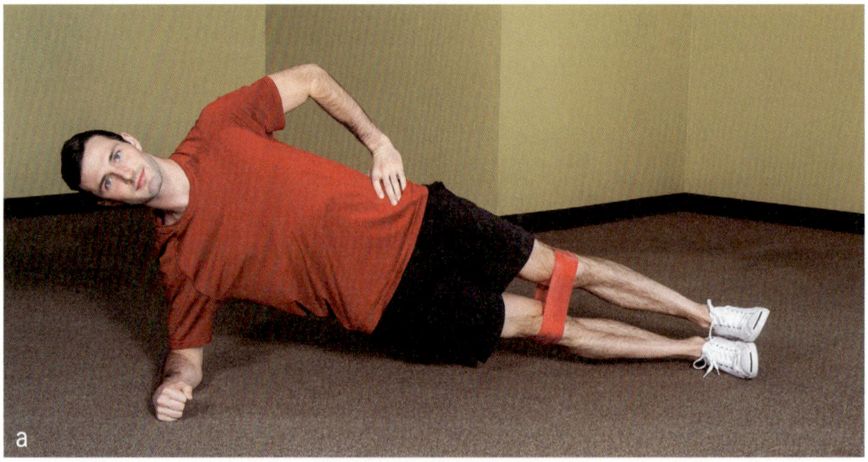

a

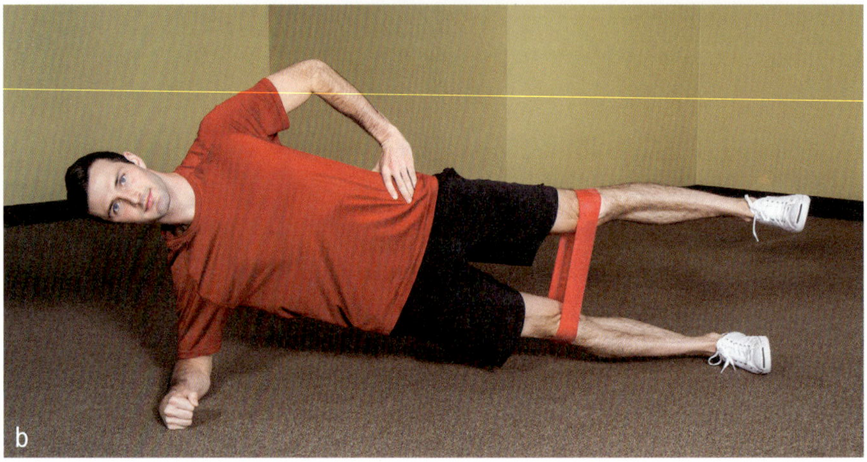

b

## 네발 자세 안정화(Quadruped Stabilization)

**요추 고정근, 둔부 근육 및 복사근(Lumbar Stabilizers, Glutes, Obliques)**

네발 자세에서 시작한다. 여러분의 한쪽 발밑에 밴드의 중간 부분을 배치하고, 양손으로 밴드의 양쪽 끝을 각각 잡는다(a). 허리와 목을 일자로 유지한 채, 한쪽 다리를 뒤쪽으로 뻗는다. 이때 여러분의 엉덩이와 무릎이 바닥과 평행을 이루어야 한다(b). 그리고 다리를 뒤쪽으로 움직일 때 반대쪽 팔을 앞쪽으로 뻗는다. 그런 다음, 시작자세로 천천히 돌아온다.

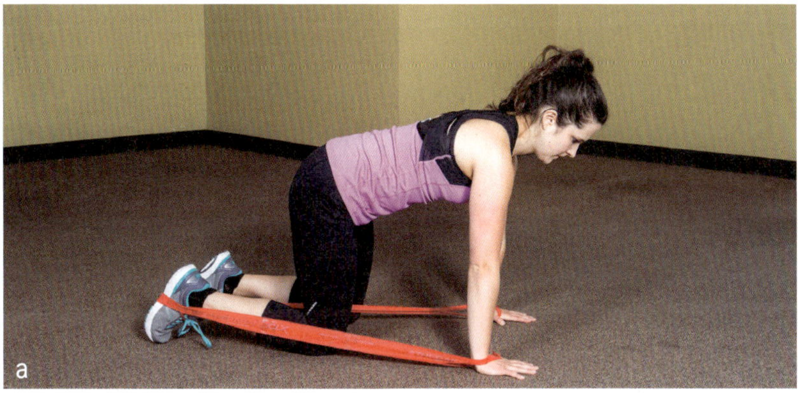
a

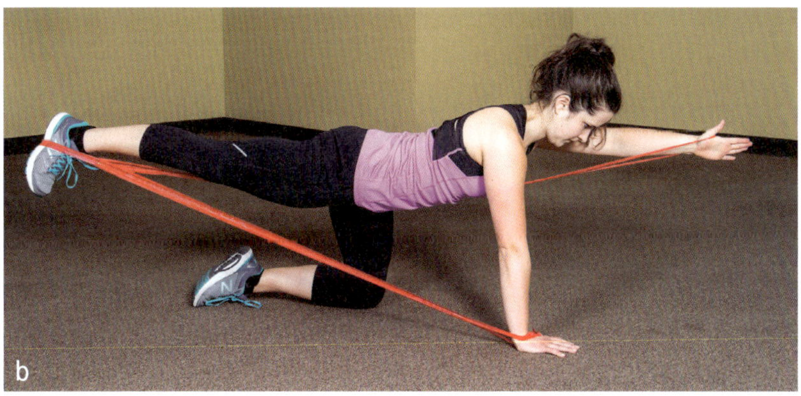
b

**다른 버전(VARIATION)**

바닥에 양손을 그대로 집고, 한쪽 다리만 신전한다.

**테크닉 팁(TECHNIQUE TIP)**

여러분의 허리와 목을 일자로 유지한다. 허리에 아치가 생기거나 엉덩이를 신전해서는 안 된다. 목이나 몸통을 회전시키지 않아야 한다.

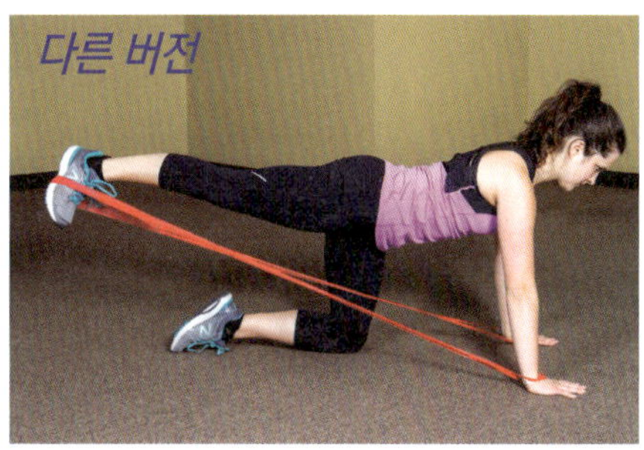
*다른 버전*

### 트레이닝 팁(Training Tip)

***코어 활성화에 효과가 더 좋다.***

연구자들에 따르면, 상지와 하지를 통합한 운동은 단독 체중만 이용한 운동보다 요추와 복부 근육의 활성화에 더 효과적이라고 했다(Gottschall 등, 2013).

## 누운 자세 안정화(Supine Stabilization)

**요추 고정근(Lumbar Stabilizers)**

누운 자세에서 한쪽 다리는 쭉 뻗고, 반대쪽 다리는 세운다. 쭉 뻗은 다리의 발바닥에 밴드의 중간 부분을 배치하고, 양손으로 밴드의 양쪽 끝을 각각 잡는다. 이때 반대쪽 팔을 천장쪽으로 쭉 뻗는다(a). 양쪽 팔꿈치를 신전한 채, 양쪽 팔을 교대로 굴곡한다(b). 여러분의 허리를 곧게 유지하고, 시작자세로 천천히 돌아온다.

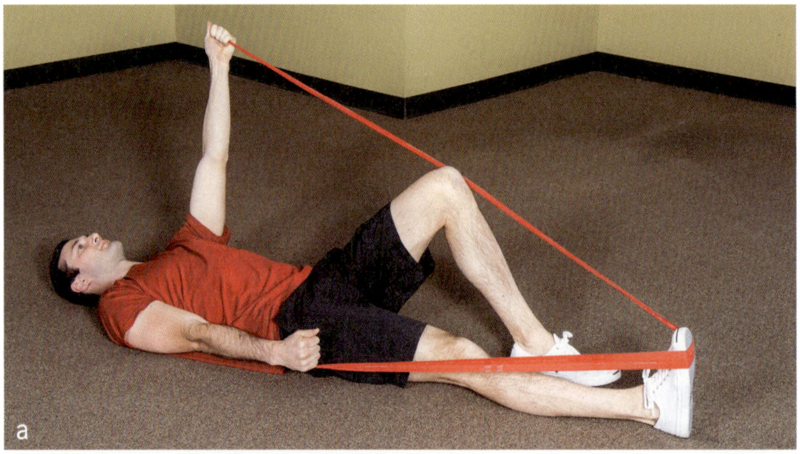
a

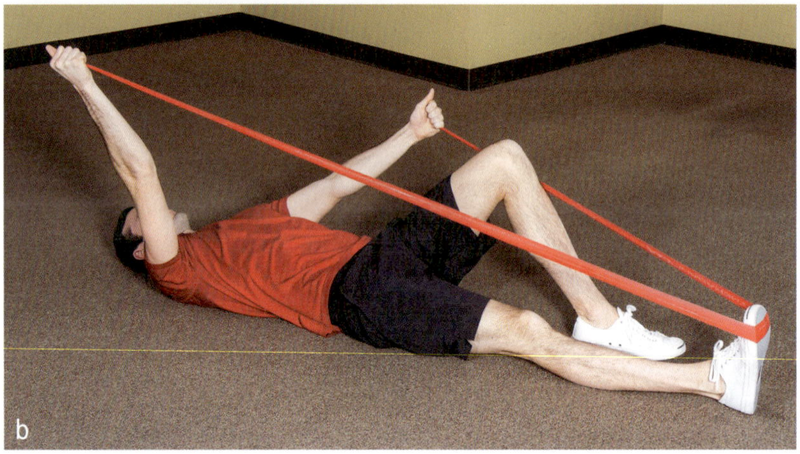
b

**다른 버전(VARIATION)**

팔을 굴곡하는 동시에 밴드의 저항을 이겨내며 고관절의 굴곡과 신전을 수행한다(무릎을 신전한 채).

**테크닉 팁(TECHNIQUE TIP)**

여러분의 허리와 목을 중립으로 유지한다. 허리에 아치가 생기지 않아야 한다.

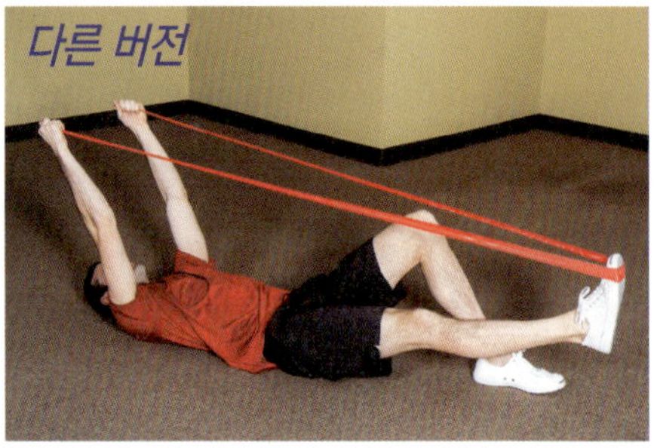

9

# 전신 운동

## Total Body

스포츠 움직임과 기능적 움직임은 강한 코어를 요구한다. 코어는 복부와 허리를 포함한 몸통과 골반 주위의 근육으로 구성된다. 코어 근육은 주동근, 고정근 및 힘 변환장치로서 작용해야 한다. 상지의 기능적 근력(야구의 던지기와 같은 동작에 이용되는)은 종종 하체에 의해 향상되고, 코어를 통해 전달된다. 코어 영역을 개별적으로 강화하는 것도 중요하고, 또 코어 영역을 전신 운동을 통해 기능적 근력 안으로 통합시키는 것도 중요하다.

기능적 훈련 프로그램은 코어 안정화와 상지와 하지 사이의 힘 전달을 촉진하는 전신 운동을 반드시 포함해야 한다. 탄성 저항 운동은 스쿼트나 런지와 같은 운동과 결합된 사지 움직임을 통해 코어 안정화를 촉구하는 다양한 저항 벡터를 만들 수 있다. 부가적으로, 탄성 저항 운동은 리프트나 밀기와 같은 전신 기능적 움직임과 관련된 근육들을 자극할 수 있다.

## 스쿼트와 대각선 굴곡의 결합(Squat With Diagonal Flexion)

**삼각근, 요추 고정근, 대퇴사두근, 둔부 근육**

**(Deltoids, Lumbar Stabilizers, Quadriceps, Gluteal Muscles)**

양 발밑에 긴 밴드(9 피트)의 중간 부분을 배치하고 양 발을 어깨너비만큼 벌린다. 밴드를 허벅지 앞쪽에서 교차시켜 고관절 높이에서 밴드의 양쪽 끝을 각각 잡는다(a). 스쿼트하면서 상체를 낮춘다. 이와 동시에 양팔을 위쪽과 가쪽인 대각선 방향으로 들어 올린다(b). 그런 다음, 시작자세로 천천히 돌아온다.

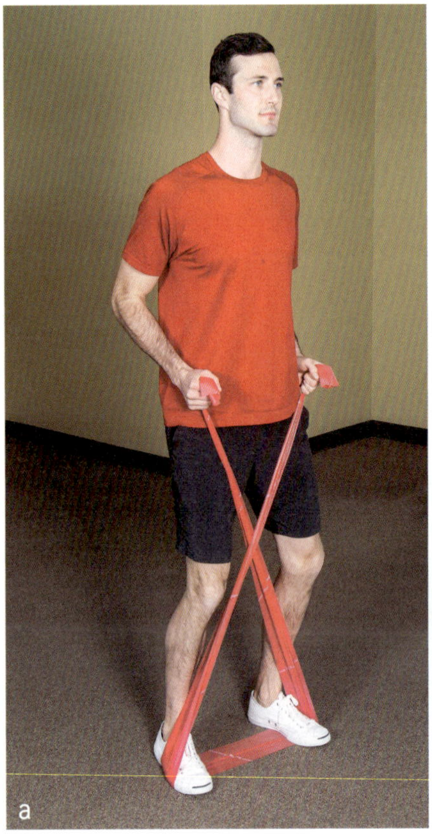


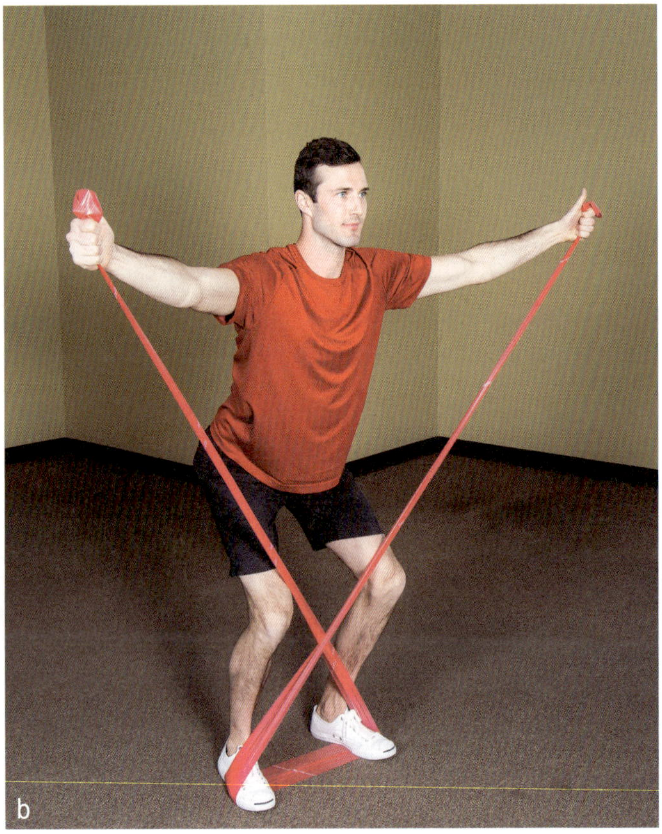


**다른 버전(VARIATION)**

오른쪽 팔과 왼쪽 팔을 교대로 대각선 굴곡시킨다.
난이도를 높이기 위해 폼 패드 위에 올라선다.

**진전(PROGRESSION)**

스쿼트의 끝 지점에서는 양쪽 팔을 머리 위로 들어 올린다.

**테크닉 팁(TECHNIQUE TIP)**

허리에 아치가 생기지 않도록 등을 일자로 유지한다.
복부의 긴장을 유지한다.

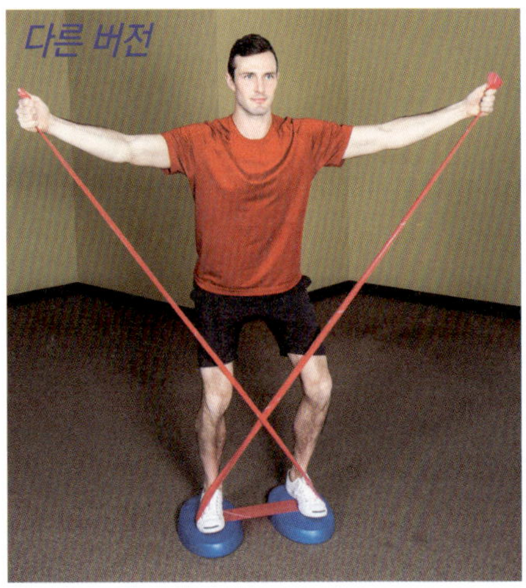

## 미니-스쿼트와 리버스 플라이의 결합(Mini Squat With Reverse Fly)

**삼각근, 요추 고정근, 대퇴사두근, 둔부 근육**

**(Deltoids, Lumbar Stabilizers, Quadriceps, Gluteal Muscles)**

양 발밑에 긴 밴드의 중간 부분을 배치하고 양 발을 어깨너비만큼 벌린다. 밴드를 몸 앞쪽에서 교차하고 팔꿈치를 굽혀서 밴드의 양쪽 끝을 각각 잡는다(a). 팔꿈치를 굽힌 한 채 양쪽 팔을 가쪽과 위쪽으로 어깨높이까지 들어 올리는 동시에 미니 스쿼트(슬관절과 고관절의 약 30°굴곡)로 몸을 낮춘다(b). 그런 다음, 시작자세로 천천히 돌아온다. 노트: 이 사진들은 특별히 리버스 플라이 동작을 보여주고 있고, 미니-스쿼트 동작을 보여주고 있지 않다.

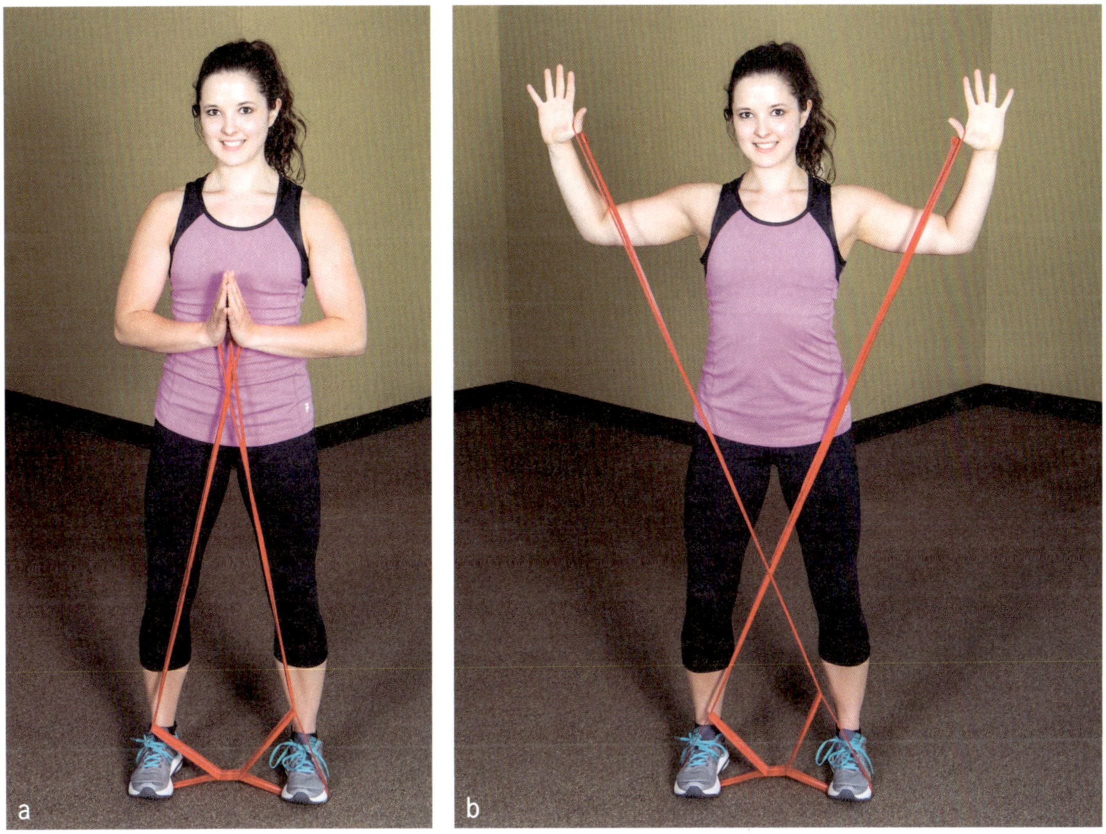


**다른 버전(VARIATION)**

팔을 들어 올릴 때 옆으로 한 스텝 움직인다.

**진전(PROGRESSION)**

옆으로 한 스텝 움직일 때 양쪽 팔을 머리 위로 들어 올린다.

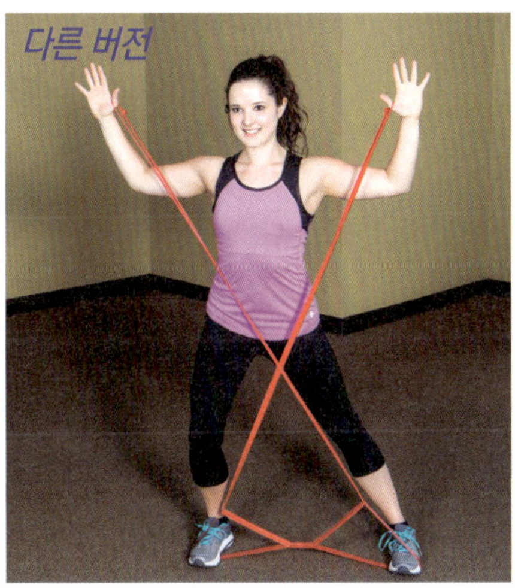


**테크닉 팁(TECHNIQUE TIP)**

허리에 아치가 생기지 않도록 등을 일자로 유지한다. 복부의 긴장을 유지한다.

## 런지와 대각선 굴곡의 결합(Lunge With Diagonal Flexion)

**삼각근, 요추 고정근, 대퇴사두근(Deltoids, Lumbar Stabilizers, Quadriceps)**

밴드의 중간 부분을 한쪽 발 밑에 배치하고 선 자세를 취한다. 반대쪽 발을 뒤로 내디디면서 무릎을 굴곡한다. 그리고 고관절 높이에서 밴드의 양쪽 끝을 각각 잡는다. 양쪽 팔을 가쪽과 위쪽으로 움직이면서 양쪽 어깨를 대각선 방향으로 굴곡한다(a). 몸통을 똑바로 유지하고, 앞쪽 무릎을 굴곡하면서 몸을 아래로 낮춘다(b).

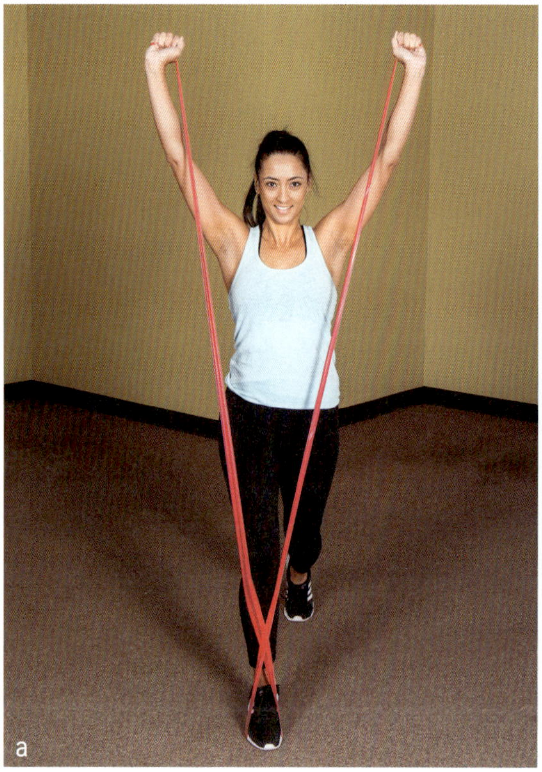
a

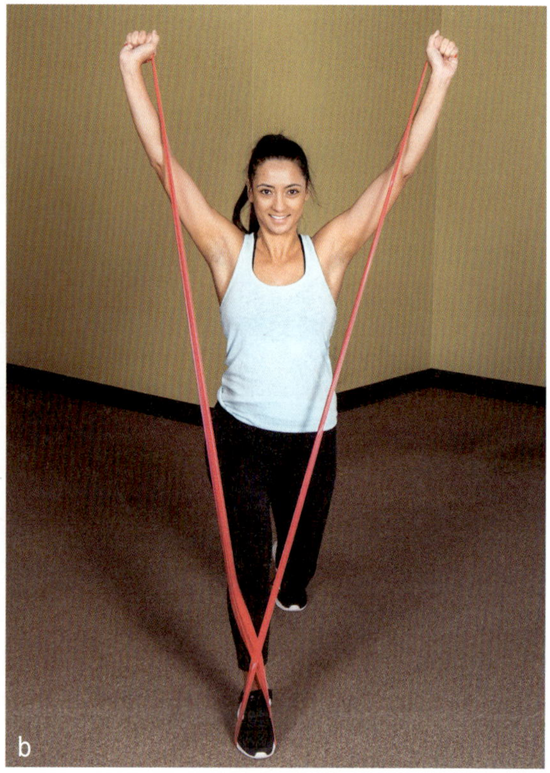
b

**다른 버전(VARIATION)**

런지를 하는 동안, 오른쪽 팔과 왼쪽 팔을 교대로 대각선 굴곡시킨다.

**진전(PROGRESSION)**

난이도를 높이기 위해 폼 패드 위에 올라선다.

**테크닉 팁(TECHNIQUE TIP)**

허리에 아치가 생기지 않도록 등을 일자로 유지한다.

복부의 긴장을 유지한다. 항상 몸통을 똑바로 유지한다.

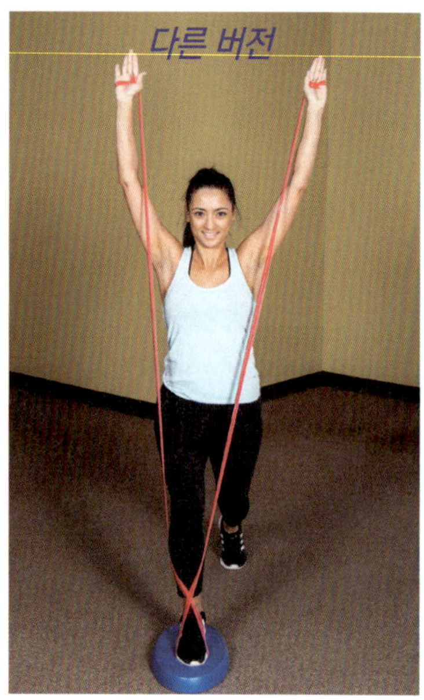


전신 운동(Total Body)

## 런지와 메디슨 볼 회전의 결합(Lunge With Medicine Ball Rotation)

### 모든 근육군(All Muscle Groups)

여러분 뒤쪽에 밴드를 고정하고, 밴드의 중간 부분을 허리 높이의 몸통에 배치한다. 4-6파운드의 메디신 볼을 잡고, 무릎 굴곡을 통제하면서 앞쪽으로 런지한다. 이때 무릎 굴곡의 각도는 45-60° 정도이다(a). 런지 자세에서, 양쪽 팔과 메디신 볼을 왼쪽, 다시 중앙으로, 그리고 오른쪽으로 회전한다. 몸통을 회전하는 동안 상체를 똑바른 자세로 유지해야 한다(b). 반대쪽 다리를 앞쪽으로 런지하고, 몸통을 회전 시킨다. 몸통 회전과 런지를 여러 번 수행한다. 런지 동안 다리를 교대로 앞쪽으로 내딛는다.

### 테크닉 팁(TECHNIQUE TIP)

런지 동안 몸통을 똑바로 유지해야 한다. 일반적인 실수는 앞쪽 런지를 할 때 몸통을 굽히는 것이다.

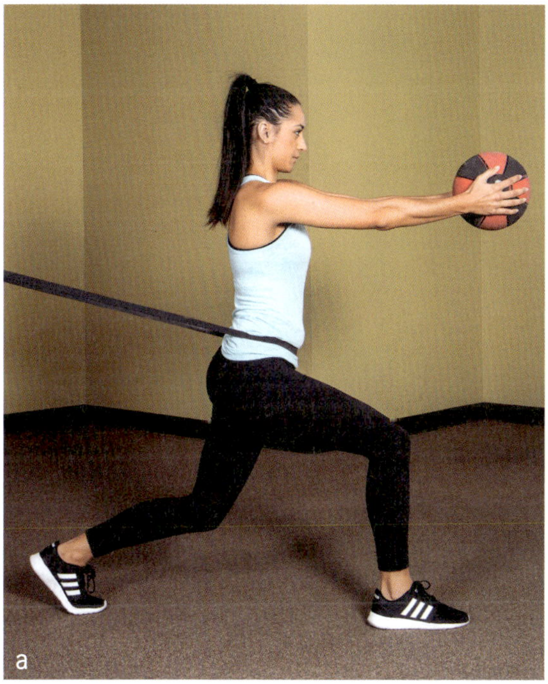
a

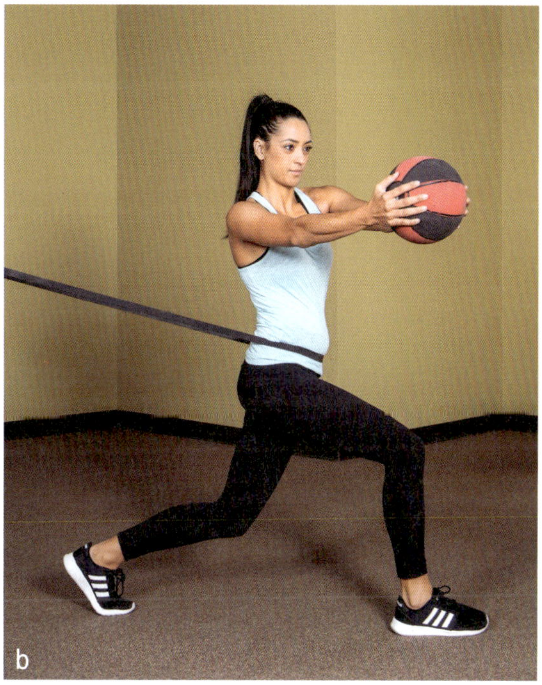
b

## 양측 초프(Bilateral Chop)

**앞쪽 몸통, 어깨(Anterior Trunk, Shoulder)**

머리 위의 고정 물체에 밴드의 한쪽 끝을 고정한다. 밴드 고정점을 등지고, 양쪽 고관절과 슬관절을 약간 굽힘하는 운동선수 스탠스를 취한다. 밴드 고정점에 가까운 어깨 위로 양손을 뻗어 밴드의 한쪽 끝을 잡는다. 밴드 쪽으로 여러분의 몸통을 약간 회전 시킨다(a). 밴드 고정점과 반대되는 방향으로 몸통을 돌리면서, 양손으로 밴드를 대각선 방향의 아래쪽으로 당긴다(b).
그런 다음 시작자세로 천천히 돌아온다.

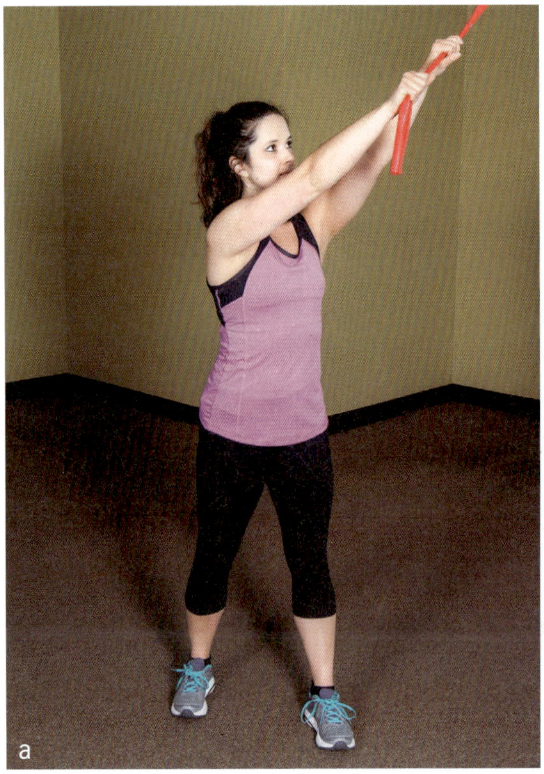


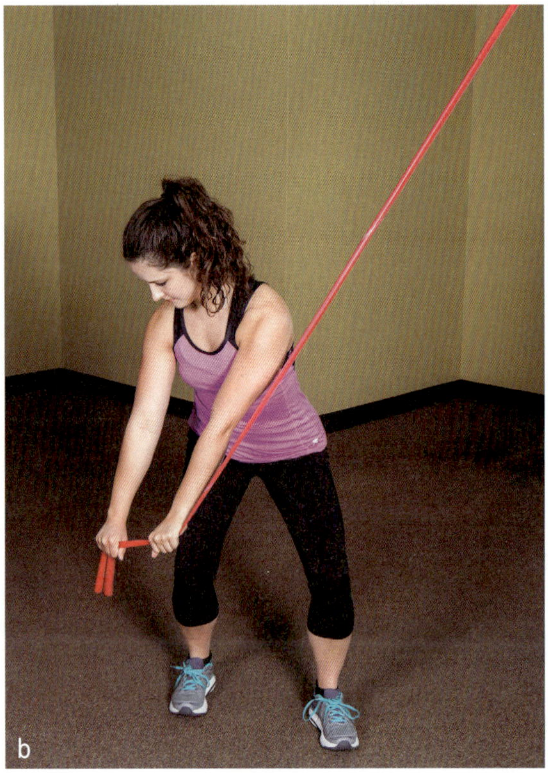


**다른 버전(VARIATION)**
무릎 꿇은 자세에서 운동을 수행한다.

**진전(PROGRESSION)**
밴드를 당기기 위해, 더 많이 몸통을 회전, 측방 굴곡 및 굴곡한다.

**테크닉 팁(TECHNIQUE TIP)**
운동의 끝지점에서 여러분의 등을 중립으로 유지해야 한다. 그리고 등을 둥글게 말아서는 안 된다.

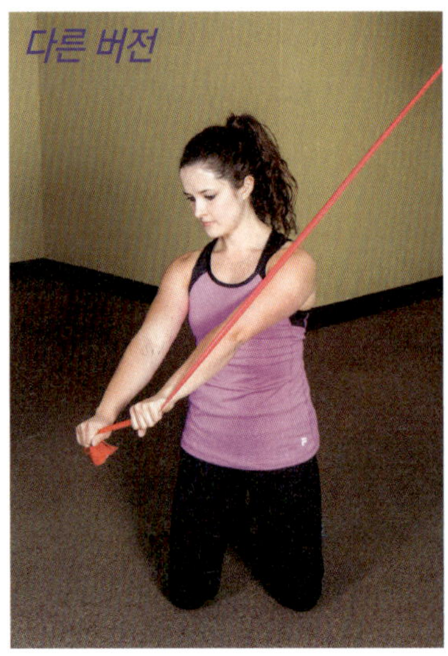

## 양측 리프트(Bilateral Lift)

### 뒤쪽 몸통, 어깨(Posterior Trunk, Shoulder)

바닥 근처의 고정 물체에 밴드의 한쪽 끝을 고정한다. 양쪽 고관절과 무릎관절을 약간 굽힘하는 운동선수 스탠스에서 시작한다. 밴드 고정점의 옆쪽에 서서 밴드 쪽으로 여러분의 몸통을 약간 회전시키고, 양손으로 밴드의 한쪽 끝을 잡는다(a). 밴드 고정점과 반대되는 쪽인 바깥쪽 어깨 위로 밴드를 들어 올린다(b). 그런 다음 시작자세로 천천히 돌아온다.

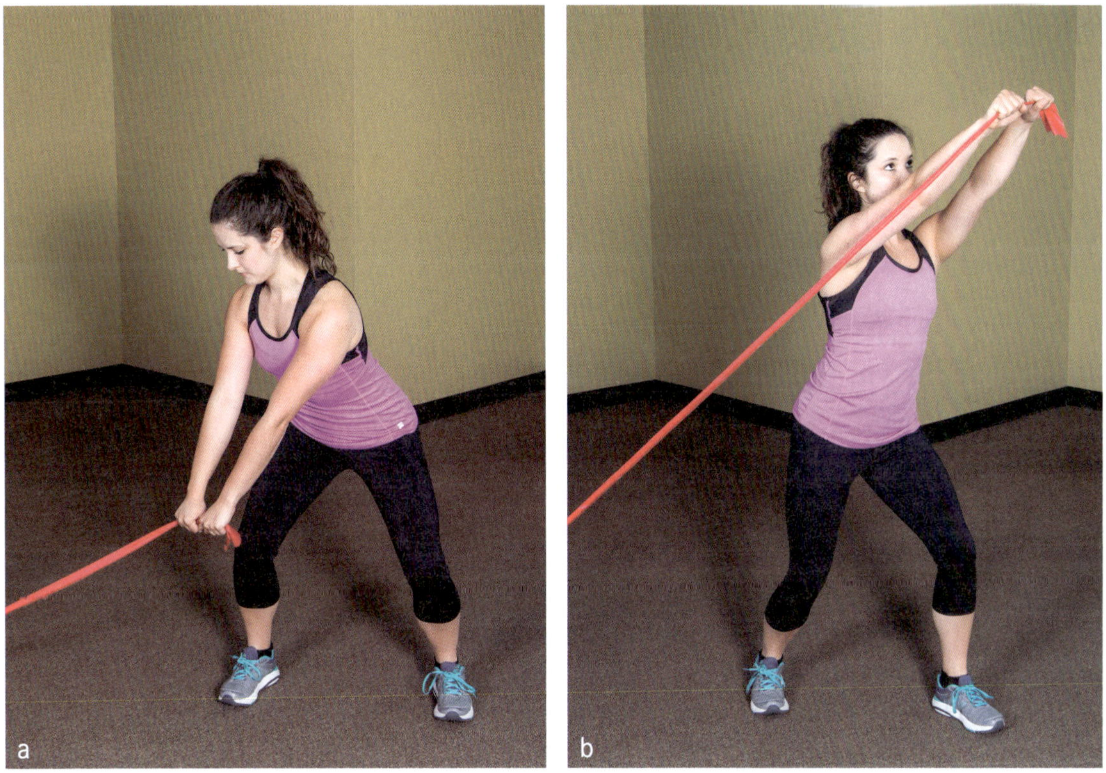


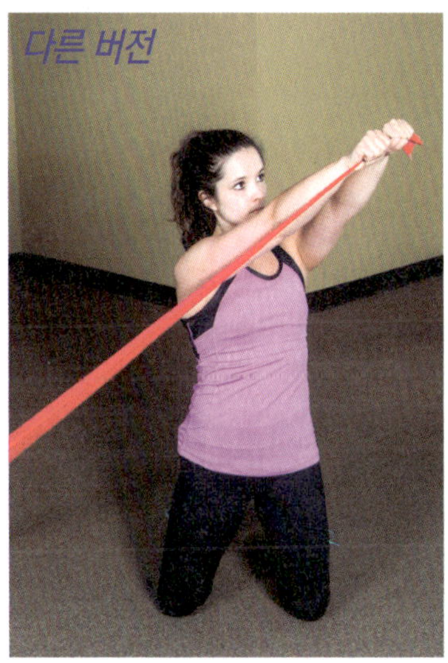


**다른 버전(VARIATION)**
무릎 꿇은 자세에서 운동을 수행한다.

**진전(PROGRESSION)**
리프트를 하기 위해, 더 많이 몸통을 회전, 측방 굴곡 및 신전한다.

**테크닉 팁(TECHNIQUE TIP)**
운동의 끝시섬에서 여러분의 능을 중립으로 유지해야 한다. 그리고 등의 아치를 만들지 않아야 한다.

## 편측 로우와 사이드 브릿지의 결합(Unilateral Row With Side Bridge)

**중둔근, 능형근, 요방형근(Gluteus Medius, Rhomboids, Quadratus Lumborum)**

바닥 근처의 고정 물체에 밴드의 한쪽 끝을 고정한다. 팔꿈치를 어깨밑에 배치하고 옆으로 누운 자세를 취한다. 반대쪽 손으로 밴드의 한쪽 끝을 잡고(a), 로우잉 운동을 수행한다(b). 이때 엉덩이가 바닥으로 들어올려지고 안정된 사이드 브릿지 자세를 유지해야 한다. 그런 다음 시작자세로 천천히 돌아온다.

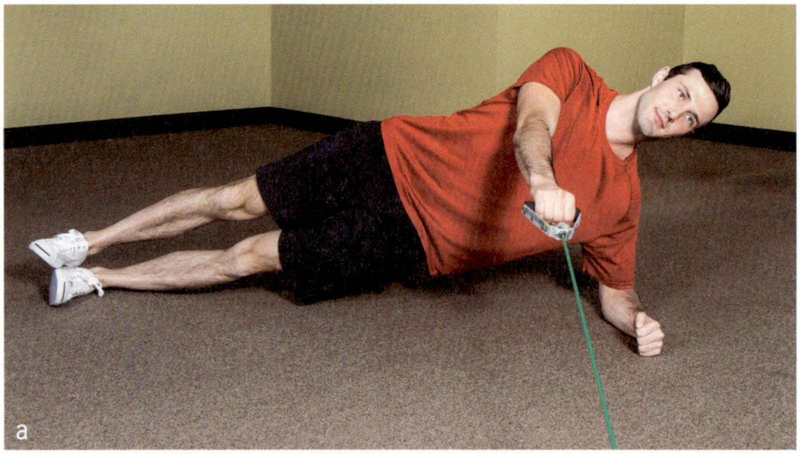


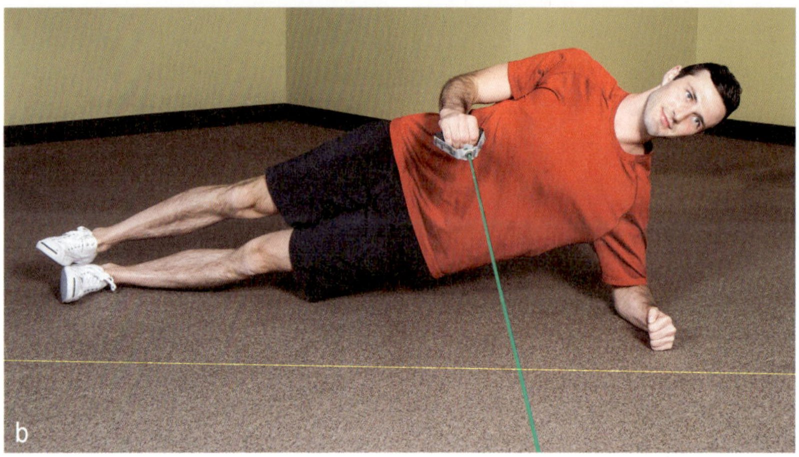


**다른 버전(VARIATION)**

무릎과 고관절을 굽힘 한다. 사이드 브릿지를 수행하기 위해 무릎을 지면에 대고 엉덩이를 들어 올린다.

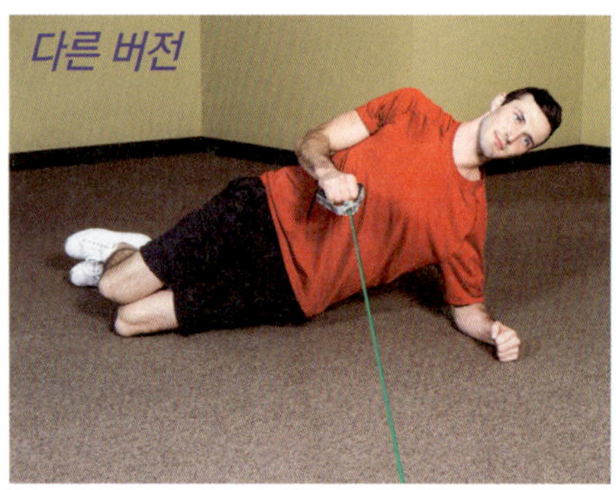


**진전(PROGRESSION)**

팔이 수직될 때까지 팔꿈치를 편 채로 천장쪽으로 들어올리고, 사이드 브릿지를 수행한다.

**테크닉 팁(TECHNIQUE TIP)**

신체 정렬을 잘 유지하고, 복부와 둔부에 긴장을 준다.

## 스텝과 푸쉬의 결합(Step Push)

**대흉근, 상완삼두근(Pectoralis Major, Triceps)**

한쪽 발을 앞으로 내딛은 선 자세를 취한다. 상부 등을 가로질러 밴드의 중간 부분을 배치한다. 겨드랑이 밑에서 밴드를 잡는다. 양쪽 밴드의 끝을 가슴 앞에서 잡는다(a). 밴드를 앞쪽으로 밀면서 뒤쪽 발을 앞쪽으로 내딛는다(b). 그런 다음 시작자세로 천천히 돌아온다.

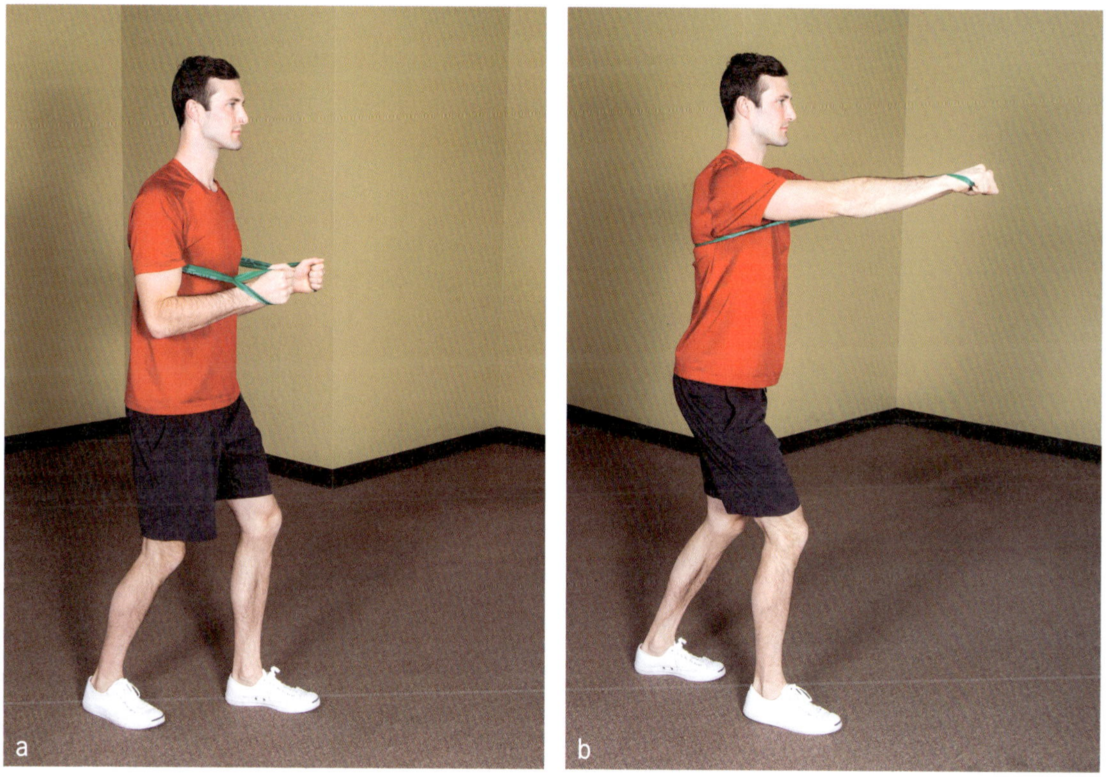


**다른 버전(VARIATION)**

- 푸쉬하는 각도를 바꾼다.
- 운동을 수행하기 위해 고정된 물체에 밴드의 중간부분을 고정한다.

**진전(PROGRESSION)**

난이도를 높이기 위해 폼 패드 위로 발을 내딛는다.

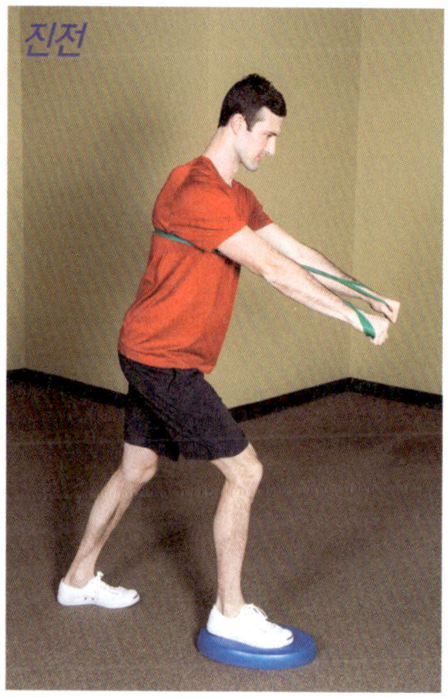


**테크닉 팁(TECHNIQUE TIP)**

운동을 하기 전이나 도중에 복부에 긴장을 준다.
운동을 수행할 때 등과 목을 일자로 유지한다.

전신 운동(Total Body)

## 리프트 시뮬레이션(Lift Simulation)

**대둔근, 대퇴사두근, 요추 고정근(Gluteus Maximus, Quadriceps, Lumbar Stabilizers)**

하프 런지 자세에서 시작한다. 밴드의 중간 부분을 앞쪽 발밑에 고정한다. 등과 목을 일자로 유지하고, 무릎을 굽혀 무릎 근처의 높이에서 밴드의 양쪽 끝을 각각 잡는다(a). 마치 상자를 들어 올릴 때처럼 무릎이 펴지고 양 손이 고관절 높이에 도달할 때까지 밴드의 저항을 이겨내며 무릎과 고관절을 신전한다(b). 그런 다음 시작자세로 천천히 돌아온다.

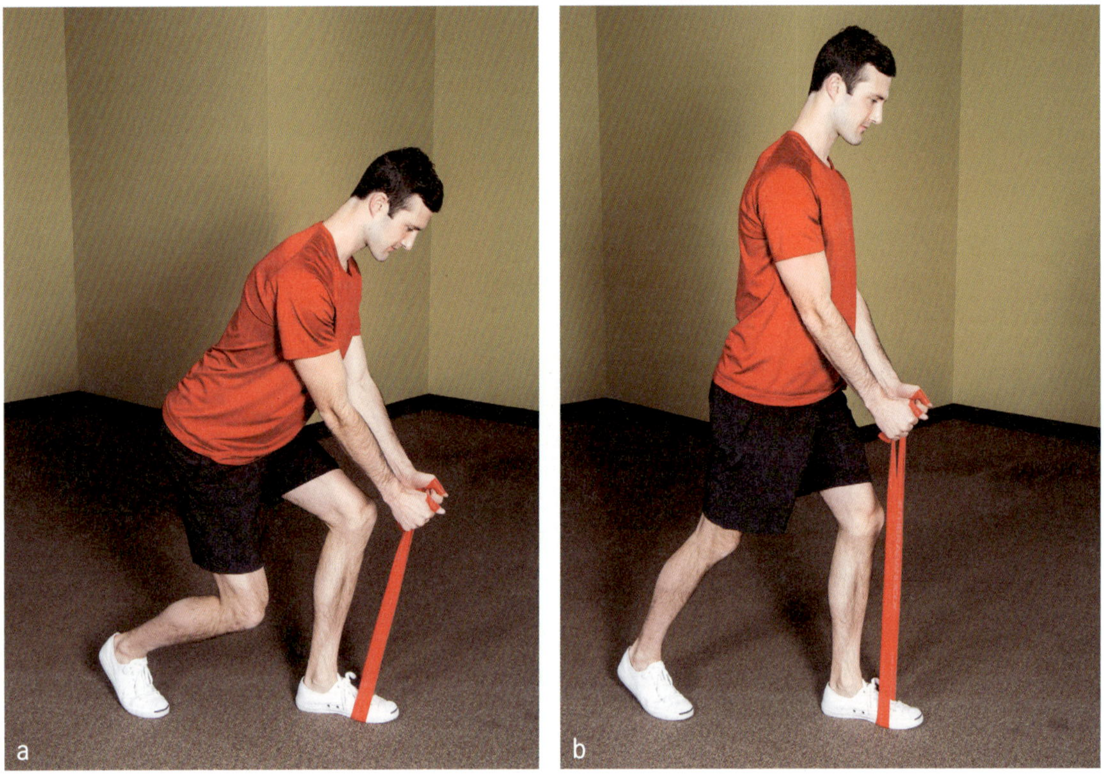


**진전(PROGRESSION)**

난이도를 높이기 위해 폼 패드 위로 발을 내딛는다.

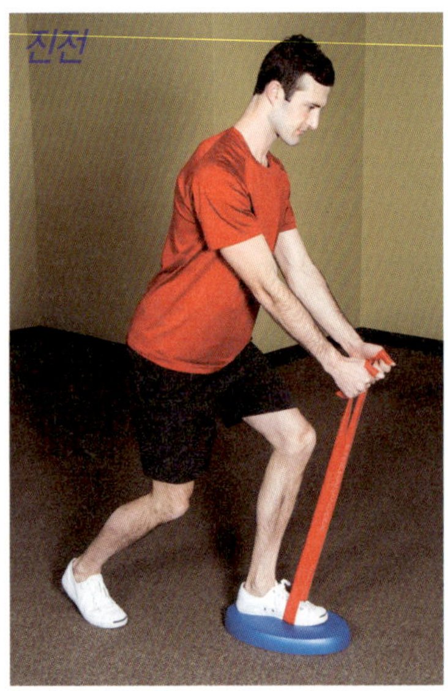


**테크닉 팁(TECHNIQUE TIP)**

양쪽 다리를 사용하고, 양쪽 팔을 안정되게 유지한다.
운동을 하기 전이나 도중에 복부에 긴장을 준다.
운동을 수행할 때 등과 목을 일자로 유지한다.
등이 구부정하지 않아야 한다.

## 스텝과 리프트의 결합(Step Lift)

**대둔근, 대퇴사두근, 요추 고정근(Gluteus Maximus, Quadriceps, Lumbar Stabilizers)**

앞쪽 발밑에 밴드의 중간 부분을 고정하고, 다른 쪽 발을 여러분의 뒤쪽에 위치시킨다. 양쪽 무릎을 굽히고, 무릎 근처의 높이에서 밴드의 양쪽 끝을 각각 잡는다(a). 양쪽 무릎과 고관절을 신전할 때 그 발로 밴드를 고정하고, 반대쪽 다리를 앞쪽으로 내딛는다. 마치 상자를 들어 올릴 때처럼 밴드를 잡고 있는 양손을 고관절 높이까지 들어 올린다(b). 그런 다음 시작자세로 천천히 돌아온다.

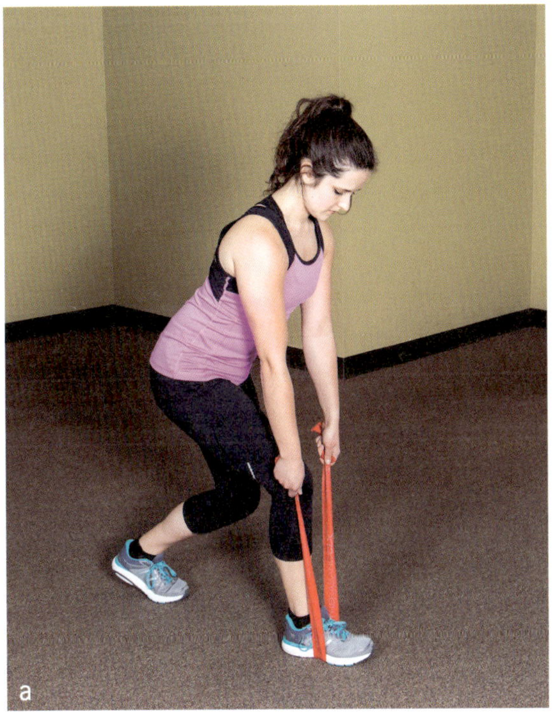
a

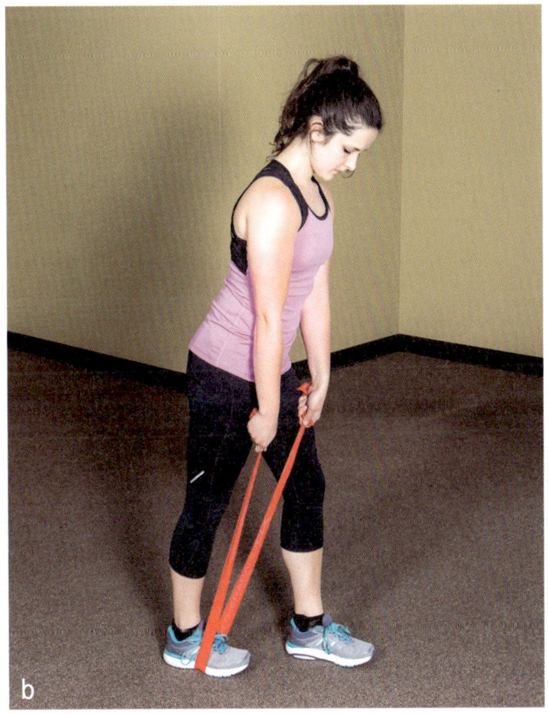
b

### 다른 버전(VARIATION)

밴드의 끝을 올리는 높이를 바꾼다.

### 진전(PROGRESSION)

- 난이도를 높이기 위해 폼 패드 위에서 실시한다.
- 발을 앞쪽으로 내디딜 때 양쪽 팔을 머리 위로 들어 올린다.

### 테크닉 팁(TECHNIQUE TIP)

운동을 하기 전이나 도중에 복부에 긴장을 준다.
운동을 수행할 때 등과 목을 일자로 유지한다.
등이 구부정하지 않아야 한다.

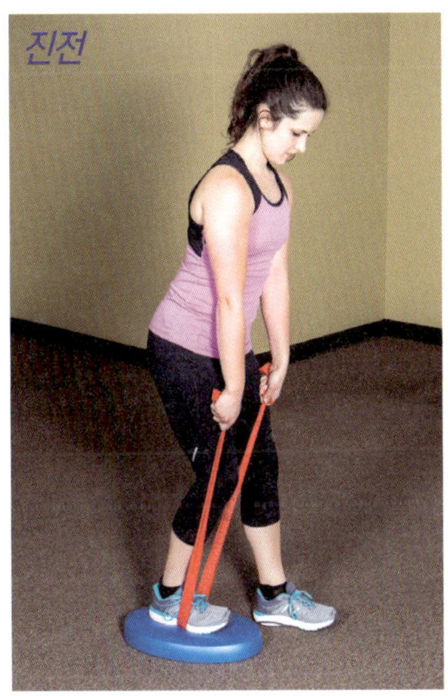
진전

## 스텝과 인클라인 프레스의 결합(Step Incline Press)

**대흉근, 상완삼두근, 삼각근(Pectoralis Major, Triceps, Deltoids)**

한쪽 발을 앞쪽으로 내딛은 자세에서 밴드의 중간 부분을 상부 등을 가로질러 배치한다. 그리고 밴드의 양쪽 끝을 겨드랑이 밑을 통과해 가슴 앞쪽에서 잡는다(a). 밴드를 앞쪽과 위쪽으로 밀면서, 여러분의 뒤쪽 다리를 앞쪽으로 내딛는다(b). 그런 다음 시작자세로 천천히 돌아온다.

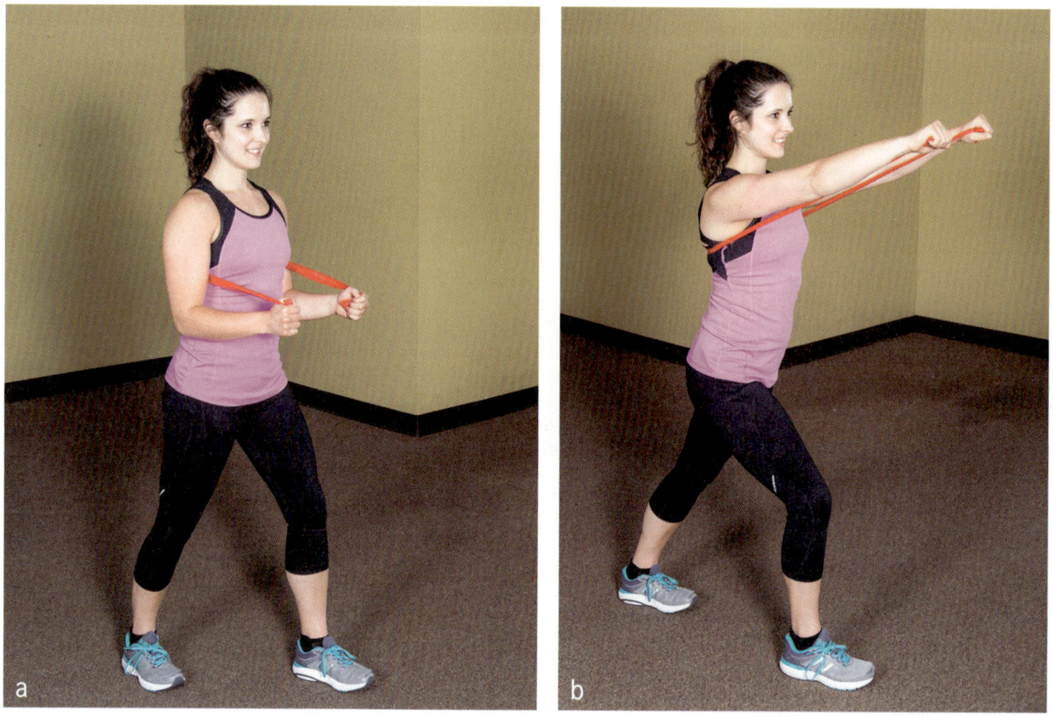


**다른 버전(VARIATION)**

밴드의 끝을 올리는 높이를 바꾼다.

**진전(PROGRESSION)**

난이도를 높이기 위해 폼 패드 위에서 실시한다.

**테크닉 팁(TECHNIQUE TIP)**

운동을 하기 전이나 도중에 복부에 긴장을 준다.

운동을 수행할 때 등과 목을 일자로 유지한다.

등이 구부정하지 않아야 한다.

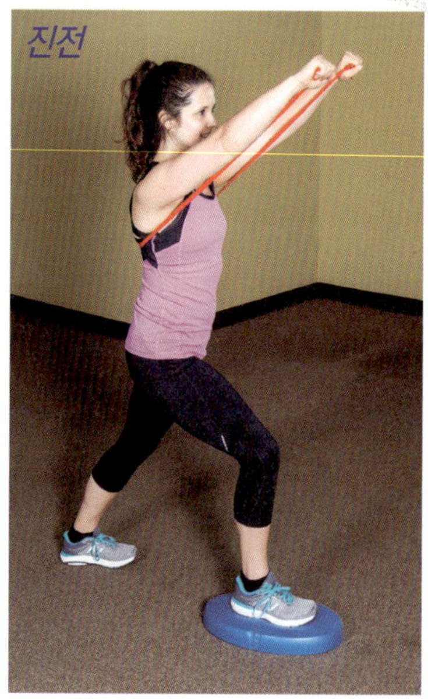

## 리버스 스텝과 풀의 결합(Reverse Step Pull)

**능형근, 광배근, 둔부 근육(Rhomboids, Latissimus Dorsi, Gluteal Muscles)**

여러분의 앞에 위치한 허리 높이의 튼튼한 물체에 밴드의 중간 부분을 고정한다. 한쪽 발을 앞쪽으로 내딛은 선 자세에서 양 팔을 앞쪽으로 뻗으면서 밴드의 양쪽 끝을 각각 잡는다. (a). 밴드를 엉덩이 쪽으로 당기는 동시에, 여러분의 앞쪽 발을 뒤쪽으로 내딛는다(b) 그런 다음 시작자세로 천천히 돌아온다.

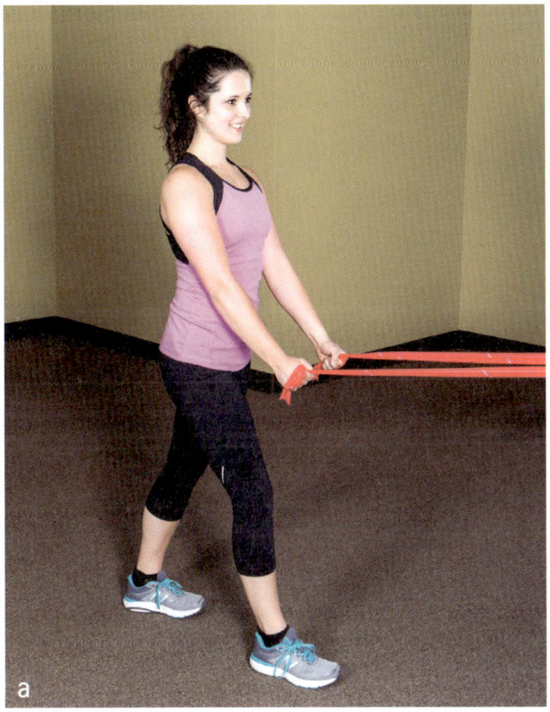


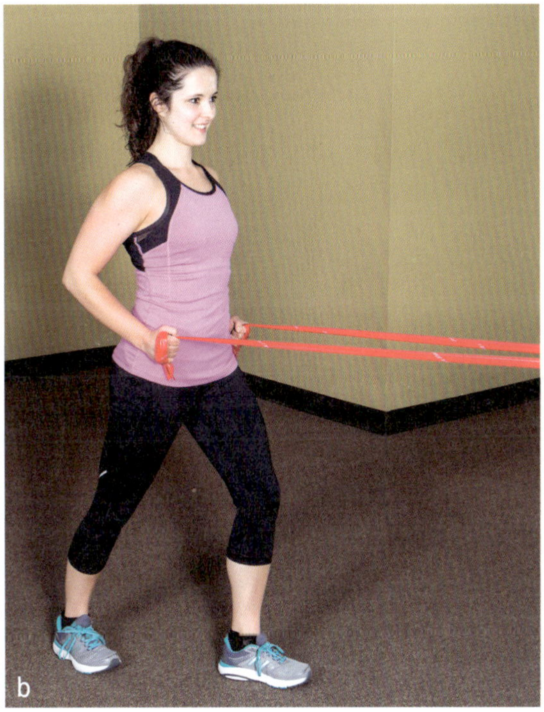


**다른 버전**(VARIATION)

밴드 시작점의 각도를 바꾼다.

**진전**(PROGRESSION)

- 난이도를 높이기 위해 폼 패드 위에서 실시한다.
- 팔꿈치의 굴곡을 유지한 채 밴드의 저항을 이겨내며 뒤쪽으로 발을 내딛는다.

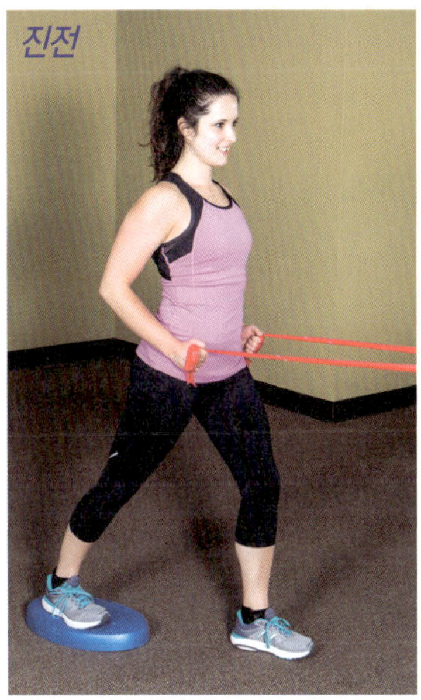


**테크닉 팁**(TECHNIQUE TIP)

운동을 하기 전이나 도중에 복부에 긴장을 준다.
운동을 수행할 때 등과 목을 일자로 유지한다.

## 스텝-업과 컬-업의 결합(Step-Up Curl-Up)

**대퇴사두근, 대둔근, 상완이두근(Quadriceps, Gluteus Maximus, Biceps)**

플랫폼 위에 올려놓은 한쪽 발밑에 밴드의 중간 부분을 배치하고, 밴드의 양쪽 끝을 잡는다(a). 밴드의 저항을 이겨내며 여러분의 팔꿈치를 위쪽으로 굴곡할 때 반대쪽 발을 플랫폼 위에 들어 올린다(b). 그런 다음 시작자세로 천천히 돌아온다.

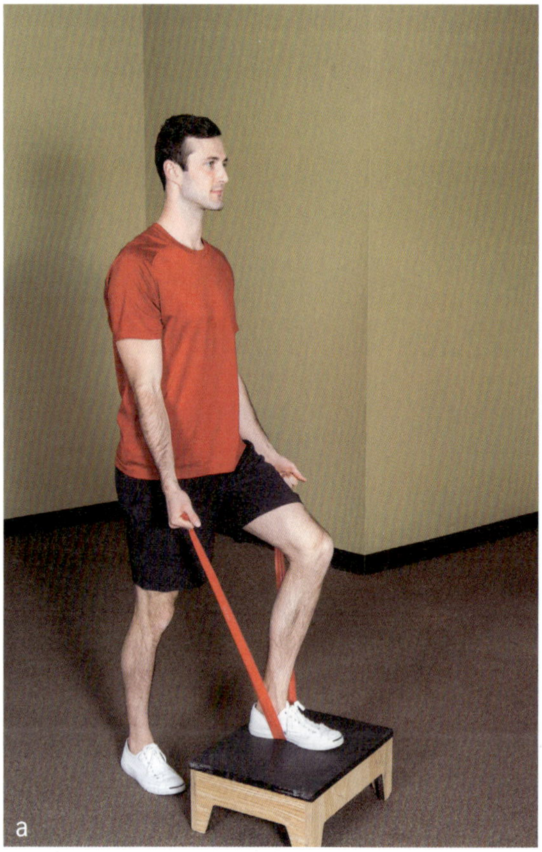


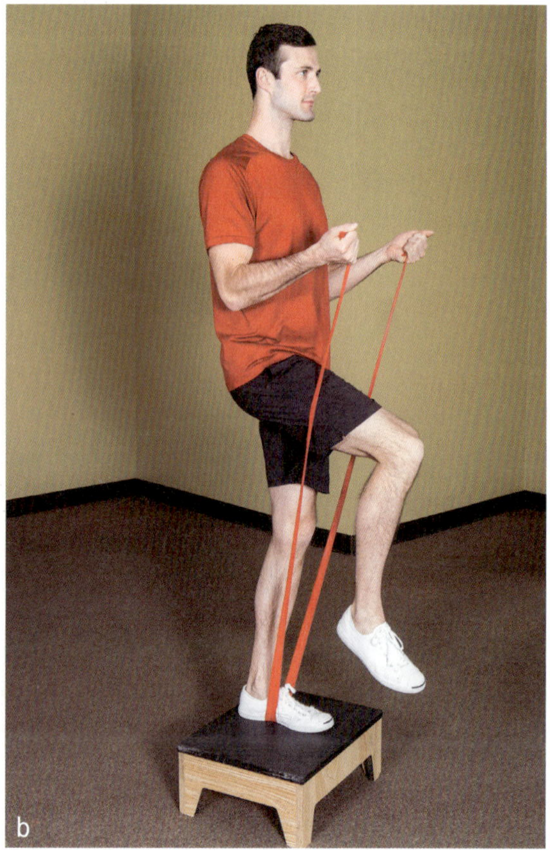


**진전(PROGRESSION)**

- 난이도를 높이기 위해 플랫폼 위에 폼 패드를 올려놓는다.
- 스텝 위로 올라갈 때 양쪽 팔을 머리 위로 들어 올린다.

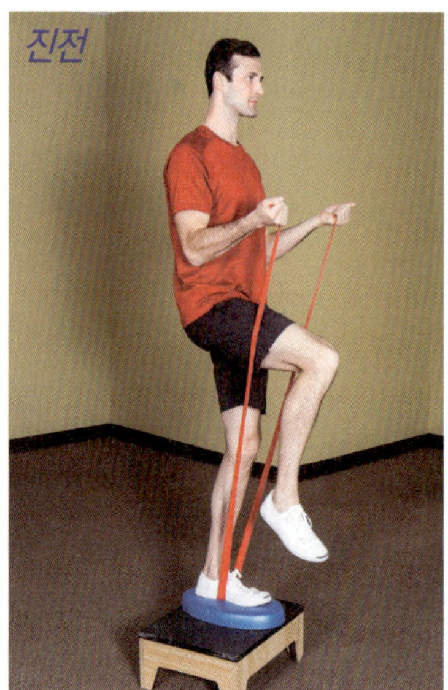


**테크닉 팁(TECHNIQUE TIP)**

운동을 하기 전이나 도중에 복부에 긴장을 준다.
운동을 수행할 때 등과 목을 일자로 유지한다.
등이 구부정하지 않아야 한다.

## 어깨 외회전과 스텝의 결합(Shoulder External Rotation Step)

**회전근개, 능형근, 몸통 회전근(Rotator Cuff, Rhomboids, Trunk Rotators)**

운동하는 팔과 반대쪽에 있는 튼튼한 물체에 허리 높이 정도에서 밴드의 한쪽 끝을 고정한다. 팔꿈치를 굽힘 하여 허리에 붙이고 밴드의 한쪽 끝을 잡는다. 팔꿈치가 허리에 붙어 있도록 팔과 몸통 사이에 타월 롤을 배치한다(a). 전완을 바닥과 평행하게 유지하면서 어깨를 외회전 시킨다. 이와 동시에 밴드 고정점과 멀어지는 방향으로 한 발짝을 내딛는다. 여러분의 발이 옆쪽 방향을 바라볼 수 있도록 여러분의 골반과 몸통을 회전 시킨다(b). 그런 다음 시작자세로 천천히 돌아온다.

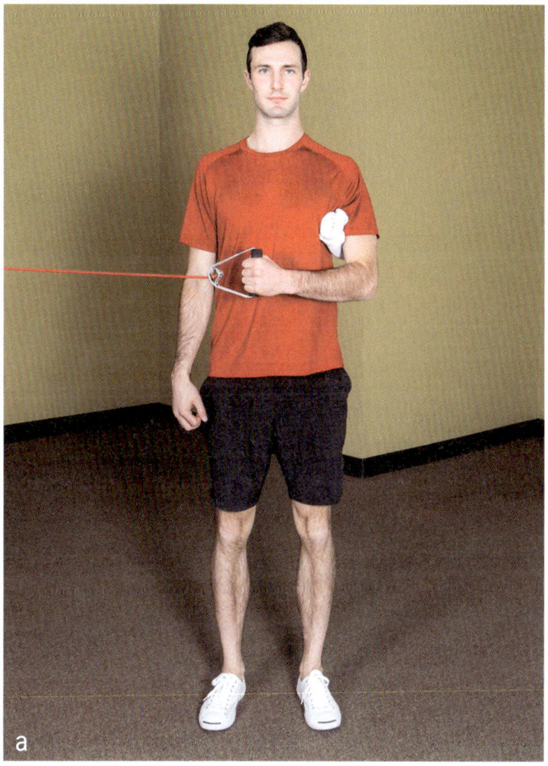
a

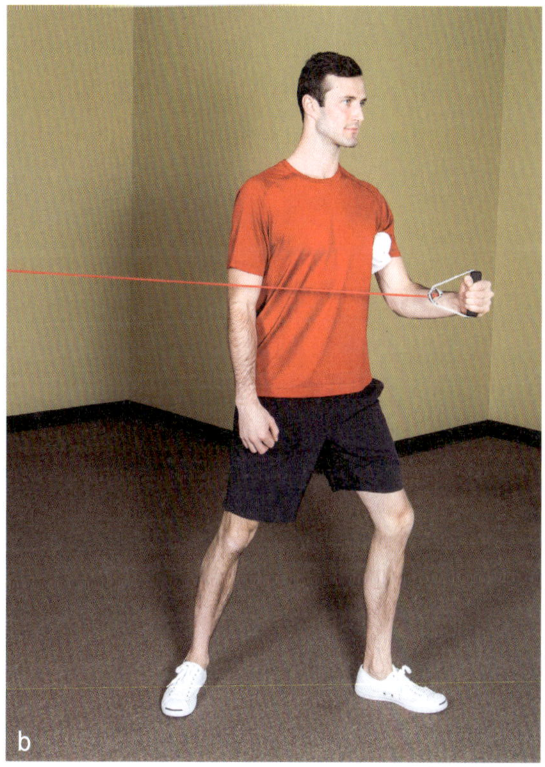
b

**다른 버전(VARIATION)**

밴드의 끝을 올리는 높이를 바꾼다.

**진전(PROGRESSION)**

- 난이도를 높이기 위해 폼 패드 위에 올라간다.
- 밴드의 저항을 이겨내며 팔꿈치를 뻗는다.

**테크닉 팁(TECHNIQUE TIP)**

여러분이 옆으로 발을 내니딜 때, 골반과 몸통을 함께 회전해야 한다.

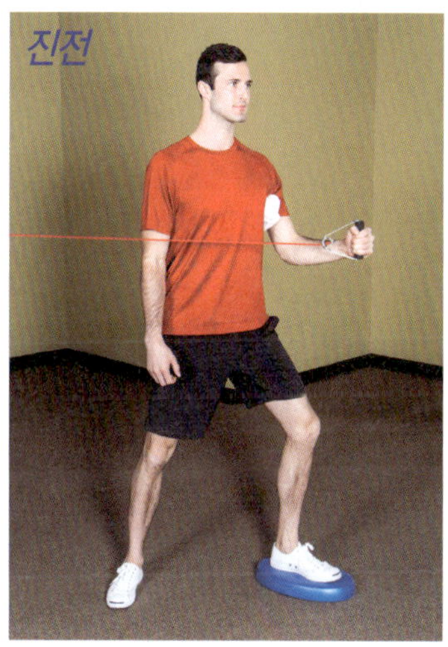
진전

## 어깨 내회전과 스텝의 결합(Shoulder Internal Rotation Step)

**회전근개, 대흉근, 몸통 회전근(Rotator Cuff, Pectoralis Major, Trunk Rotators)**

운동하는 쪽 팔과 가까운 곳에 있는 튼튼한 물체에 허리 높이 정도에서 밴드의 한쪽 끝을 고정한다. 팔꿈치를 굽힘 하여 밴드의 한쪽 끝을 잡고, 전완을 외회전 시킨다. 팔꿈치가 허리에 붙어 있도록 팔과 몸통 사이에 타월 롤을 배치한다(a). 전완을 바닥과 평행하게 유지하면서 어깨를 내회전 시킨다. 이와 동시에 밴드 고정점과 멀어지는 방향으로 한 발짝을 내딛는다. 여러분의 발이 옆쪽 방향을 바라볼 수 있도록 여러분의 골반과 몸통을 회전 시킨다(b). 그런 다음 시작자세로 천천히 돌아온다.

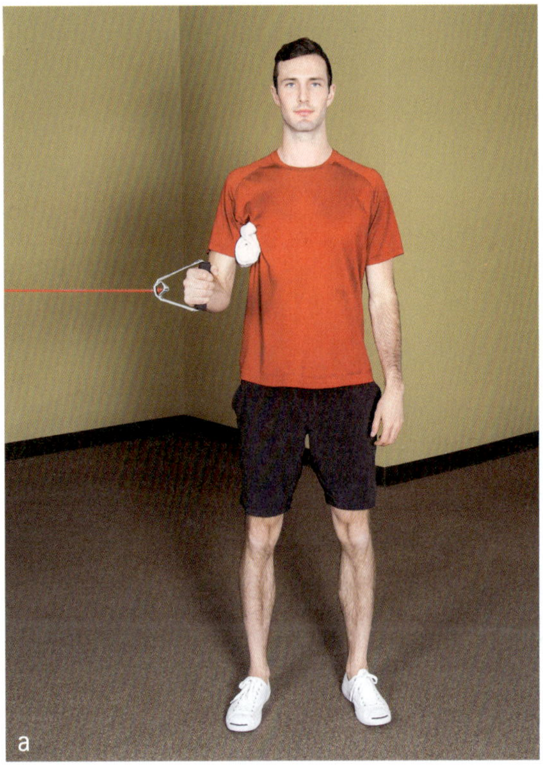
a

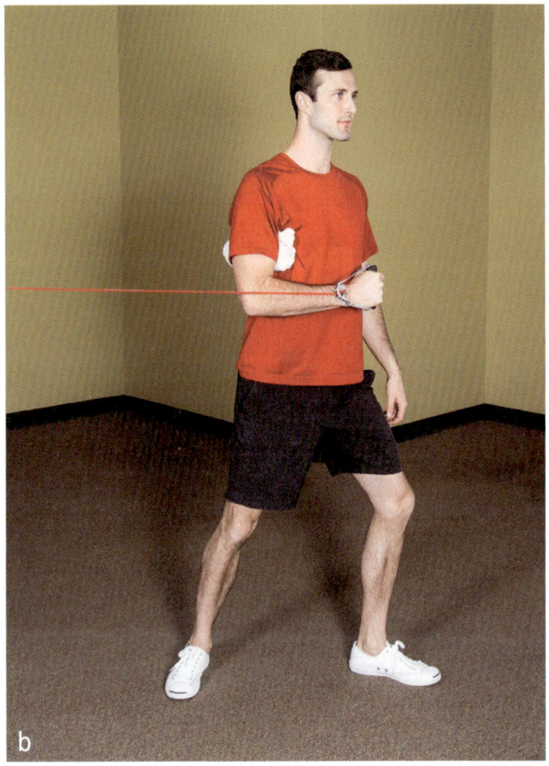
b

### 진전(PROGRESSION)

- 난이도를 높이기 위해 폼 패드 위에 올라간다.
- 밴드의 저항을 이겨내며 팔꿈치를 뻗는다.

### 테크닉 팁(TECHNIQUE TIP)

여러분이 옆으로 발을 내디딜 때, 골반과 몸통을 함께 회전해야 한다.

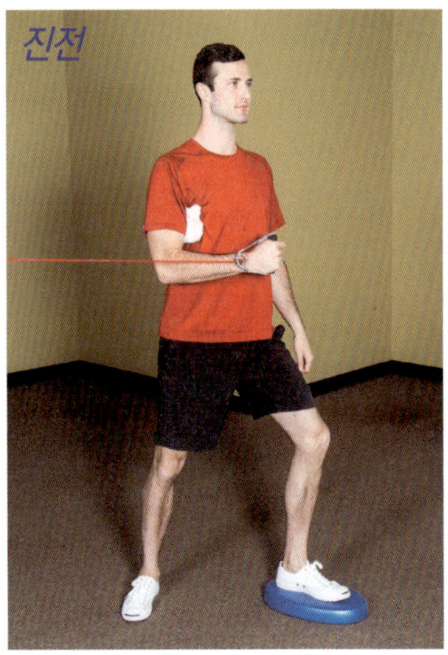
진전

전신 운동(Total Body)

10

# 노인

## Older Adults

노화와 관련된 대부분의 장애는 실세로 비활동과 관련된다. 노인의 가장 큰 장애 요인은 근육의 질량이 노화와 관련되어 감소되는 근육감소증(sarcopenia)이다. 다행스러운 것은 근육감소증이 근력강화 훈련으로 회복될 수 있는 것이다. 그러나 노인들은 부상의 두려움이나 시설이나 장비에 대한 나쁜 접근성 때문에 근력강화운동을 쉽게 수행할 수 없다. 노인은 의자에 앉아서 편안하게 탄성 저항 훈련을 통해 근력강화운동을 쉽게 할 수 있을 것이다. 사실, 탄성 밴드를 이용하여 등속성 장비나 장비 중심 운동을 효과적으로 따라할 수 있다.

근력과 근질량을 얻는 것 이외에, 노인들은 근력강화운동을 통해 통증과 장애를 줄일 뿐 만 아니라, 기능을 향상시키고, 심지어 낙상의 위험을 줄일 수 있다. 노인이 근력강화를 성공적으로 달성할 수 있는 핵심은 적절한 운동 강도이다. 모든 노인, 심지어 장시간 동안 비활동 상태에 있던 노인들도 근력을 증가시킬 수 있는 커다란 능력을 가지고 있다. 그러나 적절한 강도가 없다면, 근력 증가는 최소화될 것이다. 그러므로 중요한 것은 근력강화 훈련을 위한 아래의 ACSM 지침을 따라 노인에게 적절한 저항 운동을 처방하는 것이다(Garber et al. 2011):

- 각 주요 근육군을 일주일에 2-3일 운동한다.
- 근력을 향상하기 위해 매우 가벼운 저항(1RM의 40-50% 되는 하중)으로 운동을 시작하고, 파워를 향상하기 위해 1RM의 20-50% 되는 하중을 이용한다.
- 적어도 1 세트에 10-15회 이상 반복한다.
- 세트 당 저항이나 반복 횟수를 점진적으로 증가시킨다.

건강한 노인은 중등도의 활동을 시작할 때 의사의 처방이 필요없다. 그러나 의학적 문제를 가진 노인은 운동 프로그램을 시작할 때 의사의 조언을 얻어야 한다.

노인의 탄성 저항 훈련은 안전하고 효율적이어야 한다. 다른 저항 훈련과 마찬가지로, 운동을 할 때 노인은 호흡을 멈추고 운동해서는 안되고, 운동 사이에 휴식을 취해야 한다. 본 장에 수록된 운동들은 노인을 위한 시작 저항 운동이다. 이 운동들은 대개 앉은 자세에서 시작되고, 균형과 근력이 통합되면 선 자세로 진행할 수 있다. 만약 적절하다면, 노인도 앞의 장들에서 소개된 다른 운동과 운동 프로그램으로 진전할 수 있다.

### 기법에 대한 참고 사항(A Note About Technique)

본 장의 각 운동을 위해 다음의 팁을 준수해야 한다:

- 안정된 자세를 유지한다. 등을 일자로 유지한다. 몸통이 구부정해지거나 앞쪽으로 숙여져서는 안 된다.
- 통증을 유발하는 운동을 피한다.
- 자연스럽게 호흡을 하고, 각 운동 사이에 휴식을 취한다.
- 안정된 그립과 고정점을 이용한다.

## 목 안정화 운동(Neck Stabilizer)

**심층 경추 굴곡근, 상완삼두근, 삼각근(Deep Neck Flexors, Triceps, Deltoids)**

똑바로 선 자세에서 머리 뒤쪽에 밴드의 중간 부분을 배치한다. 양쪽 어깨와 팔꿈치를 90°로 굴곡하고, 밴드의 양쪽 끝을 각각 잡는다(a). 머리와 목을 중립으로 유지하고, 부드럽게 팔꿈치를 뻗는다(b). 그런 다음, 시작자세로 천천히 돌아온다. 이때 머리나 목이 움직여서는 안 된다.

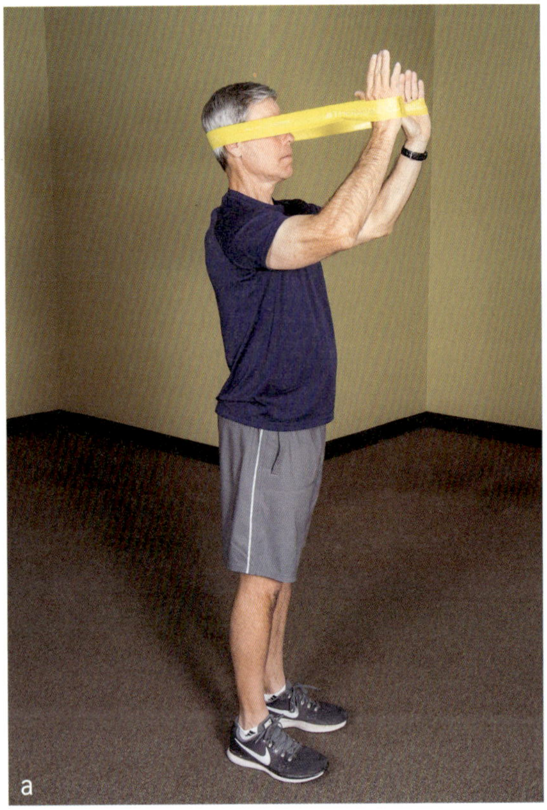

a

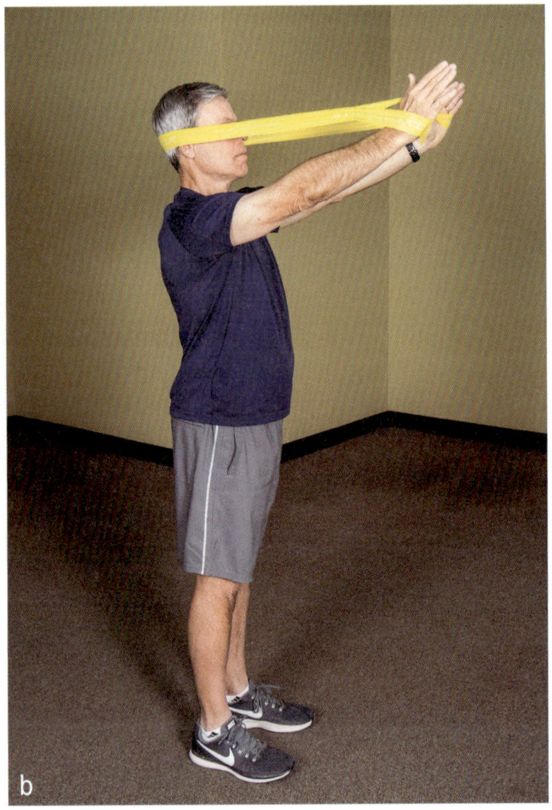

b

## 엘보우 컬(Elbow Curl)

### 상완이두근(Biceps)

밴드의 중간 부분을 양쪽 발밑에 배치하고, 팔꿈치를 몸통에 붙여서 밴드의 양쪽 끝을 각각 잡는다(a). 손목을 일자로 유지하고, 팔꿈치를 굽혀 어깨쪽으로 가져간다(b). 그런 다음, 시작자세로 천천히 돌아온다.

**다른 버전(VARIATION)**

오른쪽 팔꿈치와 왼쪽 팔꿈치를 교대로 굴곡한다.

**진전(PROGRESSION)**

한쪽 발을 앞쪽으로 내디디고 선 자세에서 이 운동을 수행한다.

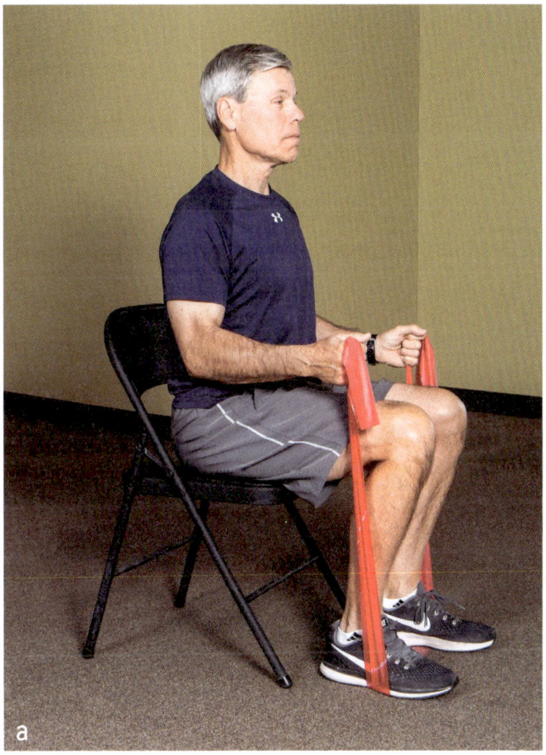

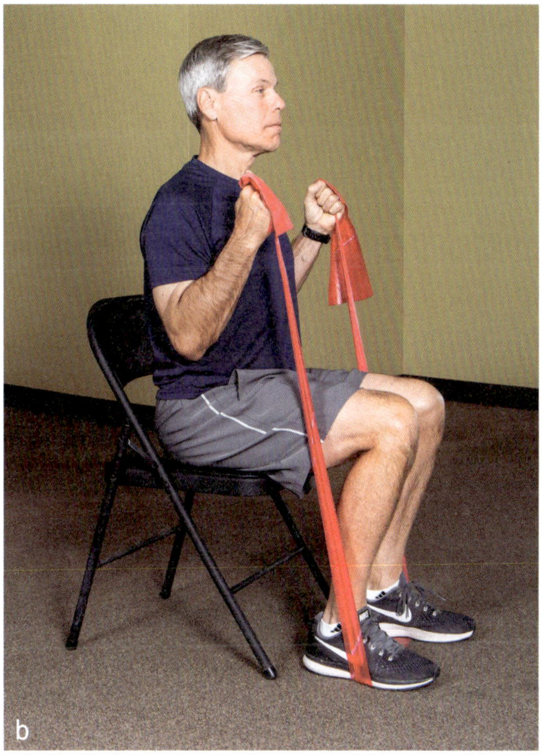

## 팔꿈치 신전(Elbow Extension)

### 상완삼두근(Triceps)

밴드의 중간 부분을 목 뒤에 배치하고, 팔꿈치를 굽혀서 밴드의 양쪽 끝을 각각 잡는다(a). 손목을 일자로 유지하고, 밴드의 저항을 이겨내며 팔꿈치를 뻗을 때까지 팔꿈치를 신전한다(b). 그런 다음, 시작자세로 천천히 돌아온다.

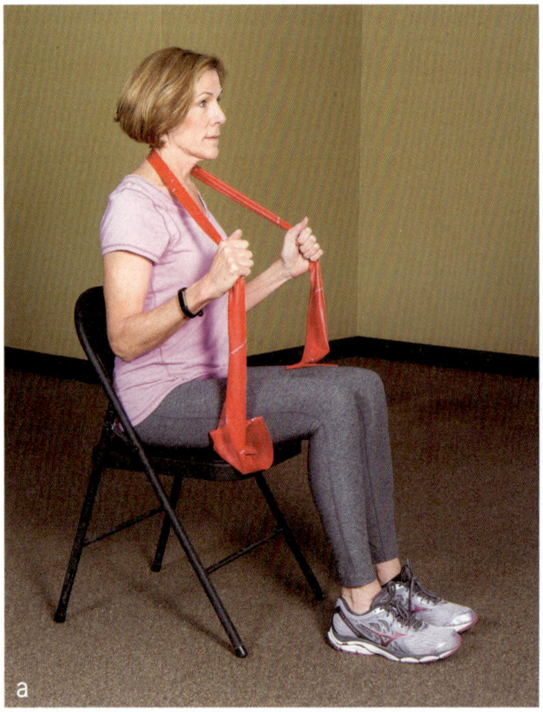

a

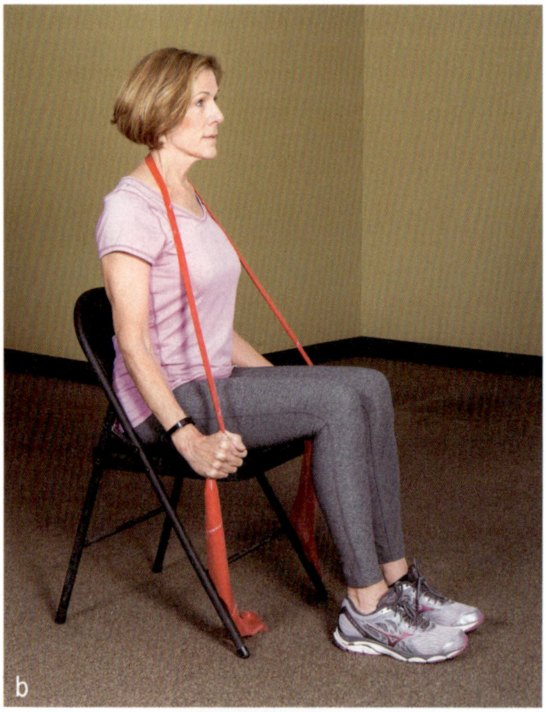

b

**다른 버전(VARIATION)**
오른쪽 팔꿈치와 왼쪽 팔꿈치를 교대로 수행한다.

**진전(PROGRESSION)**
한쪽 발을 앞쪽으로 내디디고 선 자세에서 이 운동을 수행한다.

**테크닉 팁(TECHNIQUE TIP)**
머리가 앞쪽으로 쏠리지 않도록 목을 일자로 유지한다.

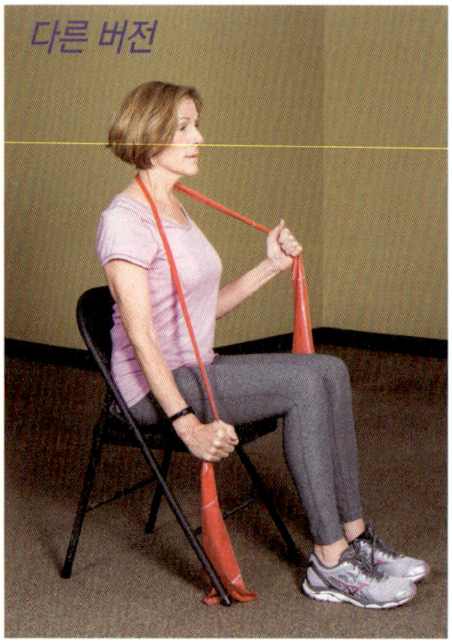

## 체스트 프레스(Chest Press)

**대흉근, 전면 삼각근(Pectorals, Anterior Deltoid)**

밴드의 중간 부분을 상부 등을 가로질러 배치한다. 양쪽 손바닥을 서로 마주 보게 한 상태에서 양쪽 팔꿈치를 굽혀서 밴드의 양쪽 끝을 각각 잡는다(a). 어깨 높이에서 밴드를 앞쪽으로 팔꿈치를 뻗는다(b). 그런 다음, 시작자세로 천천히 돌아온다.

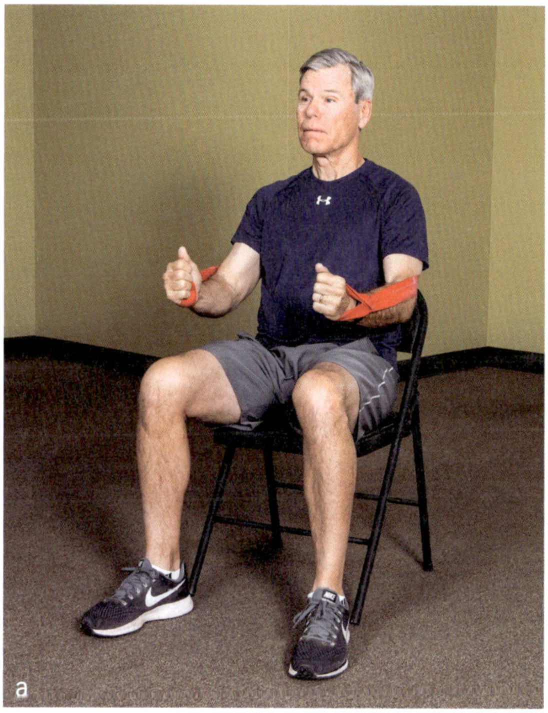


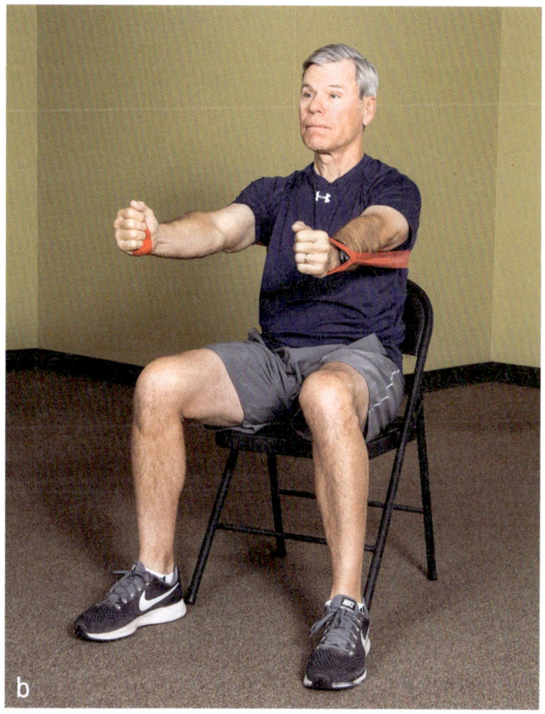


**다른 버전(VARIATION)**

- 오른쪽 팔과 왼쪽 팔을 교대로 수행한다.
- 어깨 높이보다 아래쪽이나 위쪽으로 각도를 변화시키면서 프레스 동작을 수행한다.

**진전(PROGRESSION)**

한쪽 발을 앞쪽으로 내디디고 선 자세에서 이 운동을 수행한다.

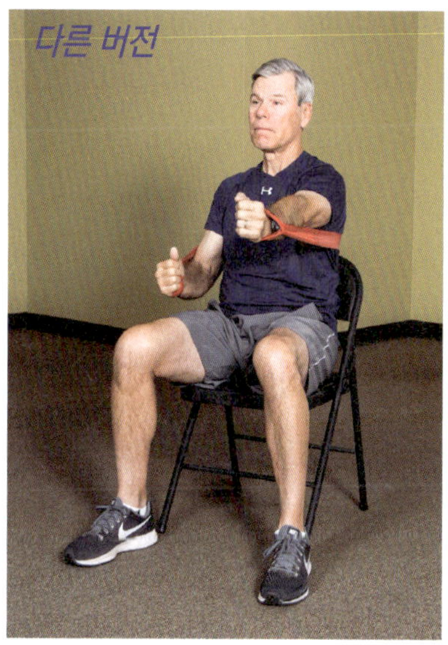

## 프론트 레이즈(Front Raise)

**가슴 근육, 전면 삼각근, 허리(Pectorals, Anterior Deltoid, Low Back)**

밴드의 중간 부분을 한쪽 발밑에 고정한다(부가적인 고정을 위한 밴드로 발을 한 바퀴 감싼다). 양쪽 팔꿈치를 앞쪽으로 뻗어서 밴드의 양쪽 끝을 각각 잡는다(a). 엄지를 천장쪽으로 향하게 하고, 팔을 어깨 높이로 들어 올린다(b). 그런 다음, 시작자세로 천천히 돌아온다.

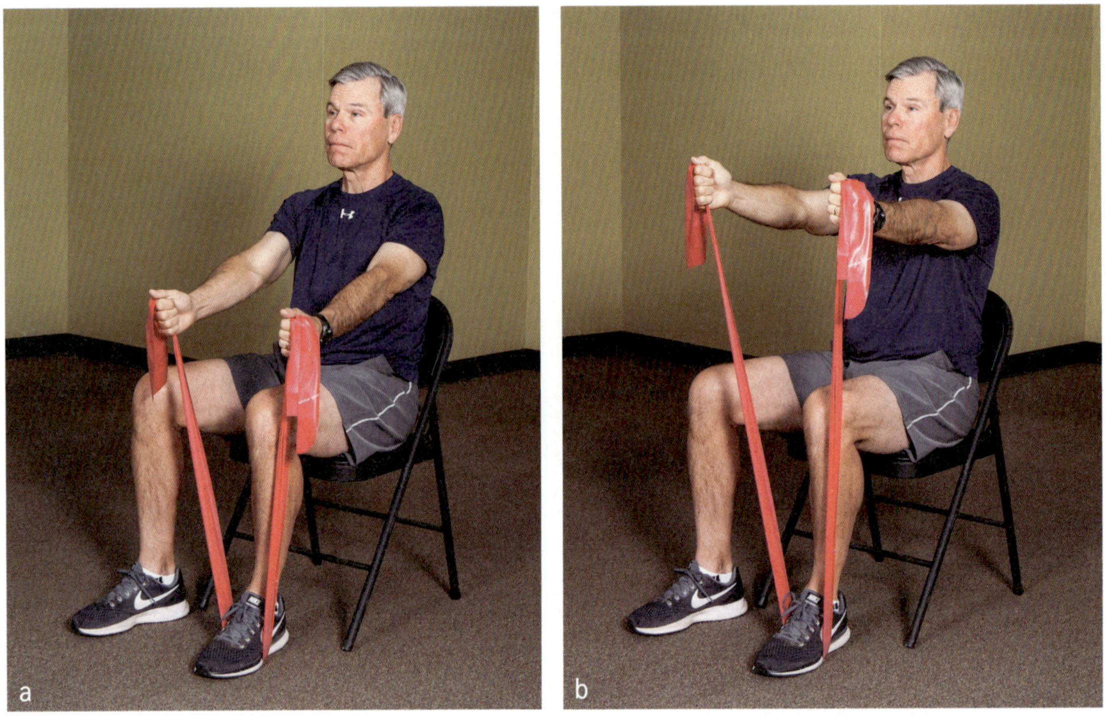


**다른 버전(VARIATION)**

오른쪽 팔과 왼쪽 팔을 교대로 수행한다.

**진전(PROGRESSION)**

한쪽 발을 앞쪽으로 내디디고 선 자세에서 이 운동을 수행한다.

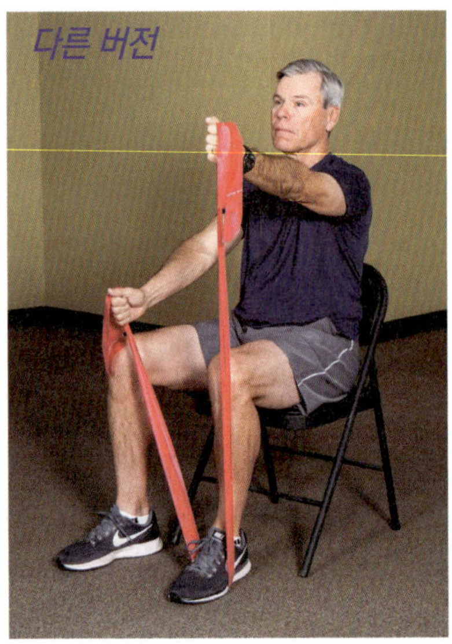

## 오버헤드 프레스(Overhead Press)

**삼각근, 상완삼두근(Deltoids, Triceps)**

밴드의 중간 부분을 한쪽 발밑에 배치하고, 손바닥을 전방으로 향하게 하고, 밴드의 양쪽 끝을 각각 잡는다(a). 손바닥을 전방으로 향하게 하고 팔꿈치를 뻗으면서 양쪽 팔을 앞쪽과 위쪽으로 들어 올린다(b). 그런 다음, 시작자세로 천천히 돌아온다.

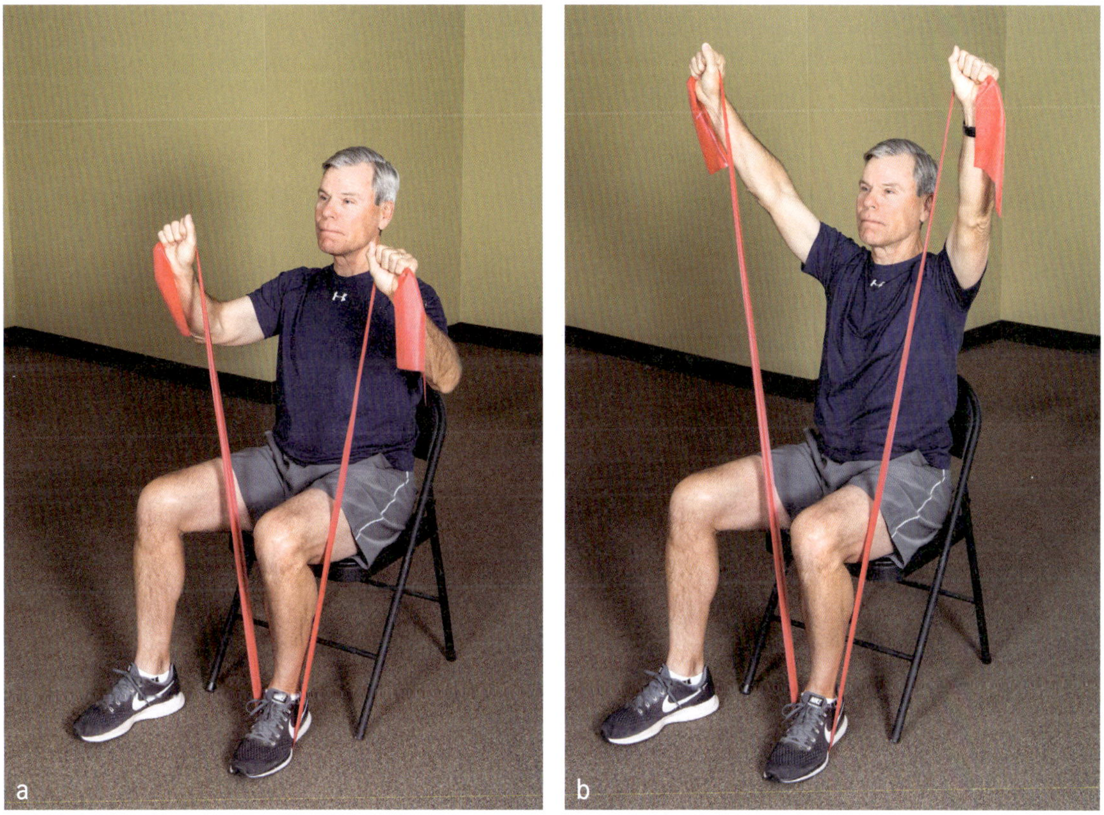


**다른 버전(VARIATION)**

오른쪽 팔과 왼쪽 팔을 교대로 수행한다.

**진전(PROGRESSION)**

선 자세에서 이 운동을 수행한다.

**테크닉 팁(TECHNIQUE TIP)**

만약 팔을 어깨 위로 뻗을 때 통증이 있다면, 어깨 높이 보다 낮게 팔을 들어 올린다.

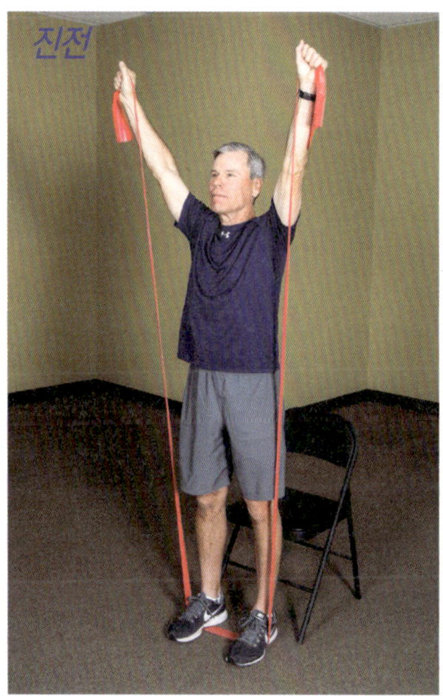

## 옆으로 들어 올리기(Lateral Raise)

**삼각근(Deltoids)**

밴드의 중간 부분을 양쪽 발밑에 배치하고, 손바닥을 전방으로 향하게 하고, 팔꿈치를 편 상태에서 밴드의 양쪽 끝을 각각 잡는다(a). 팔꿈치의 신전을 유지한 채, 양쪽 팔을 옆으로 들어 올린다(b). 그런 다음, 시작자세로 천천히 돌아온다.

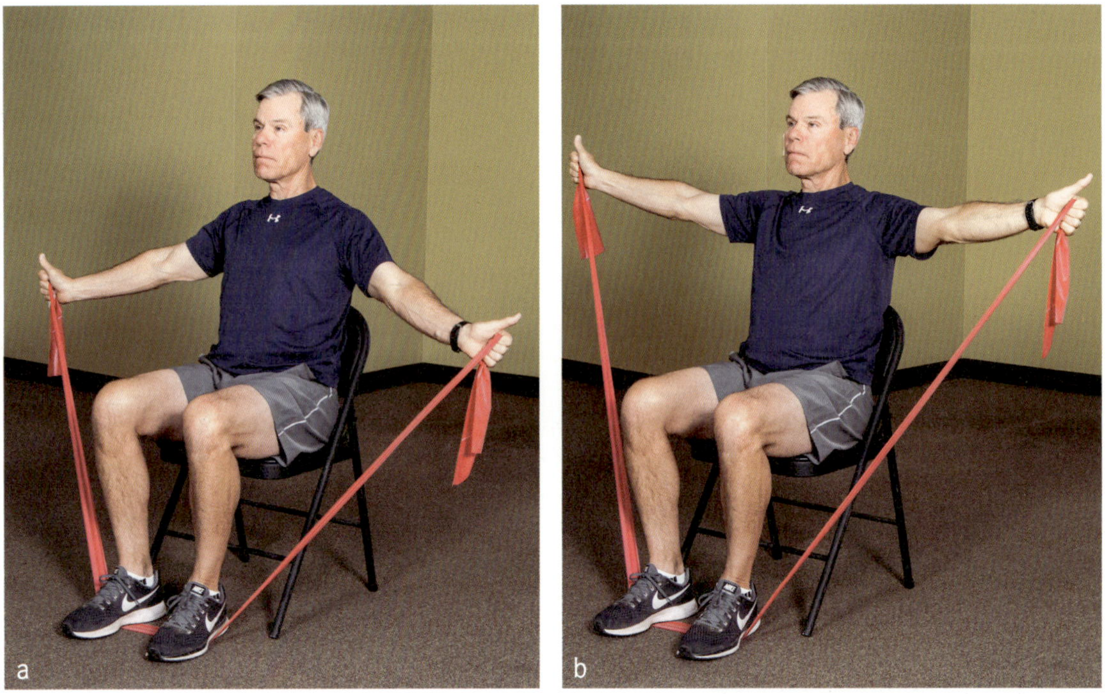


**다른 버전(VARIATION)**

오른쪽 팔과 왼쪽 팔을 교대로 수행한다.

**진전(PROGRESSION)**

선 자세에서 이 운동을 수행한다.

**테크닉 팁(TECHNIQUE TIP)**

만약 팔을 어깨 위로 뻗을 때 통증이 있다면, 어깨 높이 보다 낮게 팔을 들어 올린다.

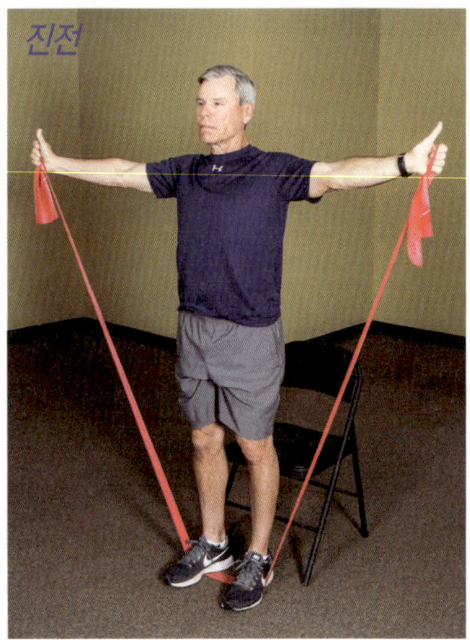


노인(Older Adults)

## 시티드 로우(Seated Row)

### 후면 삼각근, 견갑골 고정근, 상완이두근(Posterior Deltoid, Scapular Stabilizers, Biceps)

여러분 앞쪽에 위치한 튼튼한 물체에 밴드의 중간 부분을 고정한다. 팔꿈치를 편 상태에서 밴드의 양쪽 끝을 각각 잡는다(a). 손목을 일자로 유지하고 팔꿈치를 굴곡하면서 밴드를 위쪽과 뒤쪽으로 당긴다(b). 그런 다음, 시작자세로 천천히 돌아온다.

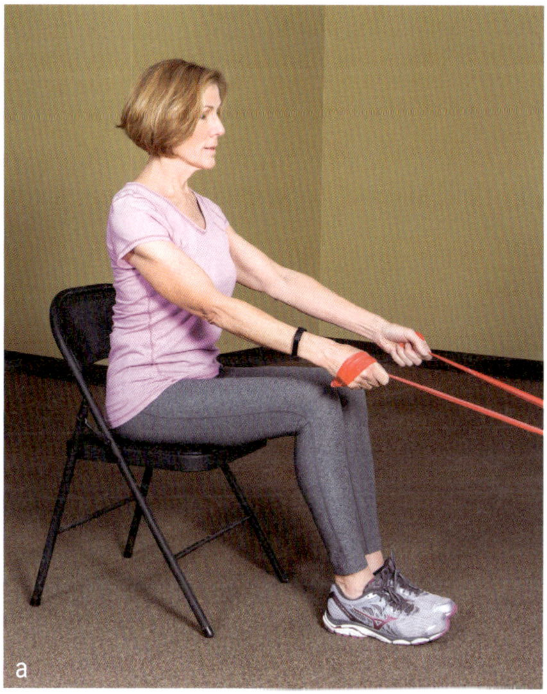
a

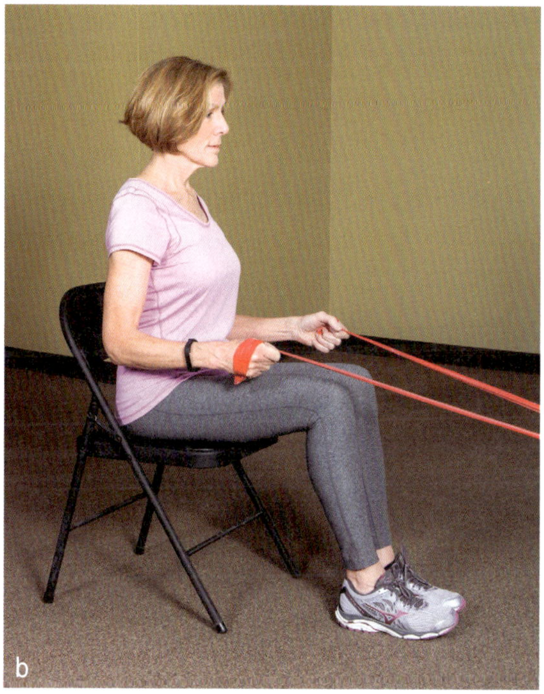
b

**다른 버전(VARIATION)**

오른쪽 팔과 왼쪽 팔을 교대로 수행한다.

**진전(PROGRESSION)**

밴드의 중간 부분을 튼튼한 물체에 고정하고, 선 자세에서 이 운동을 수행한다.

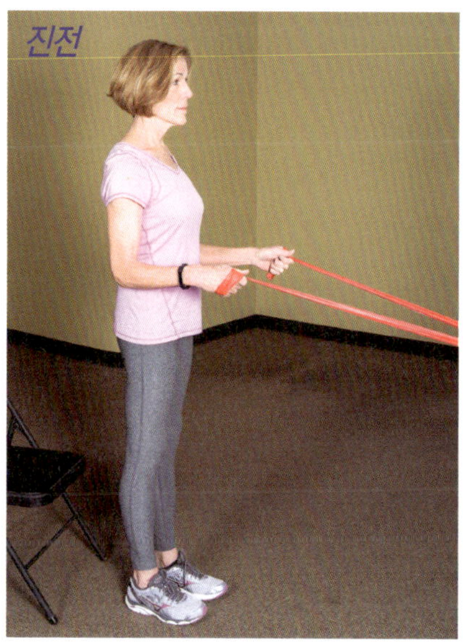
진전

## 오버헤드 풀-다운(Overhead Pull-Down)

**광배근, 견갑골 고정근(Latissimus Dorsi, Scapular Stabilizers)**

밴드의 양쪽 끝을 각각 잡고, 양쪽 팔꿈치를 뻗은 채 팔을 어깨 위로 들어 올린다(a). 팔꿈치를 편 상태에서 어깨 높이로 양손을 내리면서 밴드를 아래쪽으로 당긴다(b). 그런 다음, 시작자세로 천천히 돌아온다.

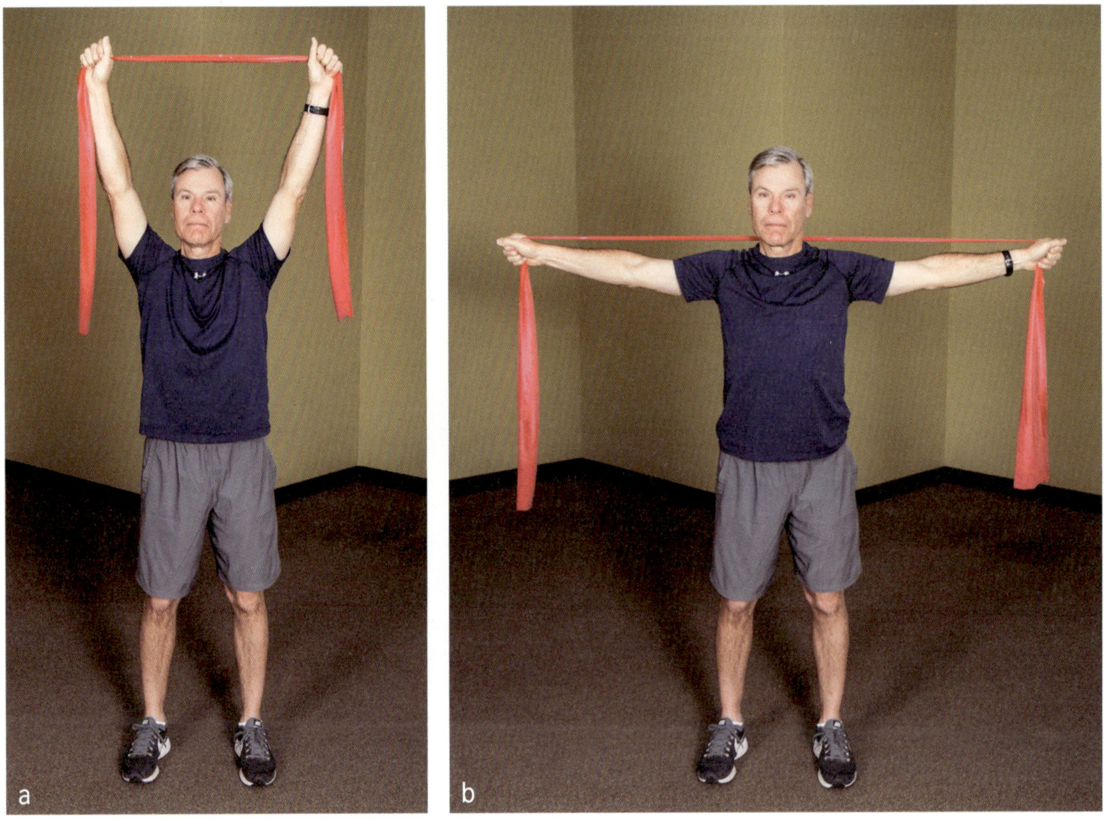

**다른 버전(VARIATION)**

오른쪽 팔과 왼쪽 팔을 교대로 수행한다.

**테크닉 팁(TECHNIQUE TIP)**

팔꿈치를 일자로 유지하고, 어깨를 둥글게 만들지 않는다.

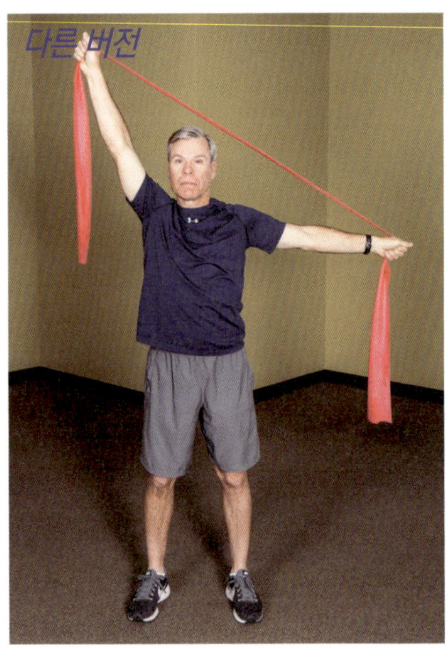

## 백 풀(Back Pull)

**견갑골 고정근, 후면 삼각근(Scapular Stabilizers, Posterior Deltoids)**

밴드의 양쪽 끝을 앞쪽에서 어깨 높이로 잡는다(a). 팔꿈치를 신전한 채, 밴드를 양쪽 옆으로 당긴다. 양쪽 팔이 측면에 위치할 때까지 양쪽 견갑골을 함께 모은다(b). 양쪽 팔을 어깨 높이로 유지하고, 지면과 평행하게 유지한다. 그런 다음, 시작자세로 천천히 돌아온다.

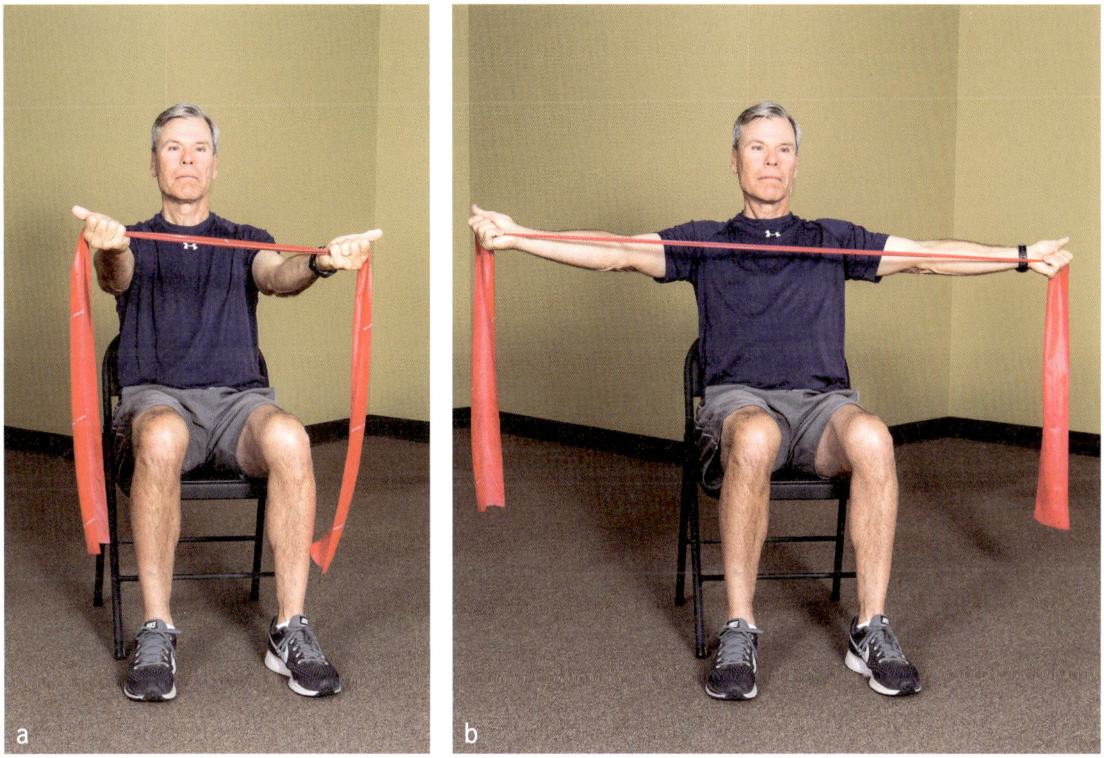


**다른 버전(VARIATION)**

오른쪽 팔과 왼쪽 팔을 교대로 수행한다.

**진전(PROGRESSION)**

선 자세에서 이 운동을 수행한다.

**테크닉 팁(TECHNIQUE TIP)**

팔꿈치를 일자로 유지하고, 어깨를 둥글게 만들지 않는다.

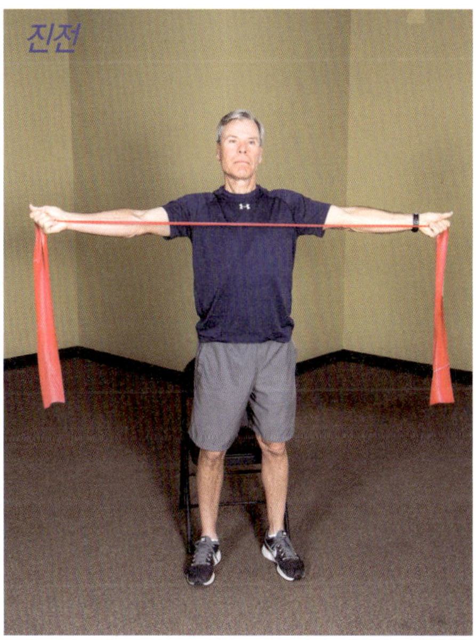

## 업 라이트 로우(Upright Row)

### 상부 승모근, 삼각근(Upper Trapezius, Deltoid)

밴드의 중간 부분을 한쪽 발밑에 배치하고, 양쪽 손바닥을 아래쪽으로 향하게 하고, 밴드의 양쪽 끝을 잡는다(a). 양쪽 팔꿈치를 들어올리면서 밴드를 여러분의 턱 쪽으로 당긴다(b). 잠시 이 자세를 유지하고, 시작자세로 천천히 돌아온다.

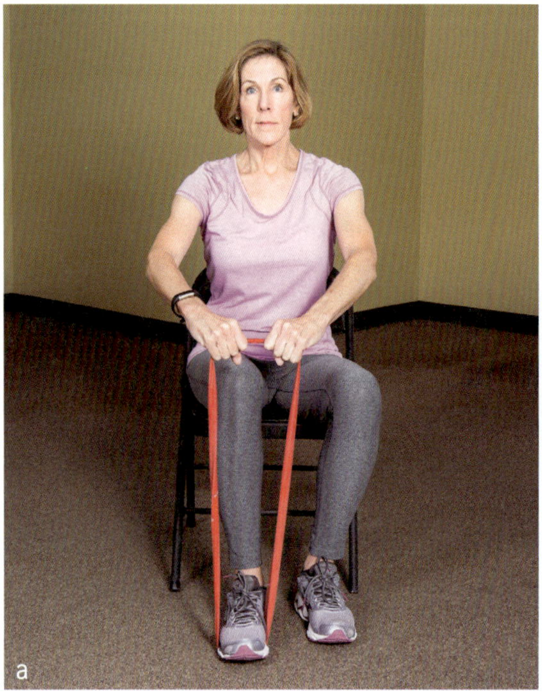


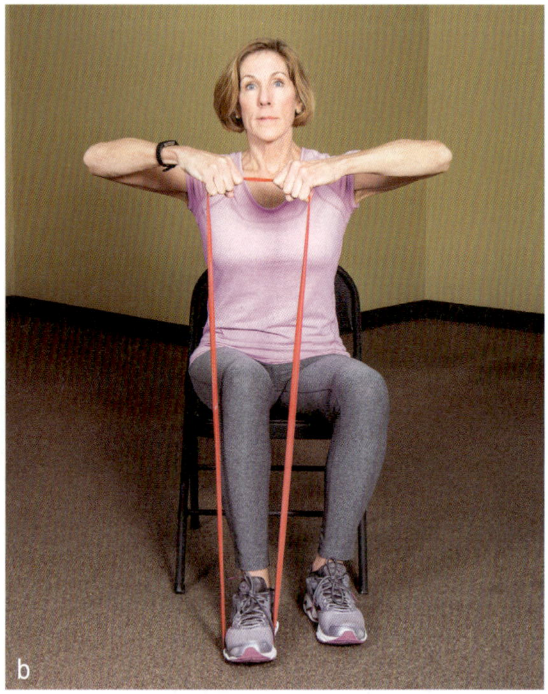


**다른 버전(VARIATION)**

양손의 간격을 증가시킨다.

**진전(PROGRESSION)**

한쪽 다리를 앞쪽으로 내민 선 자세에서 이 운동을 수행한다.

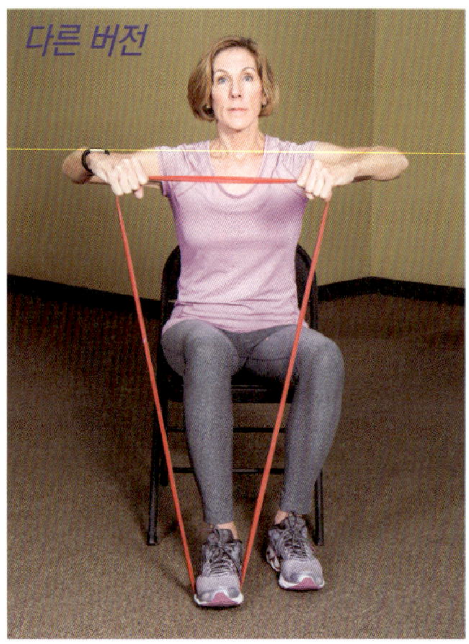

# 힙 리프트(Hip Lift)

## 고관절 굴곡근(Hip Flexors)

밴드의 중간 부분을 운동하는 쪽 무릎 위에 배치하고 시작한다. 무릎에 의해 밴드의 양쪽 끝을 고정하고 잡기 위해 밴드의 양쪽 끝을 반대쪽 발 밑에 배치한다(a). 밴드의 저항을 이겨내며 무릎을 위쪽으로 천천히 들어 올린다(b). 이 자세를 잠시 유지한 후, 시작자세로 천천히 돌아온다.

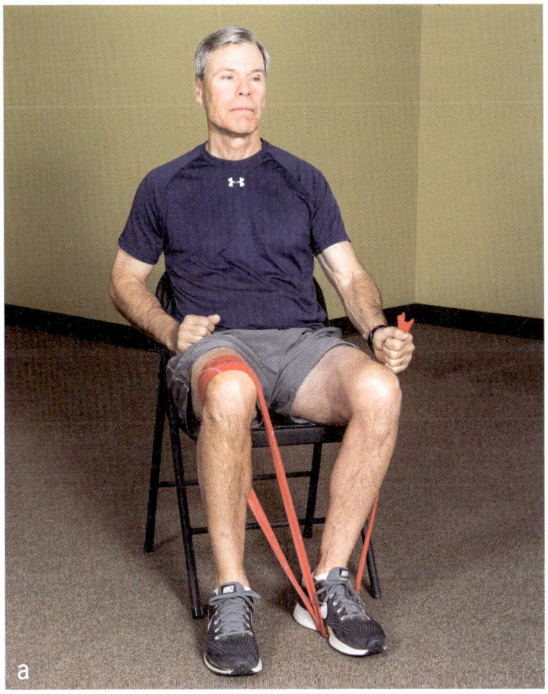
a

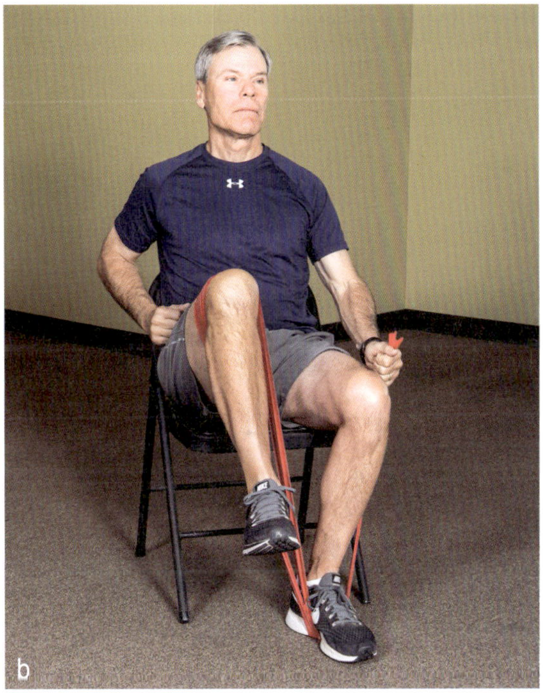
b

**다른 버전(VARIATION)**
허벅지 보다 발쪽에 밴드를 배치한다.

**진전(PROGRESSION)**
고관절을 가쪽으로 운동하기 위해 무릎을 위쪽과 가쪽으로 들어 올린다.

**테크닉 팁(TECHNIQUE TIP)**
똑바로 앉은 자세를 취한다. 몸통이 앞쪽으로 기울이거나 등이 구부정해져서는 안 된다.

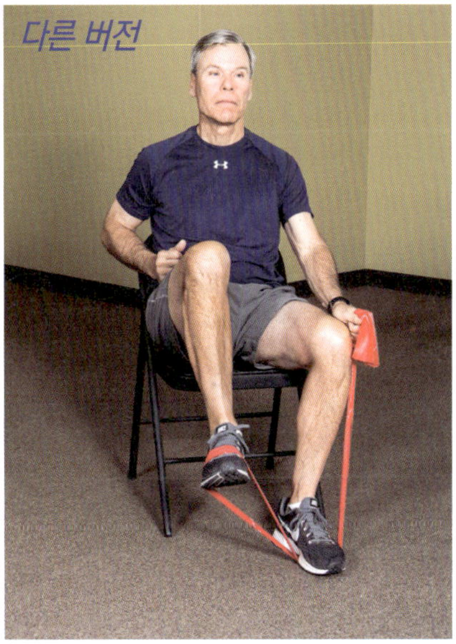

## 레그 프레스(Leg Press)

**대둔근, 대퇴사두근(Gluteus Maximus, Quadriceps)**

한쪽 발밑에 밴드의 중간 부분을 배치하고, 가슴 앞쪽에서 밴드의 양쪽 끝을 각각 잡는다. 여러분의 고관절과 슬관절을 굴곡한다(a). 고관절과 슬관절을 신전 하면서 밴드를 아래쪽으로 민다(b). 이 자세를 잠시 유지하고, 시작자세로 천천히 돌아온다.

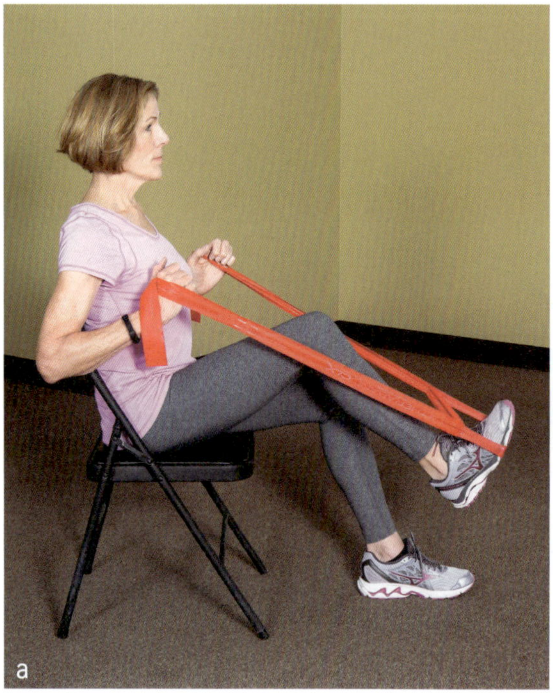

a

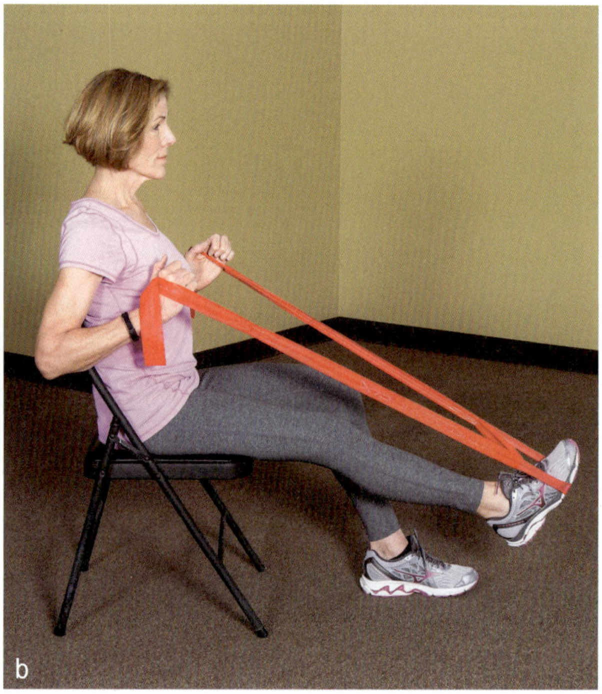

b

**다른 버전(VARIATION)**

고관절이나 슬관절의 굴곡을 증가시킨다.

**진전(PROGRESSION)**

선 자세에서 이 운동을 수행한다. 필요하다면 균형을 위해 튼튼한 물체 근처에서 수행한다.

**테크닉 팁(TECHNIQUE TIP)**

똑바로 앉은 자세를 취한다. 몸통이 앞쪽으로 기울이지 않는다.

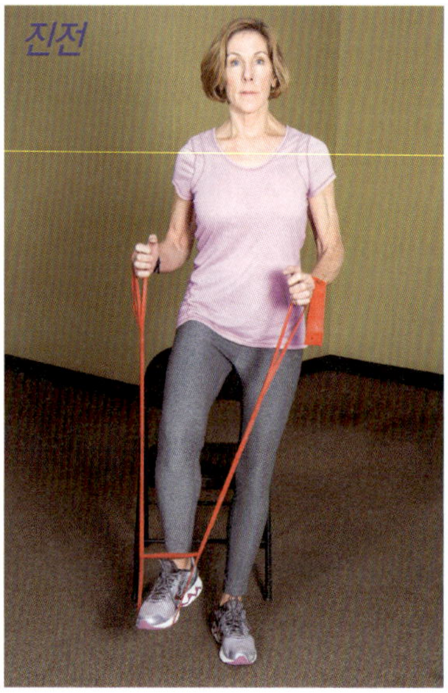

진전

## 체어 스쿼트(Chair Squat)

**대둔근, 대퇴사두근(Gluteus Maximus, Quadriceps)**

양쪽 발밑에 밴드의 중간 부분을 배치하고 의자 앞쪽에서 선 자세를 취한다. 밴드의 양쪽 끝을 허리 측면에서 잡는다(a). 몸을 약간 앞쪽으로 숙이면서 의자에 닿지 않을 만큼 천천히 무릎을 굽혀 스쿼트를 한다(b). 그런 다음, 시작자세로 천천히 돌아온다.

**다른 버전(VARIATION)**

스쿼트의 깊이를 변화시킨다. 미니-스쿼트에서 의자에 닿는 스쿼트로 진행한다(b).

**진전(PROGRESSION)**

양손의 위치를 바꾼다. 예를 들어, 밴드의 양쪽 끝을 가슴 옆에서 잡거나 가슴 앞쪽에서 잡는다.

**테크닉 팁(TECHNIQUE TIP)**

허리에 아치가 생기지 않도록 한다.

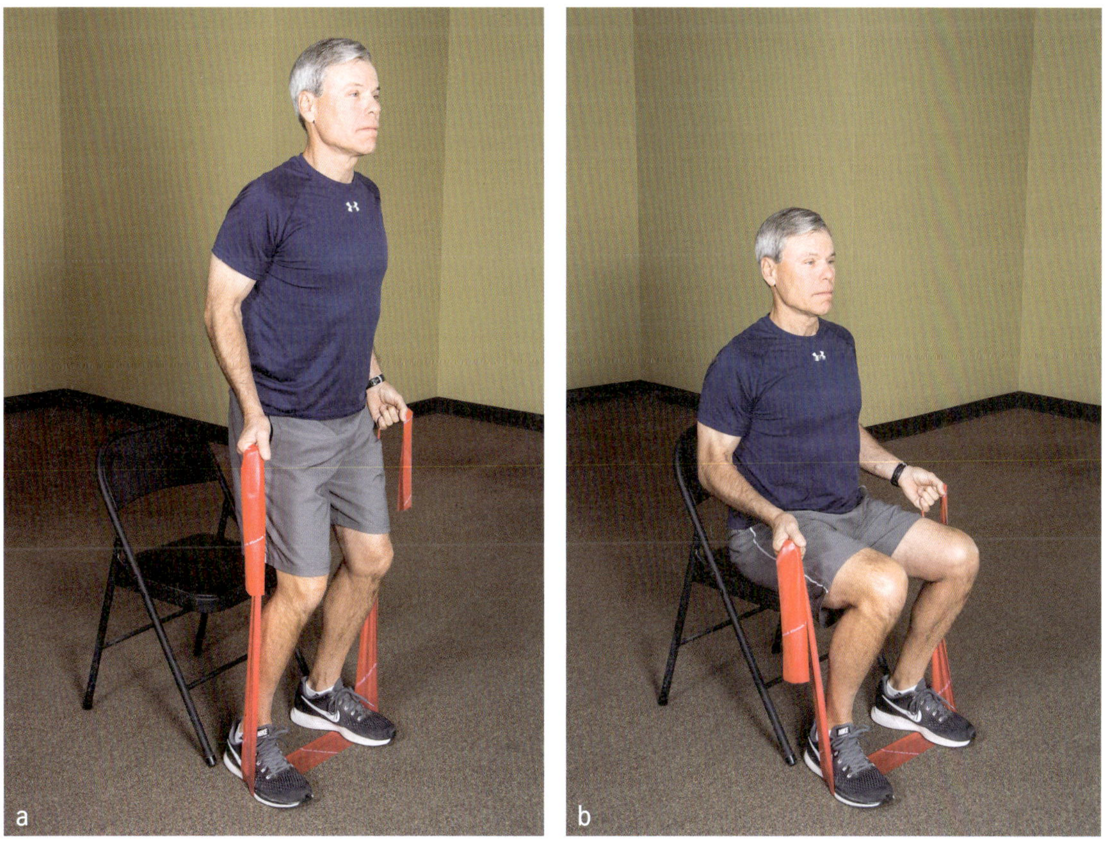

a b

## 레그 익스텐션(Leg Extension)

**대퇴사두근(Quadriceps)**

운동하는 쪽 발목에 밴드의 중간 부분을 배치한다. 밴드의 양쪽 끝을 반대쪽 발밑에 고정한다(a). 밴드의 저항을 이겨내며 무릎의 신전을 유지한 채 여러분의 다리를 천천히 들어 올린다(b). 이 자세를 잠시 유지하고, 시작자세로 천천히 돌아온다.

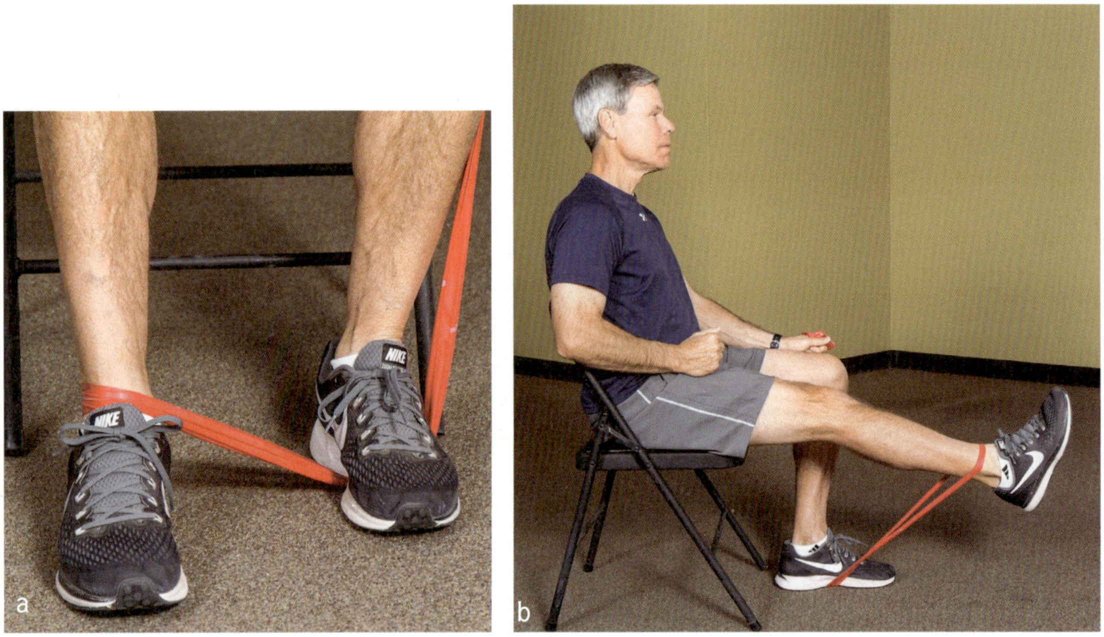


**다른 버전(VARIATION)**

작은 범위의 원운동을 수행한다.

**진전(PROGRESSION)**

무릎을 신전한 채, 다리를 들어 올린다.

**테크닉 팁(TECHNIQUE TIP)**

허리에 아치가 생기지 않도록 한다.

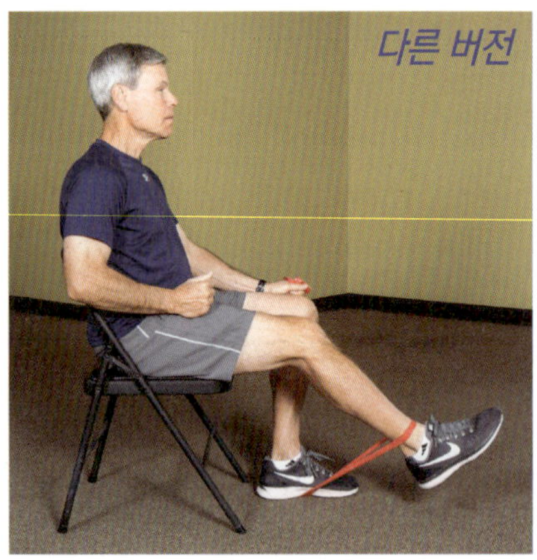

## 무릎 굴곡(Knee Flexion)

**햄스트링(Hamstrings)**

운동하는 쪽 발목 주위에 밴드의 중간 부분을 배치한다. 밴드를 고정하고 잡기 위해 반대쪽 발밑에 밴드를 가져간 후, 무릎 높이에서 밴드의 양쪽 끝을 잡는다(a). 밴드의 저항을 이겨내며 무릎을 천천히 굴곡하면서, 밴드를 뒤쪽으로 당긴다(b). 이 자세를 잠시 유지하고, 시작자세로 천천히 돌아온다.

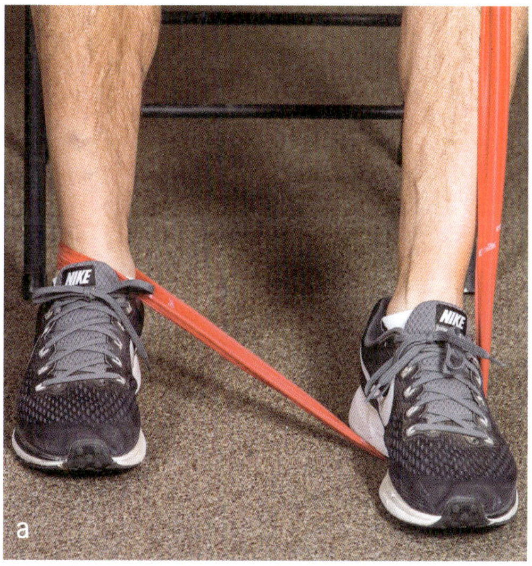


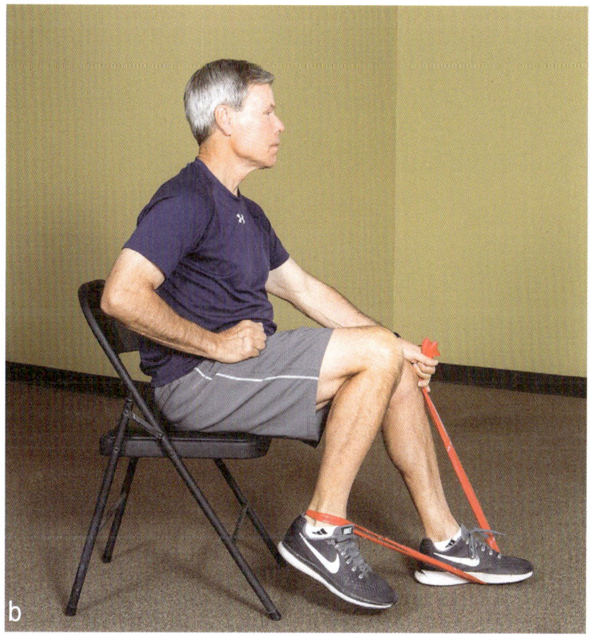


**다른 버전(VARIATION)**

작은 범위의 원운동을 수행한다.

**진전(PROGRESSION)**

선 자세에서 이 운동을 수행한다.

**테크닉 팁(TECHNIQUE TIP)**

허리에 아치가 생기지 않도록 한다.

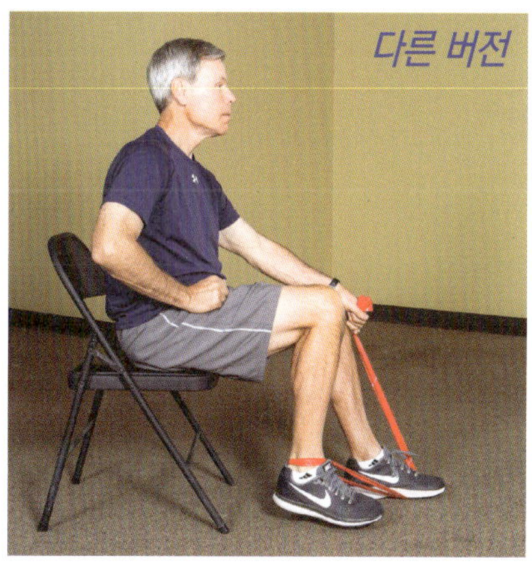


노인(Older Adults)

## 발목 배측 굴곡(Ankle Dorsiflexion)

**전경골근, 후경골근(Tibialis Anterior, Peroneals)**

운동하는 쪽 발목의 발에 밴드의 중간 부분을 배치한다. 밴드를 고정하기 위해 반대쪽 발 밑에 밴드를 배치한다. 반대쪽 무릎 높이에서 밴드의 양쪽 끝을 잡는다(a). 밴드의 저항을 이겨내며 발을 위쪽으로 들어 올린다. 이때 발꿈치는 바닥에 붙어 있어야 한다(b). 이 자세를 잠시 유지하고, 시작자세로 천천히 돌아온다.

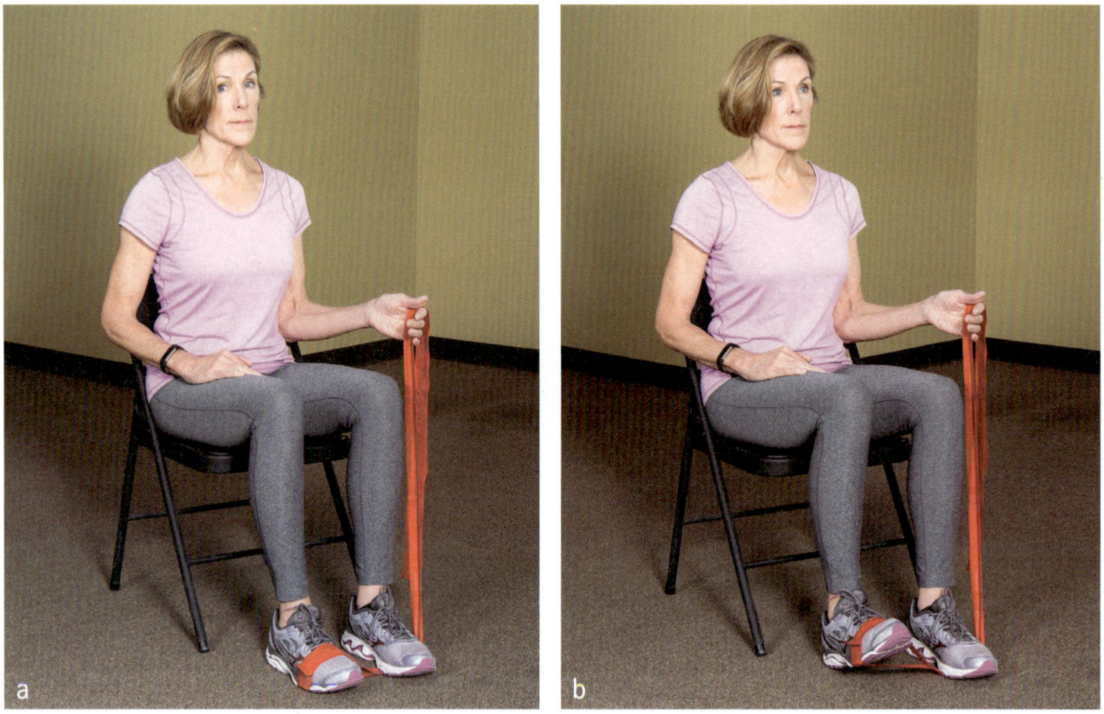


**다른 버전(VARIATION)**

발목관절의 가쪽 활성화를 증가시키기 위해 여러분의 발을 위쪽과 가쪽으로 약간 들어 올린다.

**진전(PROGRESSION)**

선 자세에서 이 운동을 수행한다.

**테크닉 팁(TECHNIQUE TIP)**

허리에 아치가 생기지 않도록 한다.

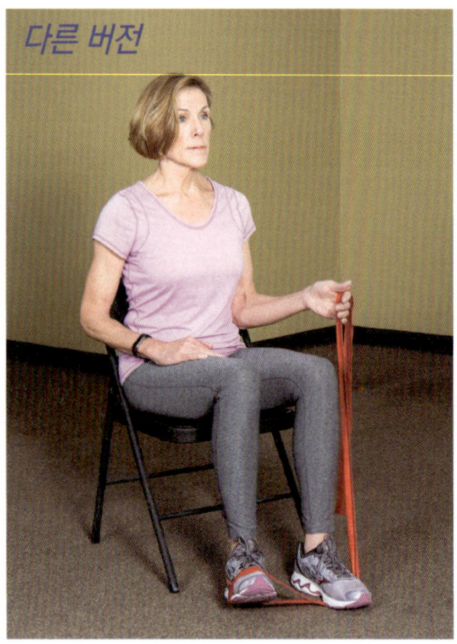

## 발목 저측 굴곡(Ankle Plantarflexion)

### 비복근, 가자미근(Gastrocnemius, Soleus)

운동하는 쪽 발목의 발에 밴드의 중간 부분을 배치한다. 다리를 앞쪽으로 쭉 뻗은 채 밴드를 가슴 근처에서 각각 잡는다(a). 밴드의 저항을 이겨내며 발을 아래쪽으로 민다(b). 이 자세를 잠시 유지하고, 시작자세로 천천히 돌아온다.

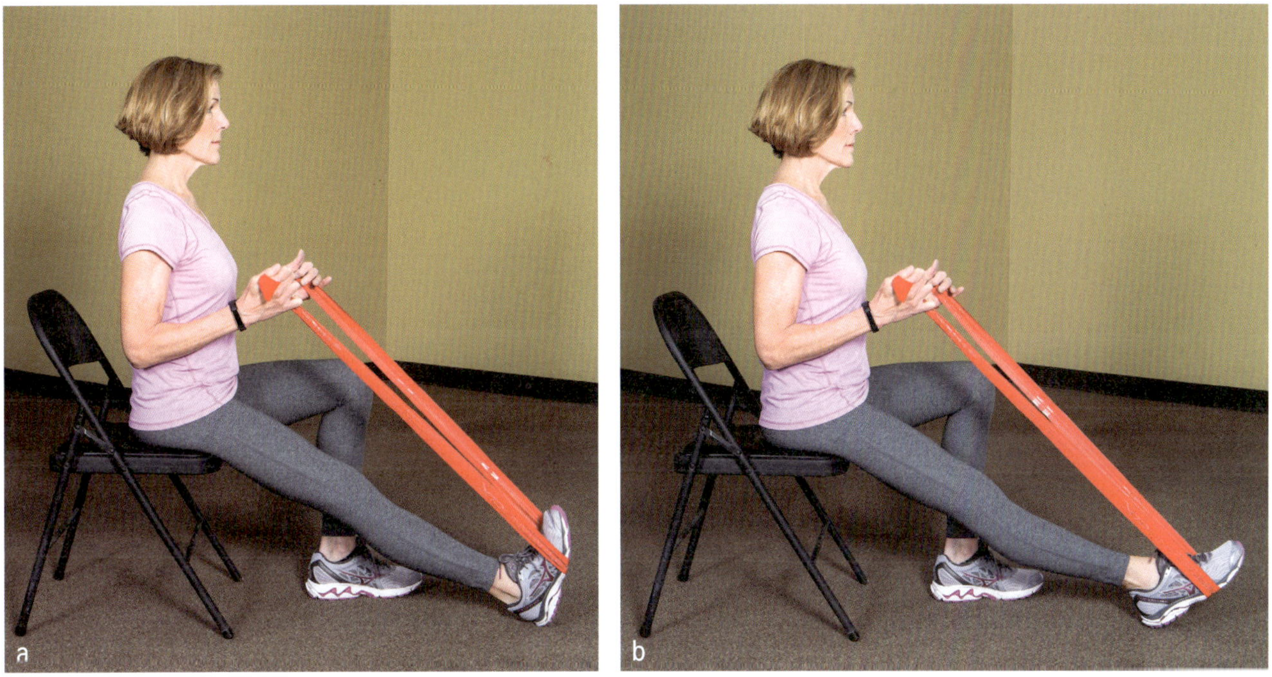


**다른 버전(VARIATION)**
밴드의 저항을 이겨내며 발을 아래쪽으로 움직이는 동안, 무릎을 약간 굴곡한 상태로 유지한다.

**진전(PROGRESSION)**
선 자세에서 이 운동을 수행한다.

**테크닉 팁(TECHNIQUE TIP)**
허리에 아치가 생기지 않도록 한다.

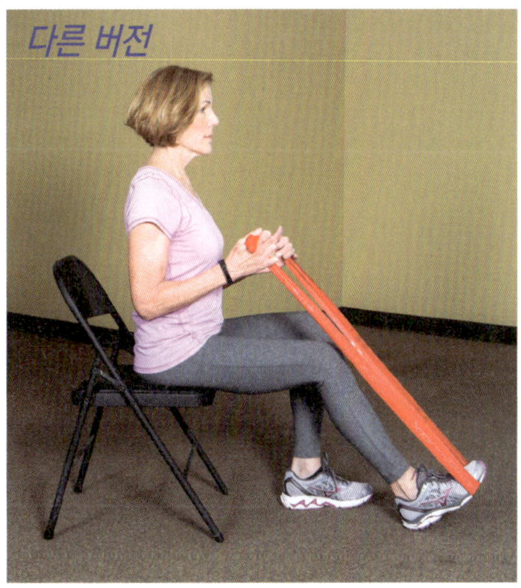

제 3 부

# 탄성 저항 프로그램

## Elastic Resistance Programs

11

# 최적의 피트니스

## Optimal Fitness

저항 훈련은 피트니스 훈련 프로그램의 성공 열쇠이다. 탄성 저항 훈련 프로그램에서 고려되어야 할 하나의 중요한 변수는 이 프로그램을 바꾸거나 심화할 수 있는 사용자의 능력이다. 이런 형태의 유연성은 위치, 스케줄 및 상황의 일시적 변화나 영구적 변화에도 불구하고, 사용자가 프로그램에 머물 수 있도록 만든다. 오늘날 운동선수를 포함한 많은 사람들은 자주 여행을 하기 때문에, 항상 정해진 시간과 장소에서 운동을 할 수 있는 것은 아니다. 부가적으로 여행 중이거나 체육관에서 멀리 떨어져 있을 때 ERT와 같은 휴대용 운동기구를 갖고 있는 것이 임상적으로 중요하다. 많은 사람들은 저항 훈련 프로그램을 통해 자신의 피트니스(체력) 수준을 유지하고 있다. 저항 훈련 프로그램은 특정 스포츠나 활동을 위한 훈련이 아니고, 전반적인 근력과 지구력을 향상시키고 적절한 피트니스를 발달시키는 것이다. 본 장의 목적은 피트니스를 위해 전신 근력과 지구력을 유지하고 향상시키는 포괄적이고 수행가능한 저항 훈련 프로그램을 제공하는 것이다. ERT의 고유한 이점은 단순히 탄성 저항을 늘이거나 한 밴드 강도에서 다음 밴드 강도로 진전함으로써 운동 모듈이나 서킷을 지속적으로 발달시킬 수 있다는 점이다. 그러므로 휴대 가능하고 점진적인 프로그램을 갖는다는 것은 그들 스스로 지속적으로 도전하게 만들고, 최적의 피트니스 수준을 향상시키도록 만드는 것이다.

본 책에서 제시하는 거의 모든 운동은 때나 장소(체육관, 리조트 호텔, 테니스 클럽, 또는 집 등)에 관계없이 수행가능하다. 부가적으로, 신뢰할 수 있는 저항을 지속적으로 제공하는 탄성 저항의 능력은 많은 종류의 움직임을 위해 전신을 훈련시키고 발달시킬 수 있다. 본 장은 최적의 피트니스를 위해 서킷 훈련 시리즈 프로그램을 제공한다. 이들 프로그램은 상체와 하체 뿐 만 아니라 코어를 표적하는 단락으로 나누어진다. 탄성 저항 프로그램과 서킷(순환) 프로그램의 가장 중요한 한 가지 장점은 한 세션에서 다음 세션으로 관심을 이동시키는 능력이다. 서킷 운동은 매일 다른 신체 부분을 강조하기 위해 변화될 수 있다. 예를 들어, 날마다 상체 서킷 운동과 하체 서킷 운동을 교대로 수행하거나 또는 아래에 목록된 핵심 운동을 선택하고 그들을 결합하여 하나의 반복 서킷 운동을 조합함으로써 상체, 하체 및 몸통을 포함한 모든 신체 부분을 위한 전신 서킷 운동을 만든다. 끝으로, 이 운동들은 탄성 밴드나 튜빙의 든든한 고정점을 이용하여 독자적으로 수행될 수 있고, 또 탄성 밴드를 고정해 주는 파트너와 함께 수행될 수도 있다. 사람은 자신의 필요성을 근거로 1년 내내 그들 프로그램의 관점을 변화시킬 수 있다(평가 3장 참고). 많은 사람들은 그들의 전반적인 피트니스를 향상시키기 위해 광범위한 코어 작용을 필요로 한다. 여러분은 서킷 방법을 적용함으로써, 신체 부분을 향상시키기 위해 많은 수의 코어 중심 워크 아웃을 증가할 수 있다.

## 여행 도중의 훈련(Training on the Road)

본 장에 포함된 운동은 어디에서나 수행이 가능하도록 설계되었고, 건강을 유지하길 원하는 사람과 여행 중에서도 운동하길 원하는 사람에게 완벽한 선택이다. 본 장의 모든 운동은 탄성 밴드, 루프, 튜빙을 사용하고 있고, 몇 가지 다른 버전이 폼 패드나 플랫폼 대신에 베개, 담요, 타월 롤 등을 사용하고 있다. 종종 여행 동안 운동할 시간이 부족하기 때문에, 우리는 15분용 서킷운동과 30분용 서킷 운동을 제공한다. 이 서킷 운동들은 다근육군의 동시 수축을 제공하고 다근육을 제공하는 매우 효율적인 워크아웃인 다관절 운동을 포함하고 있다. 다관절 운동은 매우 기능적인 운동이고, 재활 프로그램이나 운동 훈련 프로그램의 핵심이다. 이 운동들은 시간 효율성이 좋은 운동 프로그램이고, 대부분의 기능 활동이 하나의 근수축이 아니라, 움직임을 일으키고 신체를 안정화시키고 감속시키는 연속적인 근육 수축과 공동 수축으로 이루어지기 때문에 매우 기능적이다.

여행 도중이나 다른 장소에서 피트니스 훈련 프로그램을 수행할 때 몇 가지 부가적인 사항을 고려해야 한다. 다음 프로그램의 운동들은 매우 좁은 공간에서 이루어지도록 설계되었고, 탄성 저항을 위한 매우 단순하고 기본적인 밴드 고정점을 사용한다. 그러나 탄성 밴드나 튜빙의 부착 지점을 안정되게 고정하는 것이 중요하다. 호텔의 가구나 문틀이 평소 여러분이 사용하던 물체와 같이 강하고 튼튼한 고정점이 될 수 있다. 끝으로, 이 프로그램들은 몇 가지 운동을 단순히 첨가시킴으로써 쉽게 개별화될 수 있음을 명심한다. 만약 여러분이 무릎 부상 병력을 가졌다면 앞의 장들이 제시한 운동을 포함시켜 대퇴사두근을 더욱 강화시키길 원할 것이고, 또 여러분이 테니스 선수나 골프 선수라면 몇 가지 회전근개 운동이나 견갑골 운동을 첨가시킬 수 있을 것이다. 이 책이 제공하는 프로그램들은 여러분의 욕구를 기반으로 최적의 피트니스 프로그램으로 구축하거나 주문제작된다.

## 피트니스를 위한 서킷 훈련(Circuit Training for Fitness)

서킷 훈련의 특별한 장점 때문에, 우리는 본 장의 프로그래밍을 위한 서킷 훈련을 선택한다. 서킷 훈련의 수행은 심혈관에 스트레스를 주기 위해 운동 사이에 매우 짧은 기간의 휴식으로 이루어진 운동 시리즈의 사용을 포함한다. 웨이트나 탄성 저항을 이용하는 훈련 프로그램의 전통적인 근력 향상을 이루는 것 이외에, 서킷 형태의 운동을 수행하는 것도 심혈관의 이득을 만들 수 있다. 그러므로 서킷 훈련은 단독 근육군을 활성화시키고, 또 다관절 운동을 통해 신체의 큰 부분에 스트레스를 가하기 때문에, 심혈관계에 영향을 준다.

서킷 훈련에는 훈련의 반응에 영향을 주는 조작되고 변화될 수 있는 많은 버전과 많은 변수가 있다. 그러나 일반적인 측면에서 볼 때, 여러 운동 세트를 수행하고 세트 사이에 15-20초간의 짧은 휴식을 취하는 것을 권장한다. 이것은 운동 프로그램 시간을 효율적으로 만들 뿐 만 아니라, 심혈관에 대한 하중을 증가시킨다. 운동 세트 동안 상당한 양의 운동 수행(12-15회 반복)은 국소 근지구력을 촉진하는데 도움을 줄 것이다. 짧은 휴식기간과 상당한 운동량은 심혈관 반응을 강하게 촉진시킨다.

반복 중심의 훈련 시스템을 사용하는 것 이외에, 서킷 운동은 시간 중심의 훈련으로 잘 구성되어 있다. 운동량을 설정할 때 반복 횟수를 사용하지 않고, 특정 시간 내에 훈련을 하는 것이다. 예를 들어, 15-30초의 운동과 15-30초의 휴식으로 이루어진 운동 프로그램이 서킷 운동으로 빈번하게 권장되고 있다. 생리학 측면에서 볼 때, 30초의 운동과 15초의 휴식으로 이루어진 운동은 15초의 탄성 저항 운동과 30초의 휴식으로 이루어진 운동 보다 심혈관에 더 큰 스트레스를 가할 것이다. 운동-휴식 사이클의 변화는 운동 훈련에서 흔하게 이루어지는 상황이다. 테니스 선수의 경우, 15초 운동과 30초의 휴식으로 이루어진 운동 프로그램은 실제 테니스 경기에서 발생하는 근육계의 반응을 이끌어낸다. 이것은 맞춤 운동 개념의 좋은 예로서 서킷 훈련 동안 운동-휴식을 어떻게 구성해야 할 것인지를 결정하는 중요한 요소이다.

서킷 훈련내의 변수는 운동의 순서이다. 서킷 운동 동안, 작용하는 근육군의 순서를 바뀌어서 훈련하는 것이다. 예를 들어, 상완이두근의 운동 이후에 슬괵근(햄스트링) 운동을 실시하는 것이다. 이것은 첫 번째 운동 때 사용된 첫 번째 근육을 짧은 기간 동안만 휴식을 취하게 하는 것이 아니라, 두 번째 운동 동안에도 휴식을 취할 수 있게 만드는 것이다. 그러나 만약 개인이 근지구력과 더 큰 피로 반응을 촉진하길 원한다면, 해당 근육군을 1회 운동이 아니라 2-3회 운동으로 수행하고, 또 휴식 시간은 단축하면 된다.

예를 들어, 바이셉스 컬을 수행한 후, 로우잉 운동으로 진행하면, 이 운동들을 하는 동안 상완이두근을 계속 자극하게 되고, 훈련 효과를 얻기 위해 운동량을 제공하는 것이다. 다른 목표를 얻기 위해 이 운동들을 권장하고 적용시킨다. 서킷 운동 내의 단순한 운동 순서 변화로도 근육이나 근육군에 가해지는 운동량이나 요구를 변화시킬 수 있다.

여기에서 자세히 설명되는 조정을 통해, 다음의 서킷 운동이 많은 피트니스 목표를 달성하는 좋은 방법이 될 것이다. 새로운 장소에서 이 운동들을 수행하기 전에, 밴드를 고정할 수 있는 견고한 물체와 운동 방법이 여러분에게 적합하고 안전해야 한다.

## 상체 서킷 15

권장 훈련량: 12-15회 반복하는 것을 2회나 3회 세트씩 실시한다. 세트와 운동 사이에 15-20초간 휴식을 취한다.

| | |
|---|---|
| 체스트 프레스(Chest press) | 페이지 72 |
| 랫 풀-다운(Lat pull-down) | 페이지 82 |
| 팔꿈치 신전*(Elbow extension*) | 페이지 49 |
| 바이셉스 컬(Biceps curl) | 페이지 48 |
| 시티드 로우(Seated row) | 페이지 79 |
| 스캡션(Scaption) | 페이지 44 |
| 어깨 내회전(팔을 몸통 옆에 붙인 상태)(Shoulder internal rotation at side) | 페이지 45 |
| 어깨 외회전(팔을 몸통 옆에 붙인 상태)(Shoulder external rotation at side) | 페이지 46 |

* 랫 풀-다운과 같은 탑 앵커를 사용한다.

## 상체 서킷 30

권장 훈련량: 12-15회 반복하는 것을 2회나 3회 세트씩 실시한다. 세트와 운동 사이에 15-20초간 휴식을 취한다.

| | |
|---|---|
| 체스트 프레스(Chest press) | 페이지 72 |
| 리버스 플라이(Reverse fly) | 페이지 80 |
| 전거근 펀치(Serratus punch) | 페이지 47 |
| 벤트-오버 로우(Bent-over row) | 페이지 83 |
| 랫 풀-다운(Lat pull-down) | 페이지 82 |
| 팔꿈치 신전*(Elbow extension*) | 페이지 49 |
| 바이셉스 컬(Biceps curl) | 페이지 48 |
| 시티드 로우(Seated row) | 페이지 79 |
| 손목 굴곡(Wrist flexion) | 페이지 50 |
| 손목 신전(Wrist extension) | 페이지 51 |
| 스캡션(Scaption) | 페이지 44 |
| 어깨 내회전(팔을 몸통 옆에 붙인 상태)(Shoulder internal rotation at side) | 페이지 45 |
| 어깨 외회전(팔을 몸통 옆에 붙인 상태)(Shoulder external rotation at side) | 페이지 46 |

* 팻 풀-다운과 같은 탑 앵커를 사용한다.

## 하체 서킷 15

권장 훈련량: 12-15회 반복하는 것을 2회나 3회 세트씩 실시한다. 세트와 운동 사이에 15-20초간 휴식을 취한다.

| | |
|---|---|
| 프론트 스쿼트(Front squat) | 페이지 114 |
| 한발 스쿼트(Single-leg squat) | 페이지 116 |
| 레그 프레스(Leg press) | 페이지 119 |
| 무릎 굴곡(Knee flexion) | 페이지 62 |
| 발목 저측 굴곡(Ankle plantarflexion) | 페이지 66 |
| 래터럴 런지(Lateral lunge) | 페이지 112 |
| CLX를 이용한 루마니안 데드 리프트(RDL)((Romanian deadlift (RDL) with CLX) | 페이지 231 |
| 런지(Lunge) | 페이지 110 |

## 하체 서킷 30

권장 훈련량: 12-15회 반복하는 것을 2회나 3회 세트씩 실시한다. 세트와 운동 사이에 15-20초간 휴식을 취한다.

| | |
|---|---|
| 프론트 스쿼트(Front squat) | 페이지 114 |
| 한발 스쿼트(Single-leg squat) | 페이지 116 |
| 고관절 외전(Hip abduction) | 페이지 60 |
| 레그 프레스(Leg press) | 페이지 119 |
| 고관절 신전(Hip extension) | 페이지 59 |

| | |
|---|---|
| 클램(Clam) | 페이지 106 |
| 리버스 클램(Reverse clam) | 페이지 107 |
| 무릎 굴곡(Knee flexion) | 페이지 62 |
| 발목 저측 굴곡(Ankle plantarflexion) | 페이지 66 |
| 발목 배측 굴곡(Ankle dorsiflexion) | 페이지 65 |
| 래터럴 런지(Lateral lunge) | 페이지 112 |
| CLX를 이용한 루마니안 데드 리프트(RDL)((Romanian deadlift (RDL) with CLX) | 페이지 231 |
| 스쿼트와 대각선 굴곡의 결합(Squat with diagonal flexion) | 페이지 140 |
| 소화전 운동(Fire hydrant) | 페이지 124 |
| 스쿼트 워크(Squat walk) | 페이지 118 |

## 코어 서킷 15

권장 훈련량: 30초간 3세트씩 실시한다. 세트와 운동 사이에 15-20초간 휴식을 취한다.

| | |
|---|---|
| 복부 크런치(Abdominal crunch) | 페이지 126 |
| 앉은 자세의 등 신전(Seated back extension) | 페이지 134 |
| 오블릭 컬-업(Oblique curl-up) | 페이지 127 |
| 루프 밴드 브릿지(Loop band bridge) | 페이지 103 |
| 몸통 회전**(Trunk rotation**) | 페이지 131 |
| 편측 로우와 사이드 브릿지의 결합(Unilateral row with side bridge) | 페이지 146 |
| 네발 자세 안정화(Quadruped stabilization) | 페이지 137 |

## 코어 서킷 30

권장 훈련량: 30초간 3세트씩 실시한다. 세트와 운동 사이에 15-20초간 휴식을 취한다.

| | |
|---|---|
| 복부 크런치(Abdominal crunch) | 페이지 126 |
| 클램(Clam) | 페이지 106 |
| 앉은 자세의 등 신전(Seated back extension) | 페이지 134 |
| 오블릭 컬-업(Oblique curl-Up) | 페이지 127 |
| 루프 밴드 브릿지(Loop band bridge) | 페이지 103 |
| 몸통 회전**(Trunk rotation**) | 페이지 131 |
| 사이드 브릿지(Side bridge) | 페이지 136 |
| 네발 자세 안정화(Quadruped stabilization) | 페이지 137 |
| 편측 로우와 사이드 브릿지의 결합(Unilateral row with side bridge) | 페이지 146 |

## 파워 스포츠 운동선수(Power Sport Athletes)

ERT는 CrossFit과 같은 파워 스포츠 선수를 위한 주요 부상 예방 프로그램을 제공할 수 있다. CrossFit 선수는 피트니스와 경기 모두를 위해 전신 훈련 동안 그들의 신체를 한계점까지 밀어 붙이면서 운동한다. ERT와 CrossFit이 결합된 훈련의 응용 운동 중의 하나는 보완 운동이며, 이것은 귀중한 근육 균형을 제공하고 보호하기 위해 CrossFit 선수에게 귀중한 훈련을 제공할 수 있다. 이 운동들은 아래의 기본 운동 리스트에 제시되어 있다. 이런 기본 운동은 이들 선수에게 매우 중요한 운동이다. 그 이유는 관절을 안정화시킬 뿐 만 아니라, 높은 수준의 훈련에서 발생하는 커다란 하중을 흡수하고 제어하는데 도움을 주기 때문이다.

*노트:* 이 운동들이 파워 스포츠 선수의 주요 안정화 근육을 목표로 하기 때문에, 낮은 저항과 많은 반복 횟수의 운동을 권장한다. 여러 세트로 이루어지는 각 운동은 이 근육들의 기본 지구력을 제공하는데 중요한 역할을 한다.

권장 훈련량: 15-20초 또는 30초간 3 세트씩 실시한다. 세트와 운동 사이에 15-20초간 휴식을 취한다.

| | |
|---|---|
| 어깨 외회전(팔을 몸통 옆에 붙인 상태)(Shoulder external rotation at side) | 페이지 46 |
| 90°에서 어깨 외회전(Shoulder external rotation at 90°) | 페이지 95 |
| 시티드 로우(Seated row) | 페이지 79 |
| 견갑골 후인이 동반된 양쪽 팔의 신전(Bilateral extension with retraction) | 페이지 85 |
| 테라밴드 퀵 킥(TheraBand quick kick) | 페이지 122 |
| 몬스터 워크(Monster walk) | 페이지 117 |
| 클램(Clam) | 페이지 106 |
| 복부 크런치(Abdominal crunch) | 페이지 126 |
| 하복부 크런치(Lower abdominal crunch) | 페이지 128 |
| 네발 자세 안정화(Quadruped stabilization) | 페이지 137 |
| 앉은 자세의 등 신전(Seated back extension) | 페이지 134 |

12

# 팀 스포츠

## Team Sports

본 장은 팀 스포츠를 위한 특별한 훈련 프로그램을 강조할 것이다. 이 운동 그룹에는 여러 방향의 움직임을 필요로 하는 많은 스포츠 뿐 만 아니라, 상지와 하지 모두의 특별한 움직임 패턴을 필요로 하는 스포츠들도 포함된다. 탄성 저항 운동은 연습과 경기를 위한 준비와 회복의 일부 뿐 만 아니라, 수행력을 향상하고 부상을 예방하는 기본 훈련 형태일 수 있다.

# 야구와 소프트볼(Baseball and Softball)

야구선수와 소프트볼 선수는 특히 던지기처럼, 반복 움직임을 많이 수행한다. 하체 움직임 패턴은 많은 스포츠의 움직임과 비슷하고, 이들 두 스포츠가 채택하는 몇 가지 특정 움직임이 있다. 어깨와 팔꿈치의 과사용으로 인한 부상은 야구선수와 소프트볼 선수에게 흔한 편이고, 상부 등과 어깨 근육(회전근개와 견갑골 근육)의 발달은 적절한 근육 균형을 유지하고 부상을 예방하는데 매우 중요하다. 여기에 목록된 어깨와 팔꿈치를 위한 기본 운동의 수행은 야구선수와 소프트볼 선수를 위한 부상 예방 프로그램으로 중요하다. 중요한 역할에 비추어 볼 때 상체 근육이 공을 던질 때 팔을 감속시키는 역할을 하기 때문에, 모든 ERT와 마찬가지로, 던지기 동작의 구심성 수축과 원심성 수축을 강조하는 운동을 수행할 때 주의를 요해야 한다. 부가적으로, 아래의 특정 스포츠 프로그램에 목록된 하체 운동은 야구와 소프트볼의 던지기와 때리기 동작을 효율적으로 일어나게 하는 플랫폼이나 기반을 형성할 뿐 만 아니라, 선수들이 좋은 자세와 역동적인 움직임 능력을 가질 수 있도록 돕는다. 그리고 야구와 소프트볼 선수의 수행력을 향상시키기 위해 부가적인 하체 운동들이 통합될 수 있다.

소프트볼 선수들만이 가지는 독특한 움직임은 언더핸드 윈드 밀 동작이며, 본 장에도 포함되어 있다. 이 운동은 윈드밀 피칭 시 팔을 앞쪽으로 가속시키는 근육에 과부하를 준다. 그러나 이 운동은 회전근개 기반 운동과 결합되어 던지기 기능을 최적화하고 보호할 수 있는 완벽한 훈련 접근법이다.

## 기본 운동(Base Exercises)

| | |
|---|---|
| 90°에서 어깨 외회전(Shoulder external rotation at 90°) | 페이지 95 |
| 어깨 외회전(팔을 몸통 옆에 붙인 상태)(Shoulder external rotation at side) | 페이지 46 |
| 손목 굴곡(Wrist flexion) | 페이지 50 |
| 손목 신전(Wrist extension) | 페이지 51 |
| 전완 회내(Forearm pronation) | 페이지 53 |
| 전완 회외(Forearm supination) | 페이지 52 |
| 시티드 로우(Seated row) | 페이지 79 |
| 프론트 스쿼트(Front squat) | 페이지 114 |
| 런지(Lunge) | 페이지 110 |
| 견갑골 후인이 동반된 양쪽 팔의 신전(Bilateral extension with retraction) | 페이지 85 |
| 견갑골 후인이 동반된 어깨 외회전(Shoulder external rotation with retraction) | 페이지 92 |
| 린톤 외회전(Linton external rotation) | 페이지 84 |

## 스포츠 시뮬레이션 운동(Sport Simulation Exercises)

| | |
|---|---|
| 배팅 시뮬레이션(Batting simulation) | 페이지 185 |
| 사이드 스텝 런지(글로브 착용)(Lateral step lunge with glove) | 페이지 186 |
| 던지기 시뮬레이션(공을 가지고)(Throwing simulation with ball) | 페이지 187 |
| 언더핸드 윈드 밀 시뮬레이션(Underhand windmill simulation) | 페이지 187 |

## 배팅 시뮬레이션(Batting Simulation)

**몸통 회전근, 둔부 근육, 대퇴사두근, 장딴지 근육(Trunk Rotators, Gluteals, Quadriceps, Calves)**

밴드의 한쪽 끝을 가슴 높이의 고정점에 연결한다. 그리고 여러분이 배트를 잡듯이 밴드의 다른 쪽 끝을 여러분 손으로 잡는다(a). 여러분은 손 자세를 시뮬레이션함으로써 배트 없이도 운동을 수행할 수 있다. 여러분은 배팅 스탠스를 취하고, 공과 배트가 정상적으로 접촉하는 지점을 바로 지나서 까지 스윙을 흉내낸다(b–c).

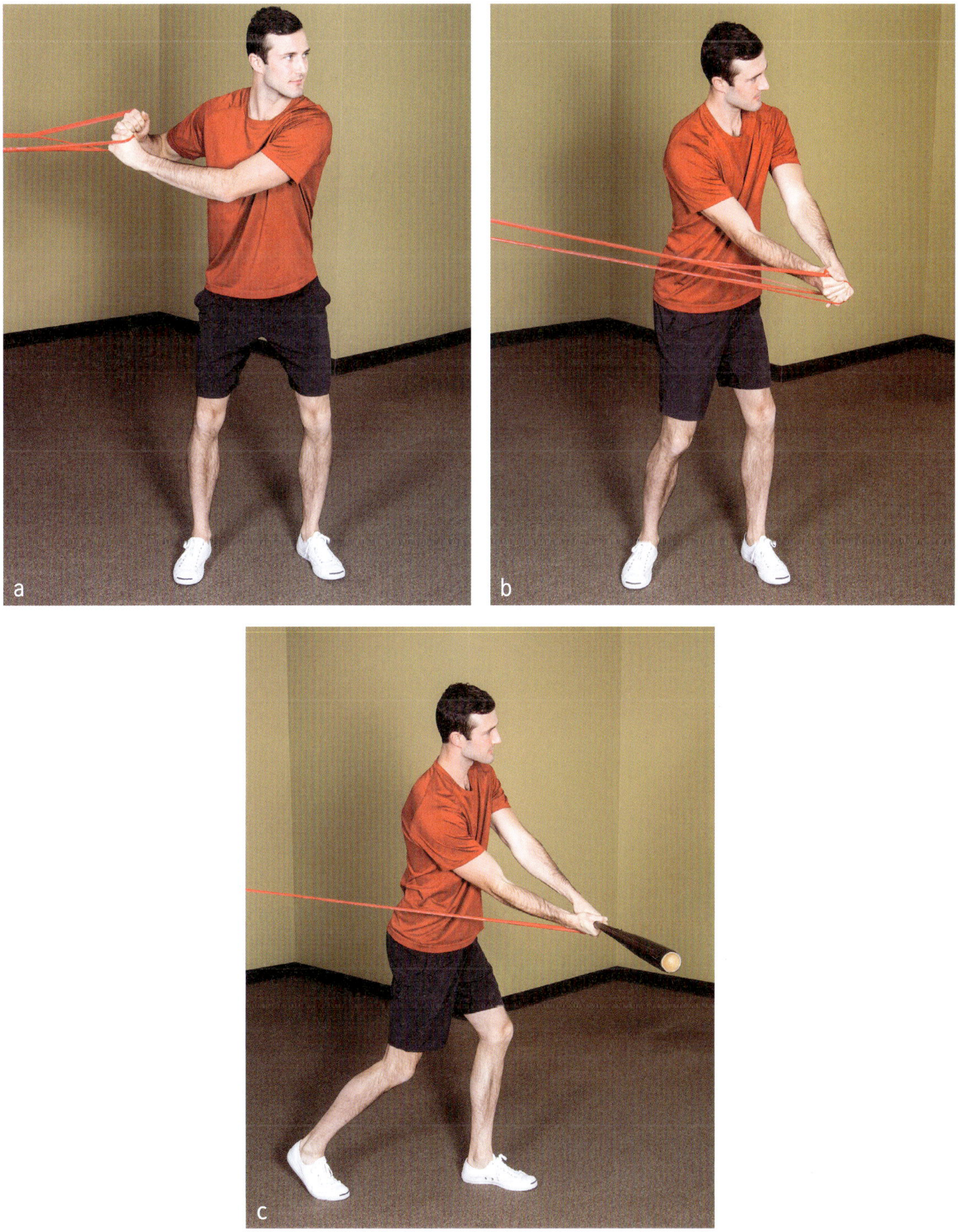

## 사이드 스텝 런지(글로브 착용)(Lateral Step Lunge With Glove)

**모든 근육군(All Muscle Groups)**

밴드의 양쪽 끝을 허리 높이의 고정점에 연결한다. 그리고 밴드의 중간 부분을 허리에 배치한다. 필드에서 공 잡을 것을 시뮬레이션하기 위해 고정점으로부터 멀어지는 방향으로 크고 통제된 스텝을 내딛고, 몸을 굽혀 공을 잡듯이 팔을 뻗는다. 그런 다음, 천천히 시작자세로 되돌아온다.

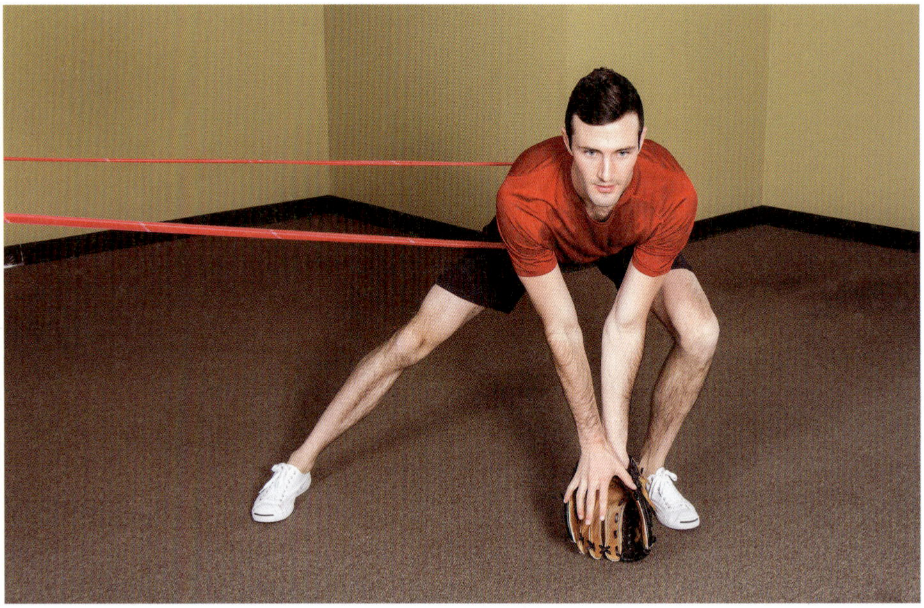

## 던지기 시뮬레이션(공을 가지고)(Throwing Simulation With Ball)

**모든 근육군(All Muscle Groups)**

밴드의 한쪽 끝을 어깨 높이의 고정점에 연결한다. 그리고 밴드의 다른 쪽 끝을 공을 던지는 손에 배치한다. 밴드 고정점을 등지고 손에 공을 든다. 던지기에 이용되는 근육을 부드럽게 자극하기 위해 팔로우-쓰로우를 포함한 던지기 동작을 수행한다. 그런 다음, 천천히 시작자세로 되돌아온다.

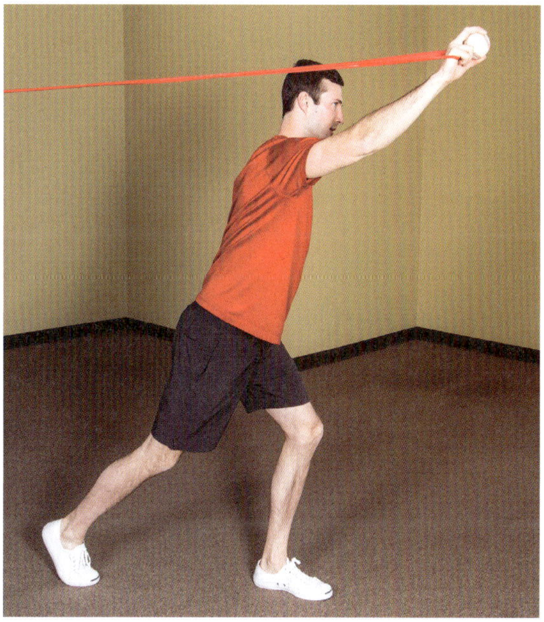

## 언더핸드 윈드 밀 시뮬레이션(Underhand Windmill Simulation)

**모든 근육군(All Muscle Groups)**

손에 공을 들고, 밴드나 튜빙의 한쪽 끝을 잡고, 밴드의 다른 쪽 끝을 허리 높이의 고정점에 연결한다. 던지기 자세를 취하고, 어깨높이 바로 밑까지 팔을 뒤쪽으로 뻗는다. 정상적인 피칭 장비를 이용하여 한 스텝을 내디디면서 팔이 몸의 앞쪽으로 지날 때까지 팔을 앞쪽으로 뻗는다. 그런 다음, 천천히 시작자세로 돌아온다.

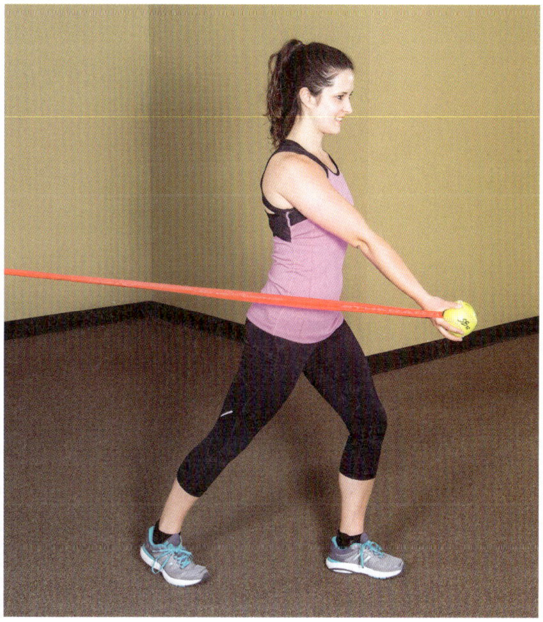

# 배구(Volleyball)

배구는 런지나 점핑 등과 같은 하체 움직임의 반복을 요구할 뿐 만 아니라, 블로킹, 세트, 스파이크, 범프 등과 같은 특별한 상체 움직임도 함께 요구한다. 그리고 특히 어깨가 오버헤드 동작을 하는 서브나 스파이크 동작을 할 때 어깨 회전의 조절이 요구된다. 배구 선수에게 있어 근육 균형은 핵심 이슈이고, 상부 등과 어깨의 근육 발달은 균형과 안정화를 제공하는데 도움을 준다.

배구 선수에게 흔히 발생하는 부상 중의 하나는 슬개건염이다. 이 부상은 반복적인 점프 동작에 의해 일어난다. 이런 부상을 방지하고 치료하는 운동들은 대퇴사두근의 원심섬 수축 뿐 만 아니라, 강한 고관절과 코어의 운동을 포함한다. 느린 하강(또는 원심성 수축)을 강조하는 스쿼트나 런지 등과 같은 움직임은 배구 선수들을 위한 하체 훈련 프로그램의 주요 요소이다.

## 기본 운동(Base Exercises)

| | |
|---|---|
| 한발 스쿼트(Single-leg squat) | 페이지 116 |
| 클램(Clam) | 페이지 106 |
| 리버스 클램(Reverse clam) | 페이지 107 |
| 래터럴 런지(Lateral lunge) | 페이지 112 |
| 90°에서 어깨 외회전(Shoulder external rotation at 90°) | 페이지 95 |
| 어깨 외회전(팔을 몸통 옆에 붙인 상태)(Shoulder external rotation at side) | 페이지 46 |
| 견갑골 후인이 동반된 어깨 외회전(Shoulder external rotation with retraction) | 페이지 92 |
| 견갑골 후인이 동반된 양쪽 팔의 신전(Bilateral extension with retraction) | 페이지 85 |
| 스캡션(견갑골의 운동면)(Scaption) | 페이지 44 |
| 랫 풀-다운(Lat pull-down) | 페이지 82 |
| 브릿지(교각 자세)(Bridge) | 페이지 102 |
| 몸통 회전(Trunk rotation) | 페이지 131 |

## 스포츠 시뮬레이션 운동(Sport Simulation Exercises)

| | |
|---|---|
| 서브 시뮬레이션(Serve simulation) | 페이지 189 |
| 오버헤드 블로킹 시뮬레이션(Overhead blocking simulation) | 페이지 189 |
| 몬스터 워크와 범핑의 결합(Monster walk with bumping) | 페이지 190 |

## 서브 시뮬레이션(Serve Simulation)

**모든 근육군(All Muscle Groups)**

튜빙의 한쪽 끝은 발밑에 고정하고, 다른 쪽 끝은 서브하는 쪽 손으로 잡는다. 팔이 서브 동작의 시작자세를 취할 때, 밴드에는 약간의 장력이 가해지도록 한다. 한 발을 앞쪽으로 내딛고, 튜빙의 저항을 이겨내며 서브 동작을 수행한다. 그런 다음, 천천히 시작자세로 돌아온다.

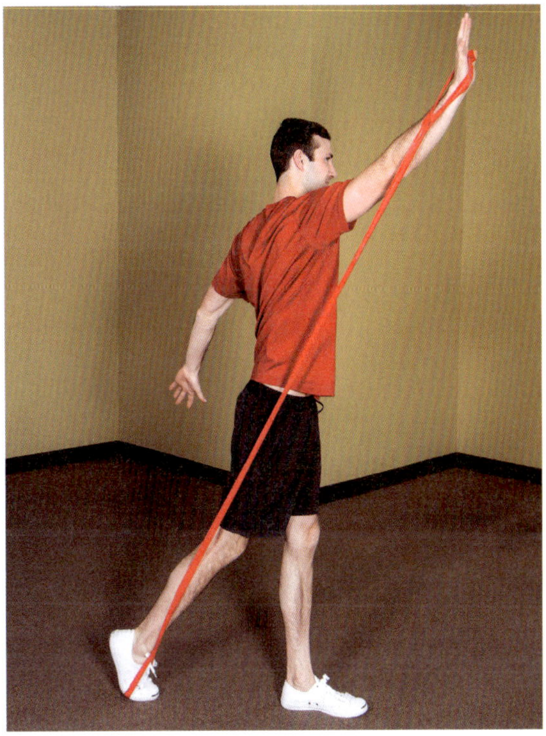

## 오버헤드 블로킹 시뮬레이션(Overhead Blocking Simulation)

**모든 근육군(All Muscle Groups)**

루프 밴드를 손목에 배치한다. 여러분의 양팔을 오버헤드 자세로 취하고, 양쪽 손을 약간 벌린다. 팔꿈치를 약간 굽힌 한 채, 15-20초 동안 양쪽 손을 좌우, 앞, 대각선 및 뒤쪽으로 움직인다. 이런 동작을 여러 세트 반복한다.

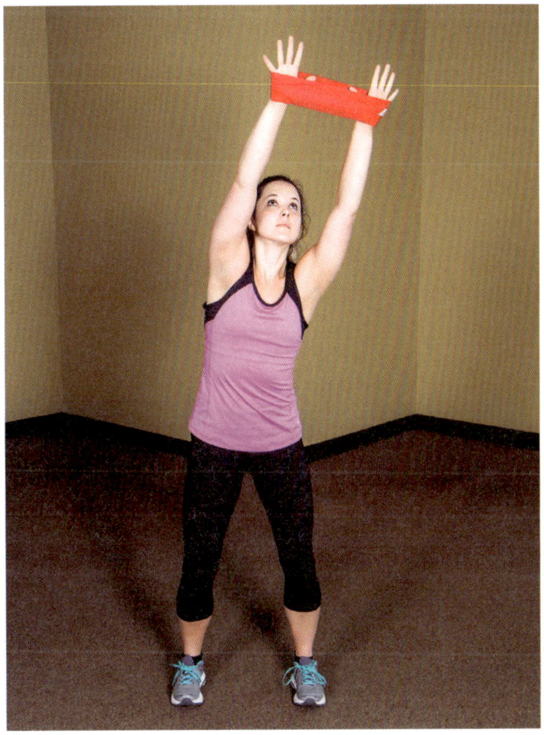

## 몬스터 워크와 범핑의 결합(Monster Walk With Bumping)

**모든 근육군(All Muscle Groups)**

루프 밴드를 발목에 배치한다. 공을 반복적으로 튀기면서 공을 따라 움직인다. 이때 밴드의 저항을 이겨내며 움직일 수 있도록 양쪽 다리로 조금씩 조정한다. 다른 버전으로서, 파트너와 공을 서로 주고 받으면서 이 기술을 수행한다.

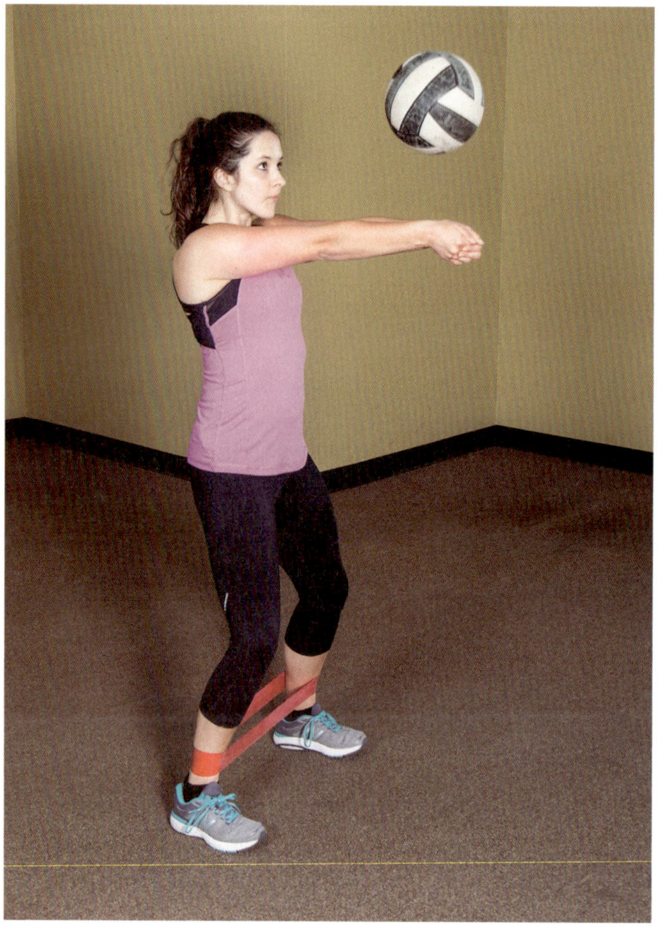

# 풋볼(Football)

충돌 스포츠로서 타박상과 골절에서부터 건염과 근좌상과 같은 과사용 부상에 이르기까지 광범위한 부상을 일으킬 수 있다. 부가적으로, 선수들의 포지션에 따라 훈련과 운동에 대한 효과가 드라마틱할 수 있다. 예를 들어, 쿼터백은 여러 방향으로 움직이고, 충격을 흡수하고, 회전 움직임을 수행할 뿐 만 아니라, 야구나 테니스 선수와 비슷한 반복적인 던지기 운동을 수행한다. 이런 광범위한 요구 때문에 풋볼 선수를 위한 훈련을 디자인하는데 어려움이 발생한다.

포지션에 관계없이 모든 풋볼 선수에게서 요구되는 2가지 사항은 여러 방향의 폭발성과 강인한 상체 근력이다. 상체를 위한 립(rip) 훈련과 같은 특정 운동은 다양한 강도의 탄성 저항으로 이루어지는 가쪽 움직임과 리버스 움직임을 할 때처럼, 많은 자세에 적응한다. 우리 풋볼 프로그램의 많은 운동들은 특히 하체에 있어 단일 근육이나 근육군이 아니라 여러 근육군에 작용한다.

그러나 특정 포지션의 풋볼 선수들은 몇 가지 선택적인 단독 근육군의 작용만을 수행해야 한다. 쿼터백은 훈련 프로그램에 몇 가지 회전근개와 견갑골 운동을 포함해야 한다. 공을 운반하고 조정하는 선수들은 그들의 훈련 프로그램 안에 손목과 전완의 운동을 포함시켜야 한다. 쿼터백 포지션에 요구되는 하나의 특별한 운동은 공을 가진 상태에서 수행할 수 있는 몬스터 워크 던지기 시뮬레이션 운동이다. 이것은 밴드의 루프를 이용한 약간 복잡한 작용을 요구하지만, 상체와 하체의 작용 뿐 만 아니라, 높은 수준의 코어 작용을 요구한다.

## 기본 운동(Base Exercises)

| | |
|---|---|
| 체스트 프레스(Chest press) | 페이지 72 |
| 프론트 스쿼트(Front squat) | 페이지 114 |
| 런지(Lunge) | 페이지 110 |
| 스캡션(견갑골의 운동면)(Scaption) | 페이지 44 |
| 랫 풀-다운(Lat pull-down) | 페이지 82 |
| CLX를 이용한 루마니안 데드 리프트(RDL)(Romanian deadlift (RDL) with CLX) | 페이지 231 |

## 스포츠 시뮬레이션 운동(Sport Simulation Exercises)

| | |
|---|---|
| 익스플로젼 아웃 오브 쓰리-포인트 스탠스(Explosion out of three-point stance) | 페이지 192 |
| 토털 바디 익스텐션(Total body extension) | 페이지 192 |
| 립 컬(Rip curl) | 페이지 193 |
| 몬스터 워크 던지기 시뮬레이션(Monster walk throwing simulation) | 페이지 194 |

## 익스플로젼 아웃 오브 쓰리-포인트 스탠스(Explosion Out of Three-Point Stance)

**모든 근육군(All Muscle Groups)**

밴드의 양쪽 끝을 바닥 근처의 고정물체에 고정한다. 밴드의 중간 부분을 여러분의 허리에 배치하고, 3점 스탠스에서 시작한다. 시작자세를 역동적으로 벗어나면서 앞쪽으로 한 스텝을 내딛는다.

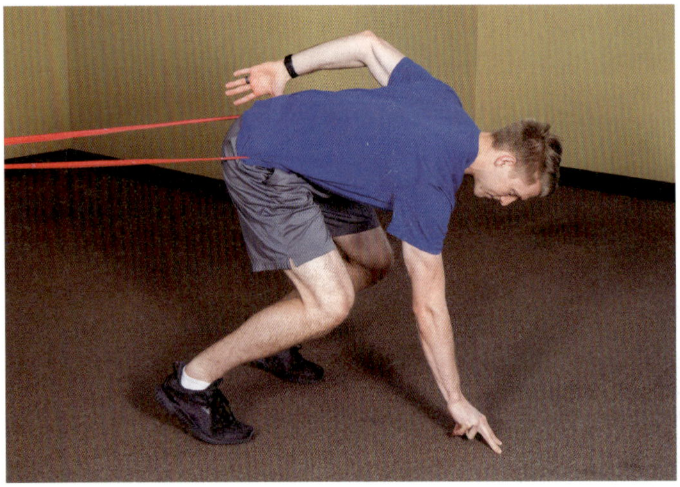

## 토털 바디 익스텐션(Total Body Extension)

**모든 근육군(All Muscle Groups)**

밴드의 중간 부분을 양쪽 허벅지 뒤쪽에 배치한다. 밴드의 양쪽 끝을 어깨높이에서 잡는다. 여러분의 고관절과 슬관절을 굴곡한 구부정한 시작 자세를 취한다. 여러분의 양쪽 팔을 앞쪽으로 뻗으면서 하체를 이용해 구부정한 자세를 벗어난다.

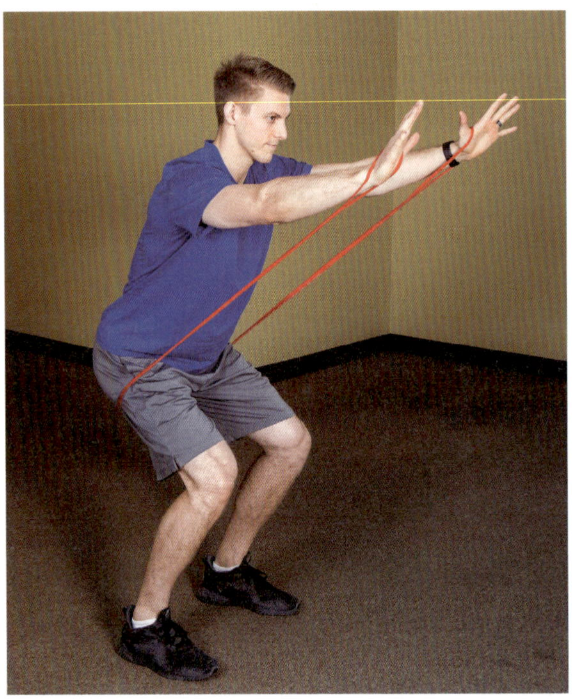

## 립 컬(Rip Curl)

**모든 근육군(All Muscle Groups)**

밴드의 한쪽 끝을 허리 높이에서 뒤쪽에 위치한 고정물체에 고정하고, 밴드의 다른 쪽 끝을 한손으로 잡는다. 움직이는 팔과 반대되는 쪽 다리를 앞쪽으로 내딛고, 디펜스 라인맨처럼 여러분의 팔을 립 타입 동작(rip-type motion)처럼 위쪽과 안쪽을 가로질러 움직인다. 이런 대각선 운동은 상방과 몸통을 가로지르는 동작을 흉내내는 것으로 앞쪽 어깨 근력을 발달시킨다.

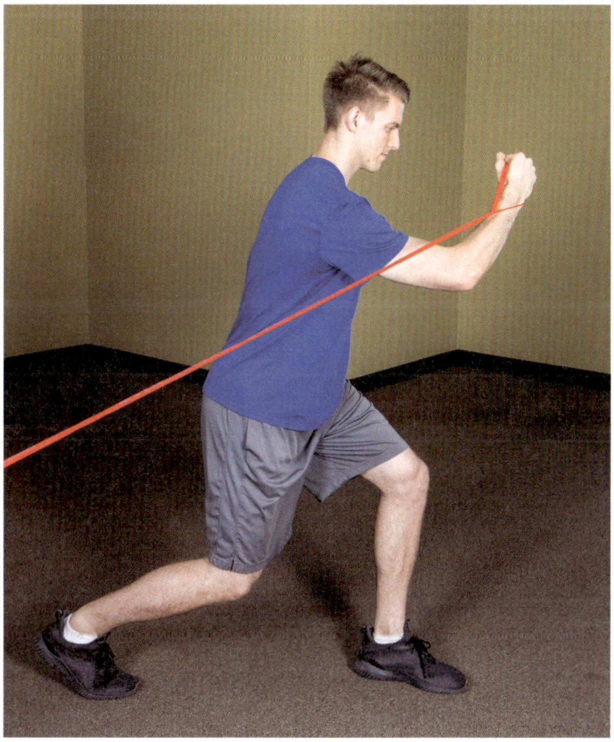

## 몬스터 워크 던지기 시뮬레이션(Monster Walk Throwing Simulation)

**모든 근육군(All Muscle Groups)**

무릎 주위에 루프 밴드를 배치하고, 양쪽 허벅지 부위에서 위아래로 밴드를 교차한다. 다른 밴드를 몸통 앞쪽에서 교차하여 양손으로 각각 밴드의 양쪽 끝을 잡는다(a). 좌우, 앞뒤로 움직이는 동안, 쿼터백의 우성 손에 있는 공으로 던지는 동작을 흉내낸다(b–c).

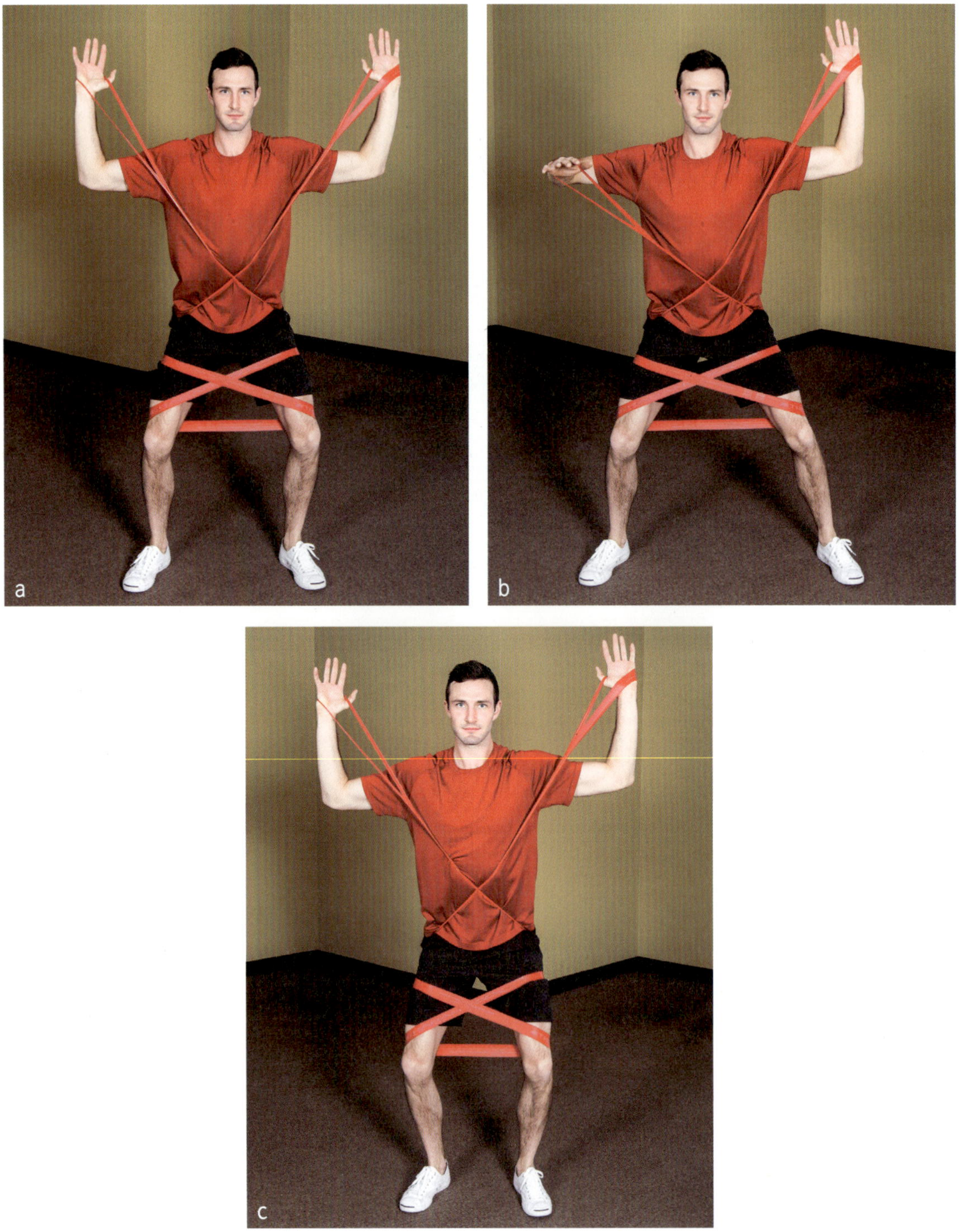

# 아이스하키(Hockey)

하키는 폭발적인 파워와 지구력을 필요로 하고, 또 균형과 민첩성을 요구한다. 하키는 딱딱하고 미끄러운 표면에서 이루어지는 경기이기 때문에, 기본 운동 프로그램과 특정 스포츠 운동 프로그램을 설계하는데 어려움이 있다. 풋볼에서처럼, 하키의 부상도 상대방 선수, 아이스링크, 그리고 경기장을 둘러싸는 방어벽 등과의 충돌에 의해서 일어난다. 어깨 분리와 같은 상체 부상도 흔하게 일어나고, 또 서혜부 좌상과 인대 손상과 같은 하체의 부상도 흔하게 일어난다. 하키는 전신 파워와 폭발적인 근력을 필요로 하기 때문에, 풋볼의 기본 운동처럼 하키를 위한 많은 기본 운동도 큰 근육군의 근력 발달을 촉진하는 다관절 움직임 패턴을 강조한다. 그러나 스포츠 시뮬레이션 운동은 매우 특이하고, 하키 선수에게만 적용되는 운동이다.

하키 선수는 서혜부 부상을 최소화하고 예방하기 위해 매우 좋은 외전근과 내전근의 근력 균형을 가져야 한다. 서혜부의 근력(내전근)은 부상 위험을 줄이고 수행력을 최적화하기 위해 고관절 외전근과 균형을 이루어야 한다. 아이스하키는 스케이팅에 사용되는 근육-길이 움직임에 대한 좋은 제어(조절)도 요구한다. 이것은 훈련(특히, 스케이팅에 맞는 기술과 탄성 저항으로 이루어지는 운동) 때 원심성 수축이 강조되어야 한다는 것을 의미한다. 모든 방향으로 움직이고 스케이팅하는 선수들에게 필요한 것은 모든 방향으로 탄성 저항 훈련이 이루어져야 한다는 것이다.

모든 선수들은 경기 때 스틱을 사용하고, 최적의 수행에 꼭 필요한 손목과 전완의 근력을 만들어야 한다. 그리고 그들은 테니스 선수나 골프 선수들이 요구하는 것과 비슷하게, 손목과 전완의 운동을 요구한다.

## 기본 운동(Base Exercises)


| | |
|---|---|
| 몬스터 워크(Monster walk) | 페이지 117 |
| 스쿼트 워크(Squat walk) | 페이지 118 |
| 런지(Lunge) | 페이지 110 |
| CLX를 이용한 루마니안 데드 리프트(RDL)(Romanian deadlift (RDL) with CLX) | 페이지 231 |
| 테라밴드 퀵 킥(TheraBand quick kick) | 페이지 122 |
| 몸통 회전(Trunk rotation) | 페이지 131 |
| 랫 풀-다운(Lat pull-down) | 페이지 82 |
| 손목 굴곡(Wrist flexion) | 페이지 50 |
| 손목 신전(Wrist extension) | 페이지 51 |
| 전완 회내(Forearm pronation) | 페이지 53 |
| 전완 회외(Forearm supination) | 페이지 52 |


## 스포츠 시뮬레이션 운동(Sport Simulation Exercises)


| | |
|---|---|
| 스케이팅 스트라이드(스틱을 가지고)(Skating stride with stick) | 페이지 196 |
| 저항 슬라이드와 스트라이드(스틱을 가지고)(Resisted slide and stride with stick) | 페이지 196 |
| 저항 슬랩 샷 테이크-백(스틱을 가지고)(Resisted slap shot take-back with stick) | 페이지 197 |
| 저항 슬랩 샷 팔로우-쓰로우(스틱을 가지고)(Resisted slap shot follow-through with stick) | 페이지 197 |
| 리스트 샷(스틱을 가지고)(Wrist shot with stick) | 페이지 198 |

## 스케이팅 스트라이드(스틱을 가지고)(Skating Stride With Stick)

**모든 근육군(All Muscle Groups)**

하퇴에 루프 밴드를 배치하거나, 양쪽 발목에 튜빙을 고정하기 위해 다리 스트랩을 사용한다. 스케이팅 때 이용되는 스트라이드를 흉내내기 위해 양쪽 무릎을 낮게 유지하고 팔을 스윙하면서, 앞쪽과 대각선 방향으로 움직인다.

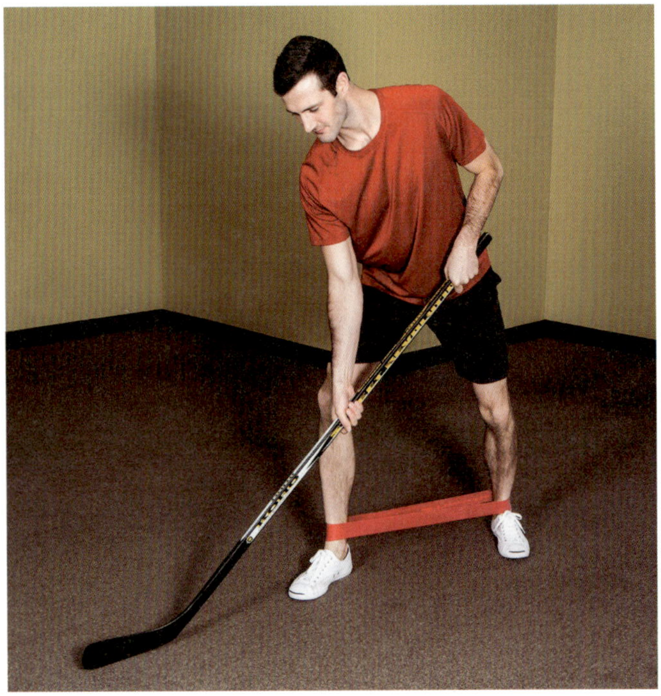

## 저항 슬라이드와 스트라이드(스틱을 가지고)(Resisted Slide and Stride With Stick)

**고관절 외전근, 고관절 내전근(Hip Abductors, Hip Adductors)**

미끄러운 표면 위에서, 하퇴에 루프 밴드를 배치하거나, 양쪽 발목에 튜빙을 고정하기 위해 다리 스트랩을 사용한다. 스틱을 잡고 똑바른 자세를 유지하면서 한쪽 다리를 측면으로 슬라이드한다.

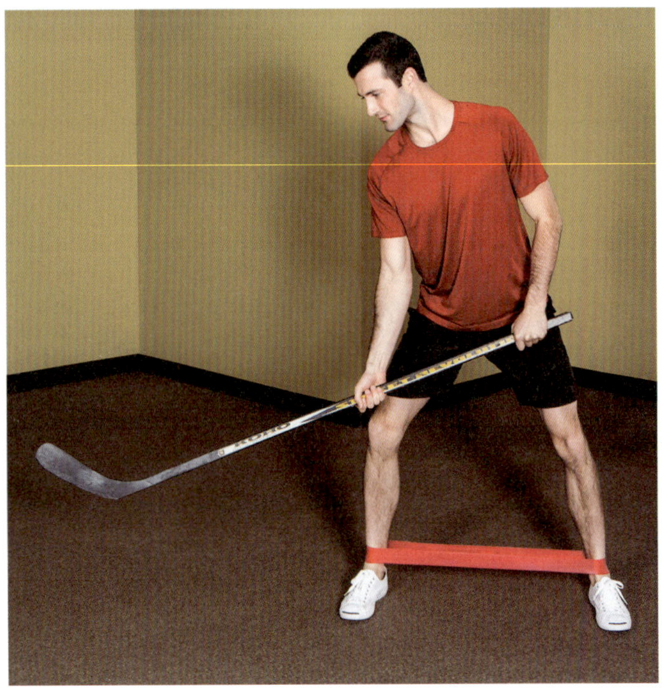

## 저항 슬랩 샷 테이크-백(스틱을 가지고)(Resisted Slap Shot Take-Back With Stick)

**모든 근육군(All Muscle Groups)**

밴드의 한쪽 끝을 하키 스틱에 고정하고, 다른 쪽 끝을 고정 물체에 고정한다. 밴드의 저항을 이겨내며 스틱을 위쪽으로 들어 올린다.

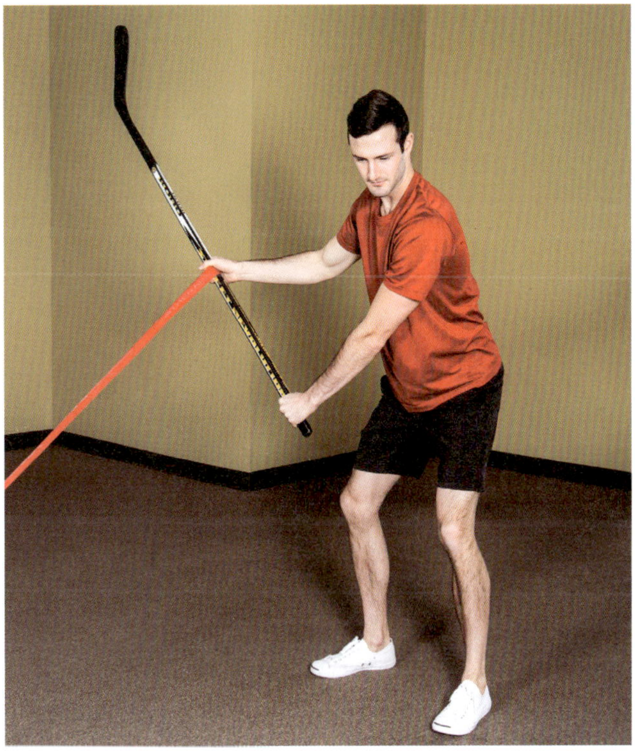



## 저항 슬랩 샷 팔로우-쓰로우(스틱을 가지고) (Resisted Slap Shot Follow-Through With Stick)

**모든 근육군(All Muscle Groups)**

밴드의 한쪽 끝을 하키 스틱에 고정하고, 다른 쪽 끝을 고정 물체(지면으로부터 3-6인치 떨어진)에 고정한다. 슬랩 샷의 접촉과 끝 자세를 흉내내기 위해 스틱을 앞쪽으로 움직인다.

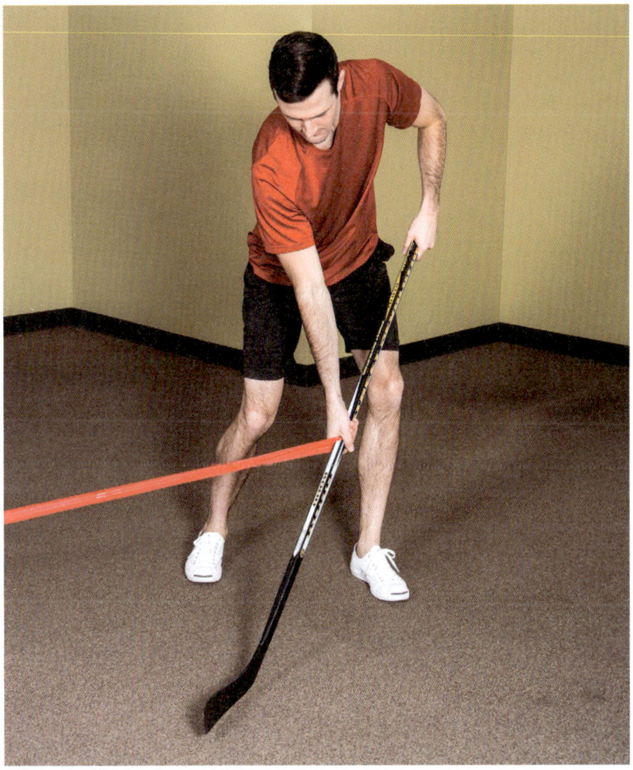

## 리스트 샷(스틱을 가지고)(Wrist Shot With Stick)

**모든 근육군(All Muscle Groups)**

밴드의 한쪽 끝을 하키 스틱에 고정하고, 다른 쪽 끝을 고정 물체(허리 높이)에 고정한다. 리스트 샷의 접촉과 끝 자세를 흉내내기 위해 스틱을 앞쪽으로 움직인다.

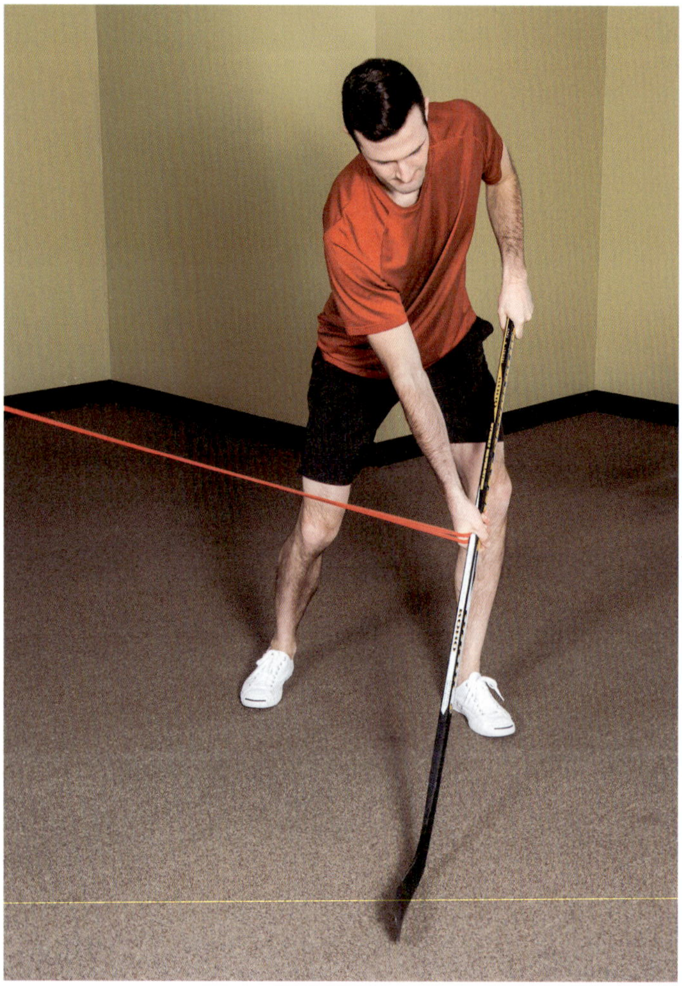

# 농구(Basketball)

농구는 높은 수준의 심혈관과 근력의 피트니스를 요구한다. 또한 농구는 근지구력 뿐 만 아니라, 근력과 파워의 결합을 요구하는 반복적인 다방향 움직임을 수행한다. 리바운딩할 때 상지의 근력이 필수적이다. 그러나 농구를 위한 근력 훈련은 종종 강력한 활동과 커팅을 최적화하는 하체와 코어에 집중되고 있다.

농구에서 일어나는 가장 흔한 부상 중의 하나는 발목염좌이다. 탄성 저항 훈련은 발목을 보호하고 안정화시키는 최적의 근력강화 운동이고, 농구선수를 위한 근력과 컨디셔닝 프로그램의 핵심요소이다. 대부분의 발목 부상이 발목의 내번과 관련되기 때문에, 발목의 가쪽면에 있는 근육(발목의 외번 작용에 이용되는)의 강화운동이 중요하다.

농구선수의 부상 예방에 대한 다른 관심 영역은 무릎이다. 광범위한 연구들이 무릎 부상예방에 대한 코어와 하체 근력의 중요성을 확인했다. 전십자인대의 부상은 흔한 편이다. 균형 훈련 뿐 만 아니라, 하체와 코어의 근력을 강화하는 예방적 컨디셔닝 프로그램이 부상을 치료하고 최소화하기 위해 권장된다. 이 프로그램의 기본 운동은 착지와 커팅 동작 동안 하지를 안정화하고 근육 지지를 제공할 수 있는 대퇴사두근, 슬괵근(햄스트링), 고관절 외전근 등의 근력을 증가시키는 쪽으로 설계된다. 적절한 한발 스쿼트 능력에 대한 야구선수의 선별검사가 요구되는 컨디셔닝의 양을 결정하기 위해 이용될 수 있다. 상지 운동은 90-120° 이상의 거상된 자세에서 리바운딩과 패싱을 하는데 필요한 근력 향상에 초점을 맞추고 있다.

## 기본 운동(Base Exercises)



## 스포츠 시뮬레이션 운동(Sport Simulation Exercises)

## 스텝-슬라이드(공을 가지고)(Step-Slide With Basketball)

**코어 근육, 고관절 굴곡근, 고관절 외전근, 대퇴사두근**

**(Core Muscles, Hip Flexors, Hip Abductors, Quadriceps)**

루프 밴드를 발목에 배치하고 시작한다. 체스트 패스 자세에서 양손으로 농구공을 잡고, 밴드에 장력이 더 많이 걸리도록 다리를 옆으로 움직인다. 밴드의 저항을 이겨내며 여러 번 가쪽 스텝을 한다. 이때 밴드의 탄성 저항을 어느 정도 유지한다. 파트너 또는 앞쪽에 벽이 있다면, 실제 농구에서 수행되는 움직임과 패스를 흉내내기 위해 농구공을 반복적으로 패스하는 동작을 수행한다.

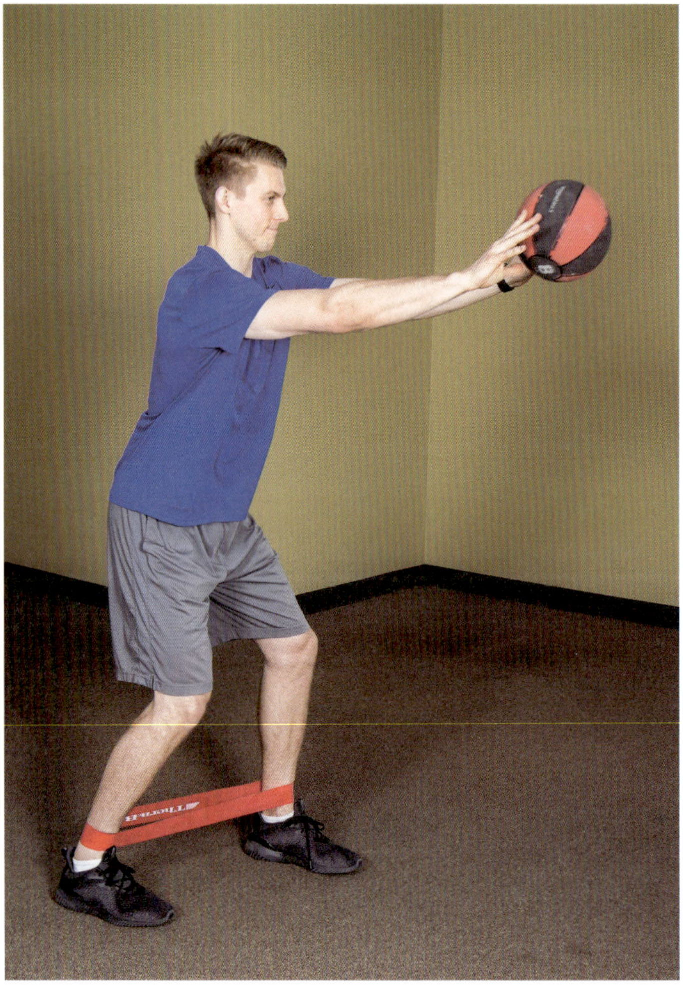

# 라크로스(Lacrosse)

라크로스 선수는 다방향 움직임을 필요로 하는 폭발적인 근력과 이에 결합된 지구력 중심 움직임을 수행한다. 탄성 저항을 이용한 라크로스 선수의 훈련은 다방향의 하체 운동과 라크로스 스틱(crosse)을 통해 적용되는 저항과 상지의 특정 움직임을 결합한 것이다. 라크로스 선수들이 스틱을 가지고 움직이고 달려야 하기 때문에, 스틱을 가지고 하는 운동이 라크로스 선수에 필수적이다. 스틱의 길이로 인한 지렛대팔의 증가로 저항 수준을 적용할 때 주의를 해야 한다.

## 기본 운동(Base Exercises)

| | |
|---|---|
| 프론트 스쿼트(Front squat) | 페이지 114 |
| 한발 스쿼트(Single-leg squat) | 페이지 116 |
| 런지(Lunge) | 페이지 110 |
| CLX를 이용한 루마니안 데드 리프트(RDL)(Romanian deadlift (RDL) with CLX) | 페이지 231 |
| 테라밴드 퀵 킥(TheraBand quick kick) | 페이지 122 |
| 클램(Clam) | 페이지 106 |
| 스캡션(견갑골의 운동면)(Scaption) | 페이지 44 |
| 랫 풀-다운(Lat pull-down) | 페이지 82 |
| 90°에서 어깨 내회전(Shoulder internal rotation at 90°) | 페이지 94 |
| 90°에서 어깨 외회전(Shoulder external rotation at 90°) | 페이지 95 |
| 고관절 외전(Hip abduction) | 페이지 60 |
| 견갑골 후인이 동반된 양쪽 팔의 신전(Bilateral extension with retraction) | 페이지 85 |
| 손목 굴곡(Wrist flexion) | 페이지 50 |
| 손목 신전(Wrist extension) | 페이지 51 |

## 스포츠 시뮬레이션 운동(Sport Simulation Exercises)

| | |
|---|---|
| 스텝-오버(스틱과 탄성 저항을 가지고)(Step-over with stick and elastic resistance) | 페이지 202 |
| 라크로스 던지기 시뮬레이션(Lacrosse throw simulation) | 페이지 203 |

## 스텝-오버(스틱과 탄성 저항을 가지고)
## (Step-Over With Stick and Elastic Resistance)

**모든 근육군(All Muscle Groups)**

밴드의 한쪽 끝을 스틱의 상단에 묶고, 반대쪽 끝을 고정된 물체에 고정하거나 파트너가 잡는다. 6-8인치 플랫폼 옆에서 선 자세를 취한다. 한 발을 플랫폼 위에 올려놓고, 밴드 고정점에서 가쪽으로 멀어지는 동작을 준비한다. 폭발적인 동작으로, 반대쪽 발을 플랫폼 위에 올려놓는다. 플랫폼 위로 점프하고 다시 내려오는 동작을 교대로 수행한다. 경기할 때 수행되는 가쪽 움직임을 흉내내기 위해 스틱을 들어 수행한다.

**다른 버전(VARIATION)**

- 밴드를 허리높이에 배치하고, 상체가 아닌, 하체와 코어를 위해 저항을 증가시킨다.
- 운동을 수행하는 동안, 난이도를 높이기 위해 잡거나 리턴해야 하는 공을 파트너에게 토스하도록 주문한다.

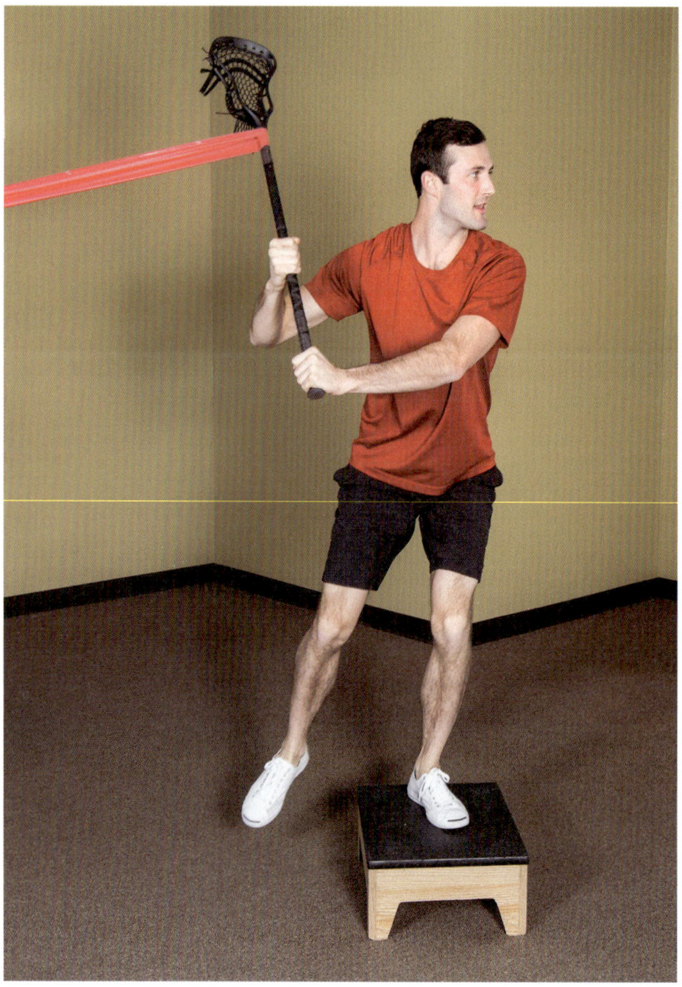

## 라크로스 던지기 시뮬레이션(Lacrosse Throw Simulation)

**모든 근육군(All Muscle Groups)**

탄성 밴드의 한쪽 끝을 스틱에 고정하고, 다른 쪽 끝을 파트너나 문에 고정한다. 2번째 밴드를 문이나 파트너에게 고정시키고, 코어와 하체의 저항을 주기 위해 밴드의 중간 부분을 여러분의 허리에 배치한다(a). 스틱으로 던지기 동작을 흉내내기 위해, 밴드의 저항을 이겨내며 한 발을 앞쪽으로 내딛고, 던지기 동작을 시뮬레이션한다(b). 적절한 신체 역학을 사용하여 양쪽 방향 모두에서 반복한다.

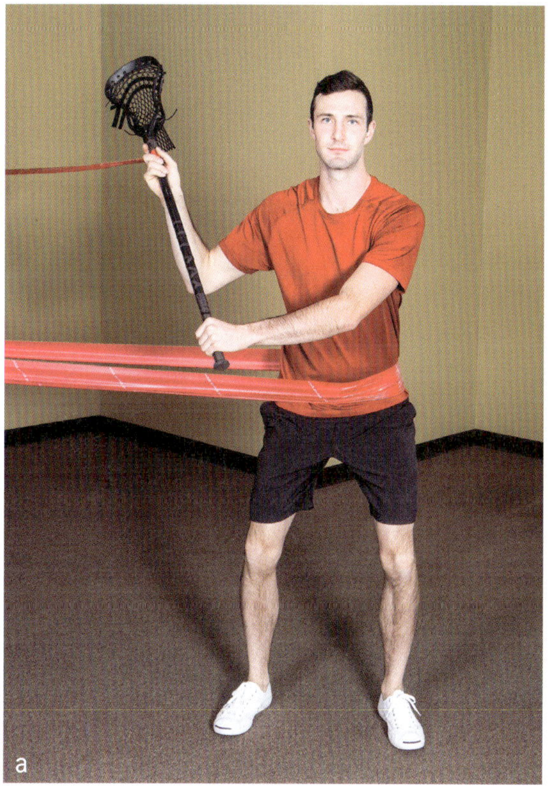
a

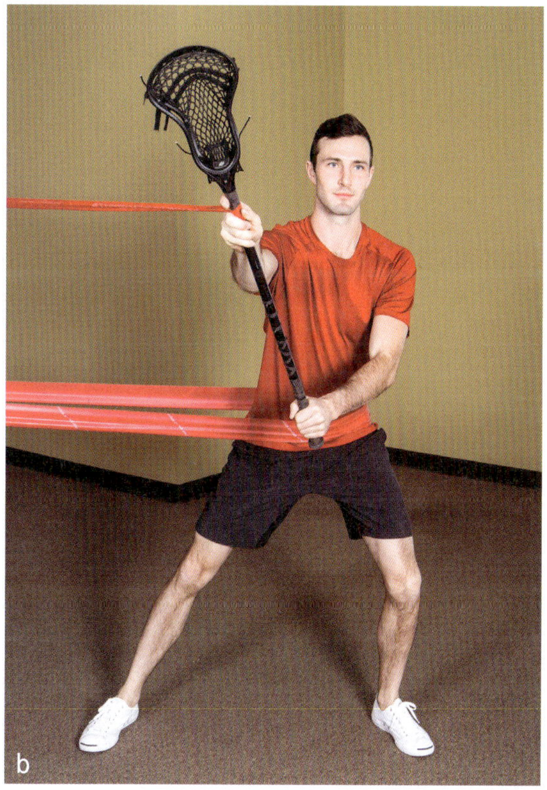
b

# 축구(Soccer)

축구 고유의 다방향 움직임과 커팅 패턴은 하체와 코어에 커다란 요구를 부여한다. 종종 간과되는 것은 공을 잘 찰 수 있도록 지탱하는 쪽 다리의 근력과 균형이다. 축구선수를 위한 다른 핵심 영역은 하체의 유연성인 큰 가동범위이다. 근좌상과 건염은 축구선수에게 흔한 질환이다. 2관절 근육(대퇴사두근과 슬괵근(햄스트링)을 포함한, 고관절과 슬관절 모두를 통과하는 근육)을 포함한 부상의 위험을 최소화하는 방법은 구심성 수축 훈련 뿐 만 아니라, 원심성 수축 훈련에 대한 주의 깊은 강조를 요구한다. 부가적으로, 대퇴사두근과 슬괵근(햄스트링) 모두를 고려하는 것이 적절한 근육 균형을 보장하는데 필수적이다. 대퇴사두근과 슬괵근 이외에, 축구 고유의 가쪽 움직임과 커팅 동작은 둔부 근육의 근력을 강화하기 위해 대각선 움직임과 가쪽 움직임에 초점을 맞출 필요가 있다. 특히, 커팅 동작을 많이 하는 운동선수들은 고관절과 하체의 중요한 고정근인 중둔근을 강화시킬 필요가 있다.

권장된 기본 운동 이외에, 탄성 저항을 이용해 대각선 패턴과 실제 킥 동작을 수행해야 한다. 비록 축구에서 손을 사용하지 않지만(골키퍼 제외), 기본 근력으로서 몇 가지 상지 저항 운동과 투 핸드 오버헤드 쓰로우와 같은 기능적 패턴을 위한 탄성 저항 운동을 권장한다. 탄성 저항을 이용한 특별한 몇 가지 스포츠 움직임의 훈련도 권장한다. 고관절 회전은 킥과 안정화 뿐 만 아니라, 커팅과 다방향 움직임에서 중요한 역할을 한다. 테라밴드 킥 운동은 가쪽과 회전 안정성을 제공하는 중둔근 훈련과 균형에 중요하다.

장기간의 달리기와 짧은 휴식을 가진 축구의 간헐적 특성 때문에, 무엇보다 근지구력이 필요하다. 그래서 많은 반복과 다중 세트로 이루어진 훈련을 권장한다.

## 기본 운동(Base Exercises)

| | |
|---|---|
| 발목 배측 굴곡(Ankle dorsiflexion) | 페이지 65 |
| 발목 저측 굴곡(Ankle plantarflexion) | 페이지 66 |
| 발목 내번(Ankle inversion) | 페이지 67 |
| 발목 외번(Ankle eversion) | 페이지 68 |
| 몬스터 워크(Monster walk) | 페이지 117 |
| 닫힌 사슬에서의 고관절 회전(Closed-chain hip rotation) | 페이지 108 |
| 클램(Clam) | 페이지 106 |
| 테라밴드 퀵 킥(TheraBand quick kick) | 페이지 122 |
| 런지(Lunge) | 페이지 110 |
| 프론트 스쿼트(Front squat) | 페이지 114 |
| 무릎 굴곡(Knee flexion) | 페이지 62 |
| 랫 풀-다운(Lat pull-down) | 페이지 82 |
| 몸통 회전(Trunk rotation) | 페이지 131 |
| 네발 자세 안정화(Quadruped stabilization) | 페이지 137 |
| 힙 클락(Hip clock) | 페이지 123 |

## 스포츠 시뮬레이션 운동(Sport Simulation Exercises)

| | |
|---|---|
| 고관절 외전(축구공을 가지고)(Hip abduction with soccer ball) | 페이지 206 |
| 고관절 내전(축구공을 가지고)(Hip adduction with soccer ball) | 페이지 206 |
| 대각선 킥(축구공을 가지고)(Diagonal kick with soccer ball) | 페이지 207 |
| 통제된 킥 안정화(Controlled kick stabilization) | 페이지 207 |
| 쓰로우-인 시뮬레이션과 오버헤드 패스(축구공을 가지고)<br>(Throw-in simulation and overhead pass with soccer ball) | 페이지 208 |

## 고관절 외전(축구공을 가지고)(Hip Abduction With Soccer Ball)

**고관절 외전근, 굴곡근(Hip Abductors, Flexors)**

발목 주위에 루프 밴드를 적용하거나 스트랩을 사용한다. 축구공을 여러분의 앞쪽이나 측면에 배치한다. 공에 가까운 쪽 발을 이용해 공 쪽으로 런지를 한다.

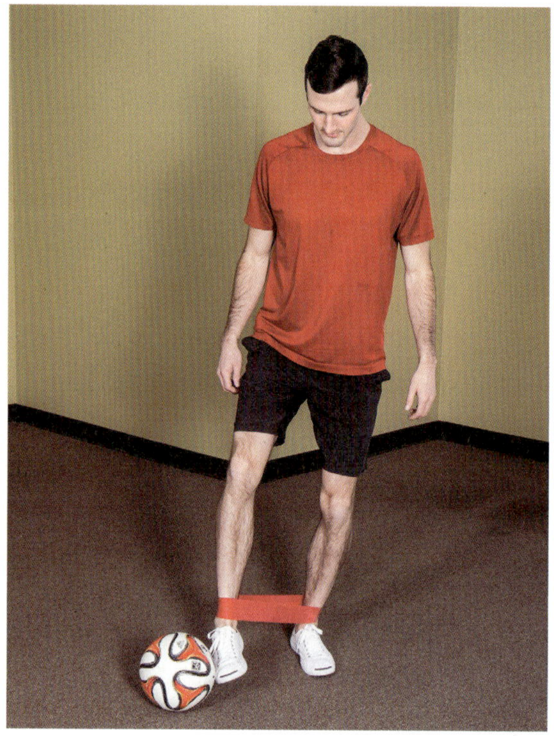

## 고관절 내전(축구공을 가지고)(Hip Adduction With Soccer Ball)

**코어 근육, 고관절 내전근(Core Muscles, Hip Adductors)**

바닥 근처의 고정 물체에 밴드의 양쪽 끝을 고정하고, 그 고정점 옆에 선 자세를 취한다. 그리고 밴드의 중간 부분을 고정점 가까운 쪽 발목에 배치한다. 다른 쪽 다리로 체중을 부하하면서, 신체 중심쪽으로 축구공을 가져온다.

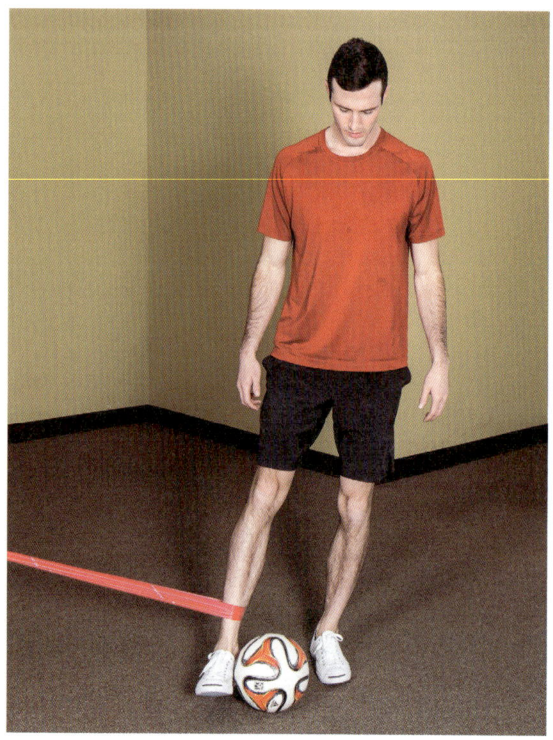

## 대각선 킥(축구공을 가지고)(Diagonal Kick With Soccer Ball)

**모든 근육군(All Muscle Groups)**

대각선으로 위치한 고정된 물체에 연결한다. 여러분은 밴드 고정점을 등지고 선 자세를 취한다. 여러분 뒤쪽에서 발을 들어올리고 시작한다(이때 밴드는 약간의 장력을 가진다). 킥 동작을 시뮬레이션한 후, 천천히 시작자세로 돌아온다.

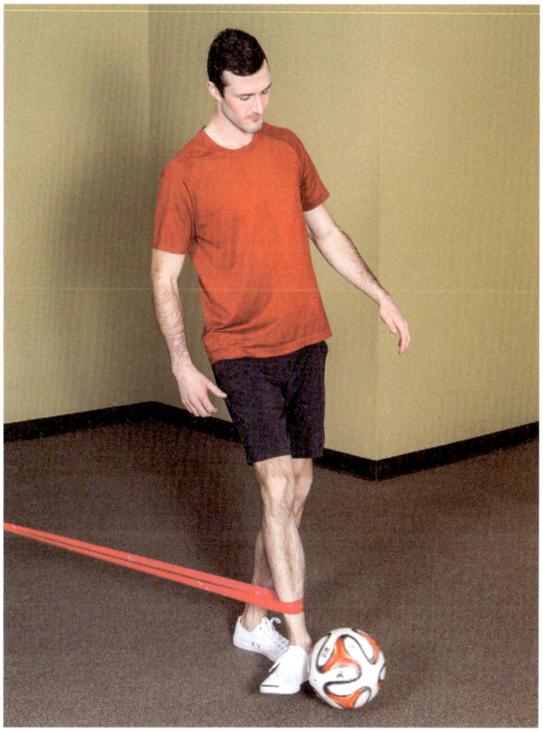

## 통제된 킥 안정화(Controlled Kick Stabilization)

**둔부 근육, 햄스트링(Gluteals, Hamstrings)**

허리 높이의 밴드 고정점에 밴드의 한쪽 끝을 고정하고, 밴드의 다른 쪽 끝을 비체중부하쪽 발목에 고정하여 한 발로 선 자세를 취한다. 안정되고 균형 잡힌 자세를 유지한다. 밴드의 저항을 이겨내며 무릎을 약 90-100°까지 천천히 들어 올리면서 굴곡한다. 그런 다음, 시작자세로 천천히 돌아온다.

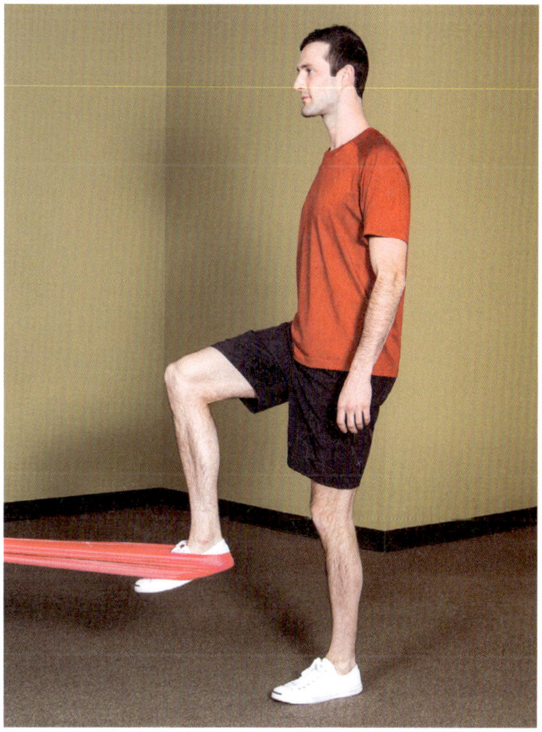

축구(Soccer)

## 쓰로우-인 시뮬레이션과 오버헤드 패스(축구공을 가지고)
## (Throw-In Simulation and Overhead Pass With Soccer Ball)

### 어깨 신전근, 광배근, 코어 근육, 고관절 굴곡근
(Shoulder Extensors, Latissimus Dorsi, Core Muscles, Hip Flexors)

밴드의 양쪽 끝을 눈 높이의 고정된 물체에 고정하고, 여러분은 밴드 고정점을 등지고 선 자세를 취한다. 여러분은 양 팔을 머리 위로 올려 공과 밴드의 중간 부분을 잡는다.
고관절과 몸통을 약간 앞쪽으로 굽히면서 축구의 쓰로우-인 동작을 시뮬레이션한다.

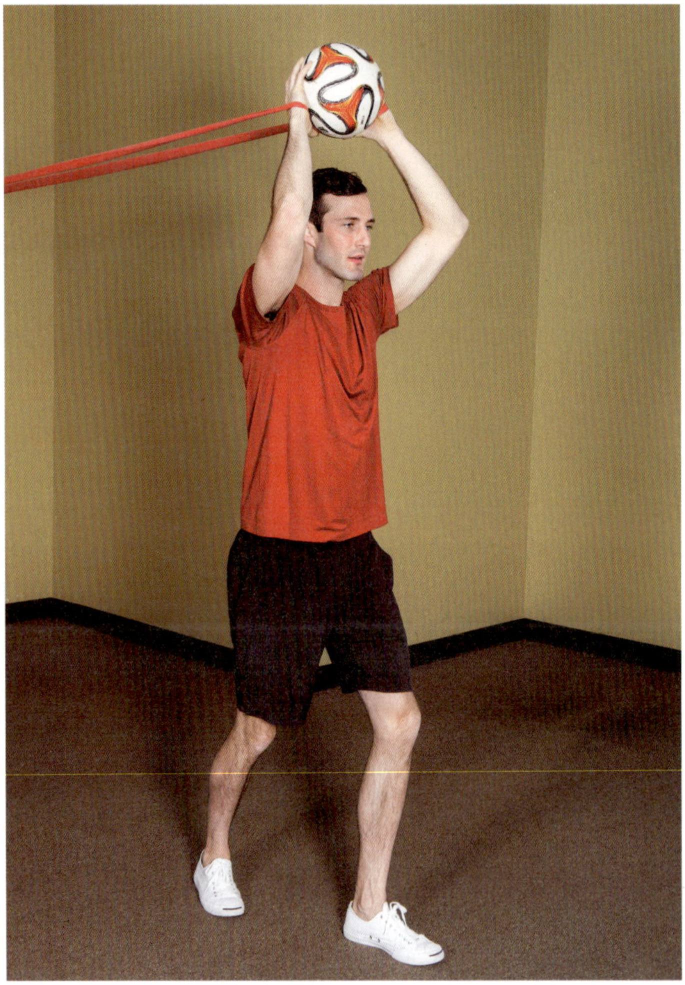

13

# 개인 스포츠
## Individual Sports

탄성 저항 훈련은 개인 스포츠 선수에게 이상적인 운동이다. 그들 선수는 함께 운동하고 경기를 하는 팀 스포츠 선수와는 달리, 자신들에게만 맞는 독특한 요구와 개별 훈련에 초점을 맞춘다. 본 장에 포함되는 모든 스포츠는 상체(테니스, 골프, 수영)와 하체(테니스, 골프, 수영, 스키, 달리기)의 광범위한 훈련이면서 최적의 운동 수행과 부상 예방을 위해 지구력과 역동적인 근력을 위한 훈련을 필요로 한다. 이들 스포츠는 높은 수준의 포괄적인 훈련과 경기를 위해 전신 훈련과 개별 스포츠에 맞는 자기만의 훈련을 필요로 한다.

# 수영(Swimming)

수영선수의 피트니스 훈련이나 시합 경기 때 많은 반복횟수의 움직임이 요구되기 때문에, 수영선수들은 어깨의 과사용 부상에 많이 노출된다. 연구에 따르면, 내회전근(추진에 작용하는 근육)의 과도한 발달과 어깨 후방과 견갑골 영역의 근육(회전근개와 견갑골 근육) 발달 저하로 인해, 수영선수의 어깨 역학에서 불균형이 발생한다는 것이다. 수영하는 동안 발생하는 회전근개에 가해지는 반복 스트레스와 오버헤드 팔 자세로 인해 어깨와 회전근개가 피로하게 되거나 손상될 수 있다. 수영의 팔로우 스로우 단계를 담당하는 근육의 저항 운동은 수행력을 강화하는데 도움을 주지만, 회전근개와 상부 등 근육의 저항운동은 근육 균형을 촉진하고 손상을 예방하는데 도움을 준다.

수영선수들은 4가지 영법을 수행하기도 하지만, 많은 수영선수들은 자유형으로 훈련을 하고 있다. 몇몇 코치와 훈련 프로그램이 모든 영법의 훈련을 고르게 수행하고 있지만, 주요 영법의 뚜렷한 변화에도 불구하고, 물속에서 신체를 전방으로 추진하는 근육군의 활성화 때문에 근육 불균형이 형성된다. 동일 패턴을 지나치게 사용하면, 수영선수의 근 불균형이 초래되고, 손상 위험이 증가될 수 있다. 많은 수영선수들은 자신의 수영 능력을 증가시키기 위해 강력한 추진 근육을 강화시킨 이후에도 수영의 움직임 패턴을 흉내내는 육상 훈련 프로그램을 사용한다. 그러나 이런 과도한 운동으로 인해 근육의 불균형이 초래될 수 있다. 수영에 필요한 모든 상체 운동과 몸통 안정화 운동 이외에, 다양한 발차기 동작에 필요한 고관절과 슬관절을 굴곡과 신전을 시키는 근육들의 높은 활성화가 요구된다. 본 장에 목록된 운동들은 지구력을 향상시키는 특정 근육의 지구력 강화와 근육의 균형을 통해 수영선수의 손상 위험을 최소화시키는데 도움을 줄 것이다. 수영에 요구되는 지구력을 향상시키기 위해서는 많은 반복 운동과 여러 세트의 운동이 필수적이다. 15-20 횟수 또는 25 횟수의 반복 운동과 30-45초로 이루어진 운동 세트를 이용할 수 있다.

## 기본 운동(Base Exercises)

| 90°에서 어깨 외회전(Shoulder external rotation at 90°) | 페이지 95 |
|---|---|
| 어깨 외회전(팔을 몸통 옆에 붙인 상태)(Shoulder external rotation at side) | 페이지 46 |
| 견갑골 후인이 동반된 어깨 외회전(Shoulder external rotation with retraction) | 페이지 92 |
| 시티드 로우(Seated row) | 페이지 79 |
| 리버스 플라이(Reverse fly) | 페이지 80 |
| 테라밴드 퀵 킥(TheraBand quick kick) | 페이지 122 |
| 고관절 굴곡(Hip flexion) | 페이지 58 |
| 고관절 신전(Hip extension) | 페이지 59 |
| 상완이두근 굴곡(Biceps Curl) | 페이지 48 |
| 견갑골 후인이 동반된 양쪽 팔의 신전(Bilateral extension with retraction) | 페이지 85 |
| 팔꿈치 신전(Elbow extension) | 페이지 49 |
| 90°에서 어깨 내회전(Shoulder internal rotation at 90°) | 페이지 94 |

## 스포츠 시뮬레이션 운동(Sport Simulation Exercises)

| 스윔 풀-쓰로우(Swim pull-through) | 페이지 212 |
|---|---|
| 선 자세 어깨 수평외전(외회전)<br>(Shoulder standing horizontal abduction with external rotation) | 페이지 213 |

## 스윔 풀-쓰로우(Swim Pull-Through)

**광배근, 상완삼두근, 코어 근육(Latissimus Dorsi, Triceps, Core Musculature)**

밴드의 중간 부분을 여러분의 전방에 위치한 물체(허리 높이나 그 보다 약간 높은 곳)에 부착한다. 무릎을 약간 굴곡하고 몸통을 90°로 숙인 자세에서 시작한다. 머리를 중립으로 위치시키고, 밴드의 양쪽 끝단을 잡고서 양쪽 팔을 앞쪽으로 뻗는다(a). 풀-스로우를 하는 것처럼 양쪽 팔을 뒤쪽으로 당긴다(b). 그런 다음 천천히 시작자세로 돌아간다.

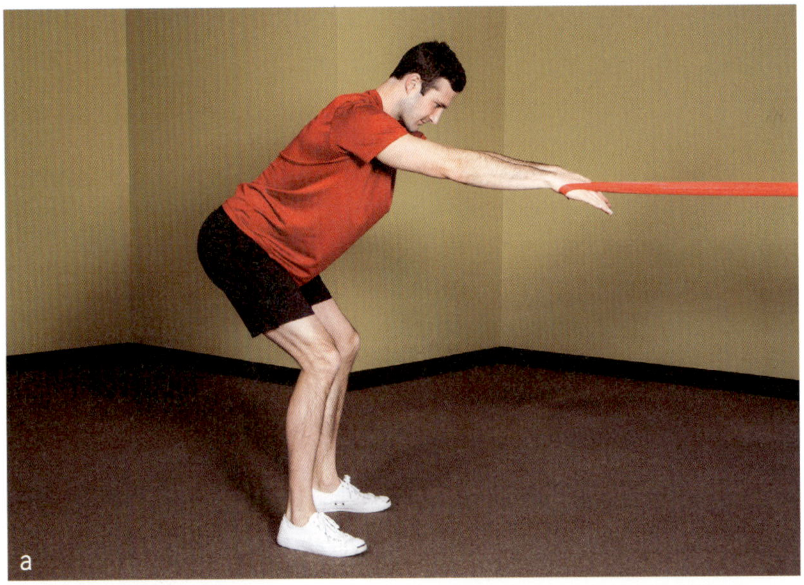

a

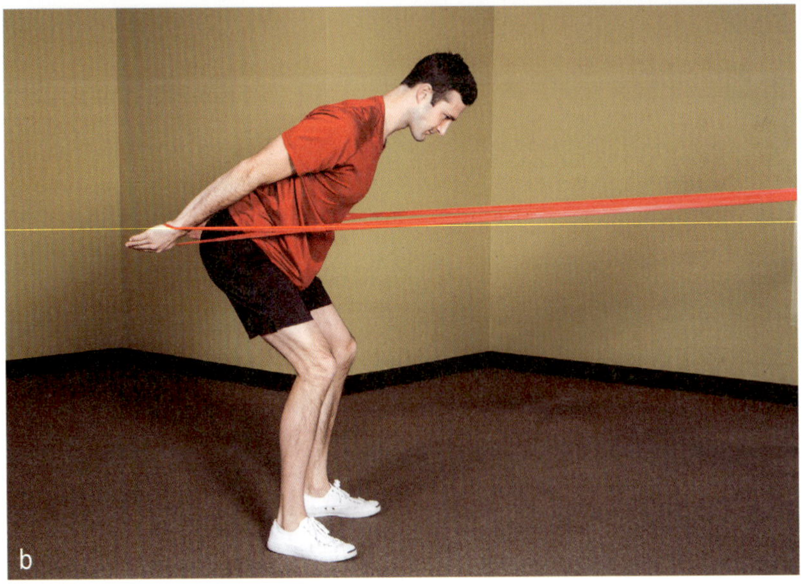

b

## 선 자세 어깨 수평외전(외회전)
## (Shoulder Standing Horizontal Abduction With External Rotation)

**회전근개, 견갑골 근육**(Rotator Cuff, Scapular Musculature)

선 자세에서 손바닥을 천장쪽으로 향하게 하고 양손으로 밴드나 튜빙을 잡는다(전완이 회외된 자세)(a). 한 팔을 그대로 유지하고(어깨 높이로 거상된 자세), 반대쪽 팔을 옆으로 벌린다. 이때 엄지가 가쪽으로 향해야 한다(b). 어깨의 스트레스를 최소화하기 위해, 움직이는 팔이 몸통을 지나 뒤쪽으로 넘어가서는 안 된다. 끝 자세를 유지한 후, 천천히 시작자세로 되돌아온다. 다른 팔을 이용해 운동을 반복한다. 10–15 횟수의 운동을 여러 세트로 수행한다.

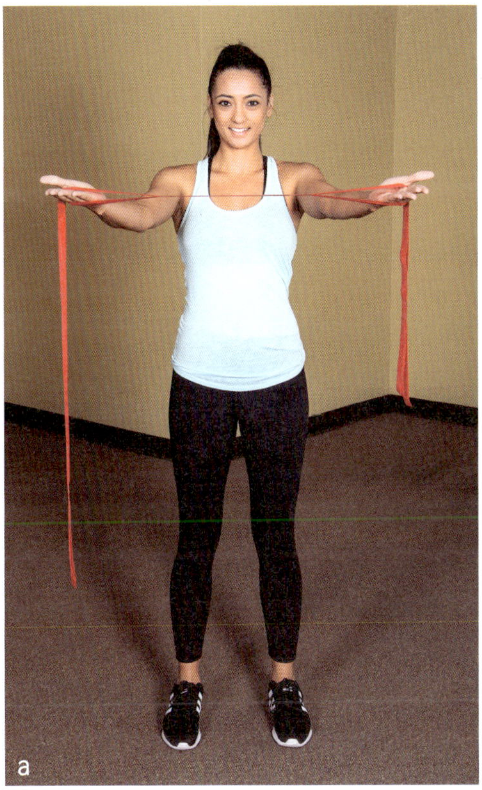
a

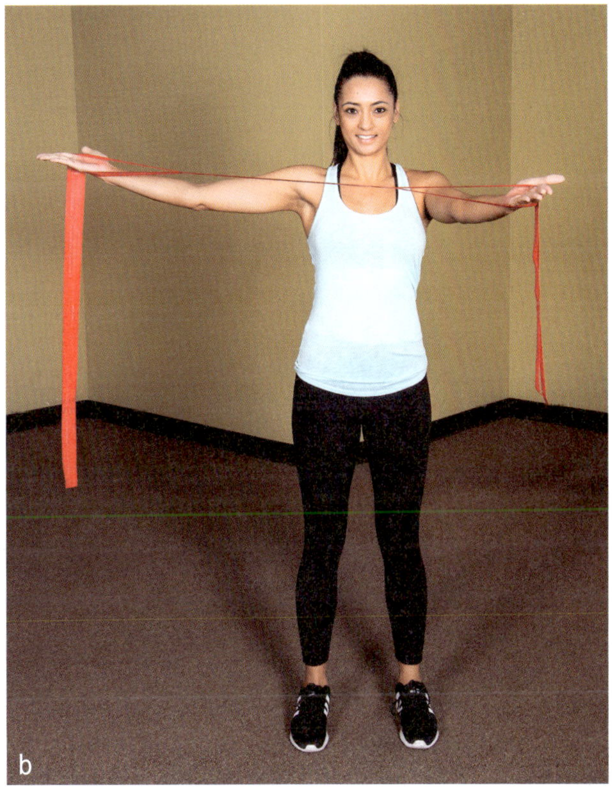
b

# 달리기(Running)

달리기 선수에게 스포츠 시뮬레이션 운동을 추천할 때, 탄성 저항 운동이 달리기 선수의 기본 훈련 요구를 충족시키기에 좋은 방법이다. 수영이나 다른 지구력 스포츠와 마찬가지로, 달리기도 최적의 수행과 손상 예방을 위해 근지구력을 필요로 한다. 부가적으로, 달리기는 안정된 골반과 척추를 요구한다. 그래서 달리기 선수에게 코어 안정성과 고관절 근력을 향상시키는 보완 운동을 권장한다. 대부분의 달리기가 전방으로 움직이기 때문에, 종종 달리기 선수는 고관절의 근력과 안정성을 증가시키는 좌우 운동 뿐 만 아니라, 허리와 복부 근육의 운동으로부터 도움을 얻는다.

탄성 저항 훈련은 대퇴사두근과 슬괵근(햄스트링)의 근력 뿐 만 아니라, 국소 근육의 지구력(낮은 저항과 많은 반복 횟수)을 향상시키기 위해 사용될 수 있다. 등산로와 같은 고르지 못한 지면을 달릴 때 발목 염좌를 예방하고 발목 지지를 증가시키는 발목 근력강화운동도 권장된다. 테라밴드 킥이나 고관절 외전과 같은 운동도 고관절 안정성을 향상시키고, 골반을 안정화시키는데 큰 도움이 된다. 끝으로, 상부 등과 견갑골의 근육을 위한 탄성 저항 운동의 사용은 장거리 달리기 선수에게 유용하다. 왜냐하면, 훈련이나 경기 때 나쁜 자세, 피로 및 불편이 발생할 수 있기 때문이다. 상부 등 근육의 강화는 달리기 할 때 똑바른 자세를 유지하는데 도움을 줄 뿐 만 아니라, 전반적인 달리기 능력을 향상시킬 수 있다. 달리기 운동 자체가 상지의 근육을 발달시키기 않기 때문에, 상완이두근과 상완삼두근의 운동도 전반적인 피트니스를 향상시키는데 도움이 된다.

## 기본 운동(Base Exercises)

| | |
|---|---|
| 시티드 로우(Seated row) | 페이지 79 |
| 랫 풀-다운(Lat pull-down) | 페이지 82 |
| 어깨 으쓱하기(Shrug) | 페이지 81 |
| 오블릭 컬-업(Oblique curl-up) | 페이지 127 |
| 선 자세의 등 신전(Standing back extension) | 페이지 135 |
| 네발 자세 안정화(Quadruped stabilization) | 페이지 137 |
| 고관절 신전(Hip extension) | 페이지 29 |
| 테라밴드 퀵 킥(TheraBand quick kick) | 페이지 122 |
| 프론트 스쿼트(Front squat) | 페이지 114 |
| 발목 배측 굴곡(Ankle dorsiflexion) | 페이지 65 |
| 발목 저측 굴곡(Ankle plantarflexion) | 페이지 66 |
| 발목 내번(Ankle inversion) | 페이지 67 |
| 발목 외번(Ankle eversion) | 페이지 68 |
| 고관절 외전(Hip abduction) | 페이지 60 |
| 래터럴 런지(Lateral lunge) | 페이지 112 |

## 스포츠 시뮬레이션 운동(Sport Simulation Exercises)

| | |
|---|---|
| 루프 밴드를 이용한 브릿지 자세에서의 편측 신전 (Bridging with unilateral extension and loop band) | 페이지 215 |

## 루프 밴드를 이용한 브릿지 자세에서의 편측 신전 (Bridging With Unilateral Extension and Loop Band)

**대둔근, 햄스트링, 복부 근육, 허리 근육**(Gluteus maximus, hamstrings, abdominals, low back)

누운 자세를 취하고, 무릎 바로 위쪽의 허벅지에 밴드를 적용한다. 양팔을 팔짱끼고, 무릎 세운 자세를 취한 후, 골반을 바닥으로부터 들어 올린다. 골반을 들어올리고 내림할 때, 한쪽 발을 지면에 고정시킨다.

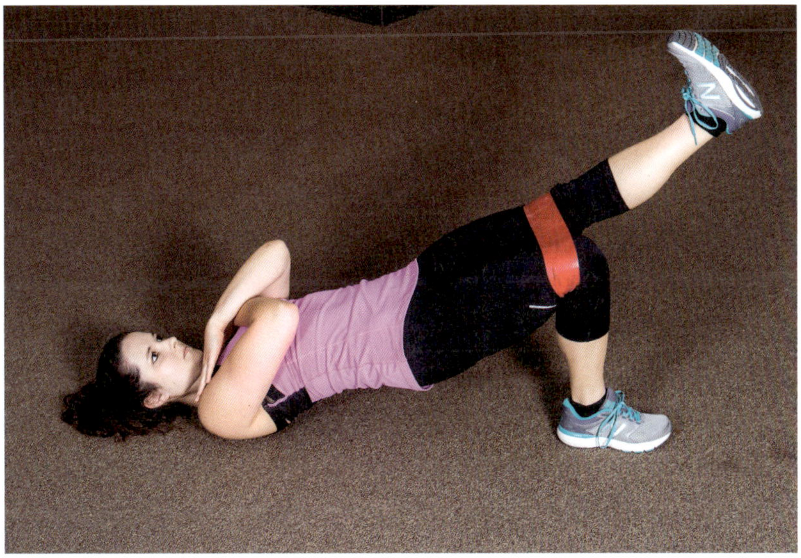

## 테니스(Tennis)

테니스는 하지의 다방향 움직임; 크고 반복적인 강력한 몸통 회전; 회전근개와 견갑골 근육의 반복 스트레스 등을 포함한 독특한 요구를 필요로 한다. 던지기 선수와 같이, 테니스 선수도 종종 상지의 앞쪽 근육(가속 근육)과 어깨를 감속하고 고정하는 어깨 후방과 견갑골 근육 사이에 불균형을 가지고 있다. 그러므로 회전근개와 견갑골 근육의 근력과 지구력에 맞추어진 기본 운동이 테니스 선수의 훈련 프로그램에서 매우 중요하기 때문에, 여기에서 강조될 것이다. 이 운동들의 대다수는 몸통과 90°를 이루는 상완으로 수행된다. 이런 90°자세는 서브를 넣을 때의 어깨 자세를 시뮬레이션한 것이고, 이 운동들은 정확한 자세와 방법으로 그들의 기능을 수행하는 근육을 준비하는 것이다. 테니스는 주관절과 손목에 뚜렷한 반복 스트레스를 가한다. 그러므로 주관절과 손목 양쪽 모두를 지나가는 고정근을 강화시키는 운동이 제공된다. 우리는 고정근의 적절한 근력 발달을 달성할 수 있도록 손목을 여러 방향으로 강화시키는 훈련을 강조한다. 테니스 선수들이 우세 팔의 강력한 손목과 전완 근육 뿐 만 아니라, 강한 잡기의 힘을 가지고 있기 때문에, 이 운동들은 테니스 선수의 손목과 주관절의 손상을 예방하는 중요한 프로그램이다.

부가적으로, 테니스는 모든 방향의 하지 움직임을 필요로 하기 때문에 힘든 경기이다. 테니스 선수는 평균적으로 한 포인트 경기 동안 4개 또는 5개의 방향 전환을 수행한다. 테니스 경기는 가속과 감속 운동 뿐 만 아니라, 많은 가쪽 움직임을 요구한다. ERT(탄성 저항 훈련)는 테니스 선수들이 이것을 훈련할 수 있도록 비슷한 하중을 제공할 수 있다.

몸통 회전의 사용도 테니스의 모든 스트로크 때 중요하다. 테니스 선수들은 코어를 고정하고 하지에서 발생되는 파워를 적절하게 낼 수 있도록 배구만큼 복부 근육의 강한 수축을 필요로 한다. 이것은 코어를 통해 상지와 라켓으로 에너지를 전달한다. 테니스 훈련에 적합한 운동들은 몸통 회전 운동을 포함하고, 코트에서 이루어지는 오픈 스탠스나 스쿼트 스탠스 등과 같은 다양한 스탠스를 사용한다. 이것은 스트로크와 같은 운동을 수행하는 동안 신체의 자세를 취할 수 있도록 만든다.

## 기본 운동(Base Exercises)

| | |
|---|---|
| 90°에서 어깨 외회전(Shoulder external rotation at 90°) | 페이지 95 |
| 어깨 외회전(팔을 몸통 옆에 붙인 상태)(Shoulder external rotation at side) | 페이지 46 |
| 시티드 로우(Seated row) | 페이지 79 |
| 손목 굴곡(Wrist flexion) | 페이지 50 |
| 손목 신전(Wrist extension) | 페이지 51 |
| 전완 회내(Forearm pronation) | 페이지 53 |
| 전완 회외(Forearm supination) | 페이지 52 |
| 요측 편위(Radial deviation) | 페이지 55 |
| 척측 편위(Ulnar deviation) | 페이지 54 |
| 견갑골 후인이 동반된 어깨 외회전(Shoulder external rotation with retraction) | 페이지 92 |
| 견갑골 후인이 동반된 양쪽 팔의 신전(Bilateral extension with retraction) | 페이지 85 |
| 전거근 펀치(Serratus punch) | 페이지 47 |
| 루프 밴드를 이용한 브릿지 자세에서의 편측 신전<br>(Bridging with unilateral extension and loop band) | 페이지 215 |
| 편측 로우와 사이드 브릿지의 결합(Unilateral row with side bridge) | 페이지 146 |
| 몬스터 워크(Monster walk) | 페이지 117 |
| 테라밴드 퀵 킥(TheraBand quick kick) | 페이지 122 |
| 런지와 메디신 볼 회전의 결합(Lunge with medicine ball rotation) | 페이지 143 |
| 어깨 내회전/상완삼두근(Shoulder internal rotation/triceps) | 페이지 32 |

## 스포츠 시뮬레이션 운동(Sport Simulation Exercises)

| | |
|---|---|
| 라켓을 이용한 스쿼트 스탠스에서 포워드핸드 저항 운동<br>(Square stance forehand resisted movement with racket) | 페이지 218 |
| 라켓을 이용한 회전(Rotation with racket) | 페이지 219 |
| 라켓을 이용한 수평외전(하이 백핸드)(Horizontal abduction (high backhand) with racket) | 페이지 220 |
| 라켓을 이용한 플리오 박스 가쪽 스텝-오버(Lateral box step-over plyo with racket) | 페이지 221 |

## 라켓을 이용한 스쿼트 스탠스에서 포워드핸드 저항 운동
## (Square Stance Forehand Resisted Movement With Racket)

**모든 근육군(All Muscle Groups)**

손목 주위에 밴드의 중간 부분을 감싸고, 밴드의 양쪽 끝을 허리 높이 정도의 고정 물체에 고정시킨다. 포워드핸드 스트로크를 시뮬레이션하기 위해, 준비 자세로 선 후 스쿼트 스탠스를 이용해 한 발을 스텝한다. 천천히 시작자세로 되돌아온다.

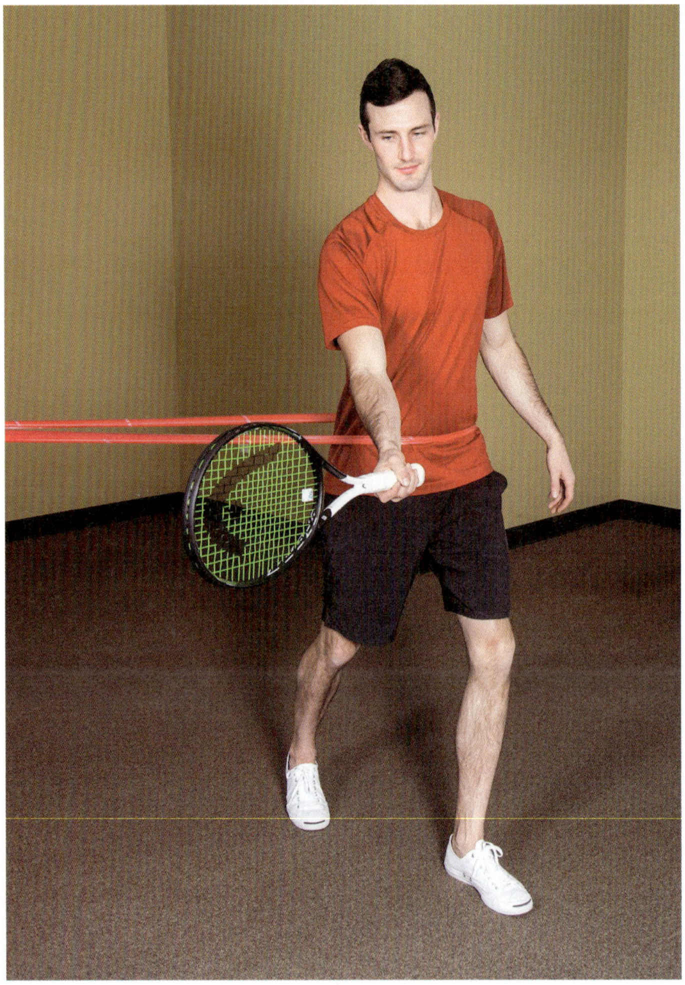

노트: 만약 여러분이 포워드 핸드나 백핸드로 스트로크를 할 때 주로 오픈 스탠스를 한다면, 허리 높이의 밴드 고정을 이용하고 고정 물체를 테니스 선수의 측면에 위치시킬 수 있도록 이 운동을 수정할 수 있다. 그런 다음, 밴드의 고정지점으로부터 멀어지는 가쪽 방향으로 스텝을 수행한다.

## 라켓을 이용한 회전(Rotation With Racket)

**복사근, 코어 근육(Obliques, Core)**

밴드의 한쪽 끝을 여러분의 측면에 위치하는 고정지점에 연결하고, 밴드의 다른 쪽 끝을 양손으로 잡는다. 양손으로 라켓을 잡고 앞쪽으로 팔을 뻗고, 복부 근육을 긴장시킨다. 한쪽 방향으로 회전을 수행할 때 주관절의 신전을 유지한다. 그런 다음 천천히 시작자세로 돌아온다.

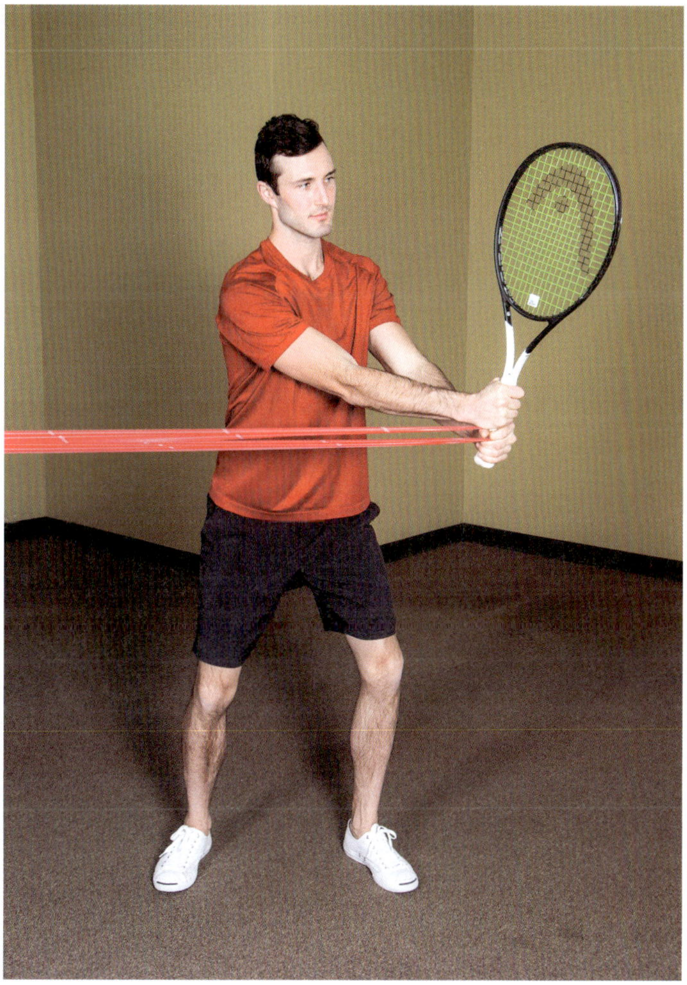


노트: 이 운동은 한발 선 자세에서도 수행될 수 있고, 각 운동 세트 동안 지지하는 다리를 바꿀 수 있다. 부가적으로, 운동의 난이도를 증가시키기 위해 밸런스 플랫폼이나 불안정한 표면 위에 서서 수행할 수도 있다.

## 라켓을 이용한 수평외전(하이 백핸드)
## (Horizontal Abduction (High Backhand) With Racket)

**후면 삼각근, 회전근개, 견갑골 근육(Posterior Deltoid, Rotator Cuff, Scapular Muscles)**

밴드의 한쪽 끝을 어깨 높이의 고정 물체에 연결한다. 고정 물체를 여러분의 뒤쪽에 위치시키고, 하이 백핸드 스트로크(한 손)를 시뮬레이션하기 위해 밴드의 다른 쪽 끝을 잡고 여러분의 팔을 위치시킨다. 밴드의 저항을 이겨내며 라켓을 앞쪽과 가쪽으로 움직인다. 이때 다른 팔은 움직이지 않는다. 그런 다음 천천히 시작자세로 돌아온다.

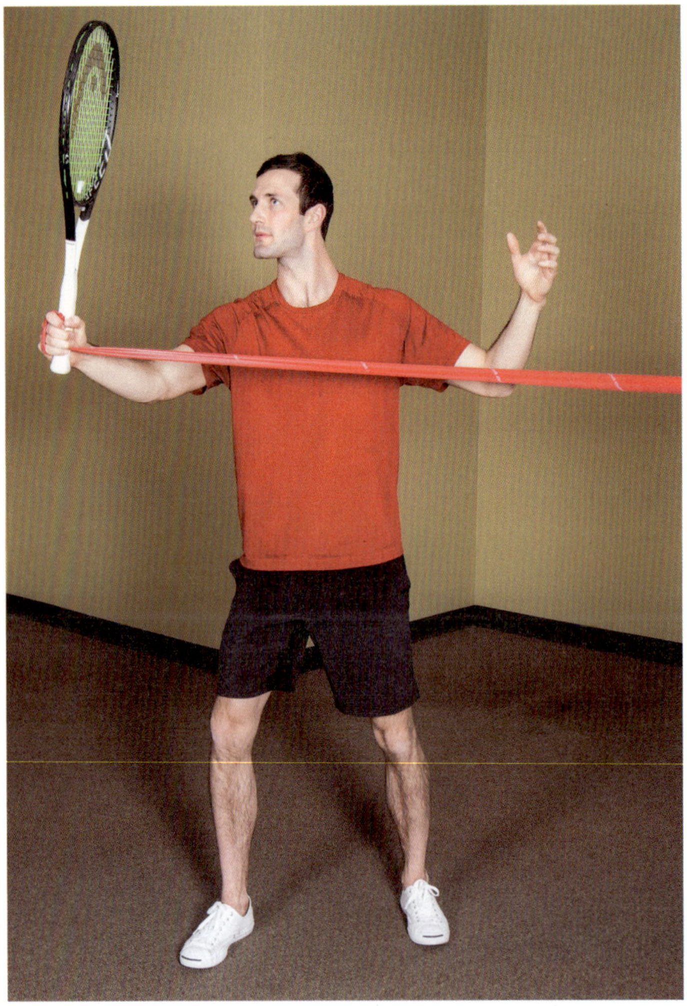

## 라켓을 이용한 플리오 박스 가쪽 스텝-오버
## (Lateral Box Step-Over Plyo With Racket)

**모든 다리 근육**(All Lower Extremity Muscle Groups)

밴드를 허리에 감싸 배치하고, 여러분의 측면에 위치하는 허리 높이의 고정물체에 밴드를 연결한다. 여러분의 준비 자세를 시뮬레이션하기 위해 한 발을 플랫폼 위에 올려놓고, 전방을 응시하면서 양손으로 라켓을 잡는다. 플랫폼을 넘어가기 위해 강력한 방법으로 옆으로 점핑한다. 바깥쪽 다리로 하중을 회복하고 흡수하는 동안, 반대쪽 발을 플랫폼 위에 배치한다. 30초 이상의 운동 세트 동안 점핑하여 플랫폼을 넘어서고 다시 돌아오는 동작을 교대로 반복한다. 다른 운동 세트 동안 양쪽 방향으로 저항을 주기 위해 밴드의 위치를 바꾼다.

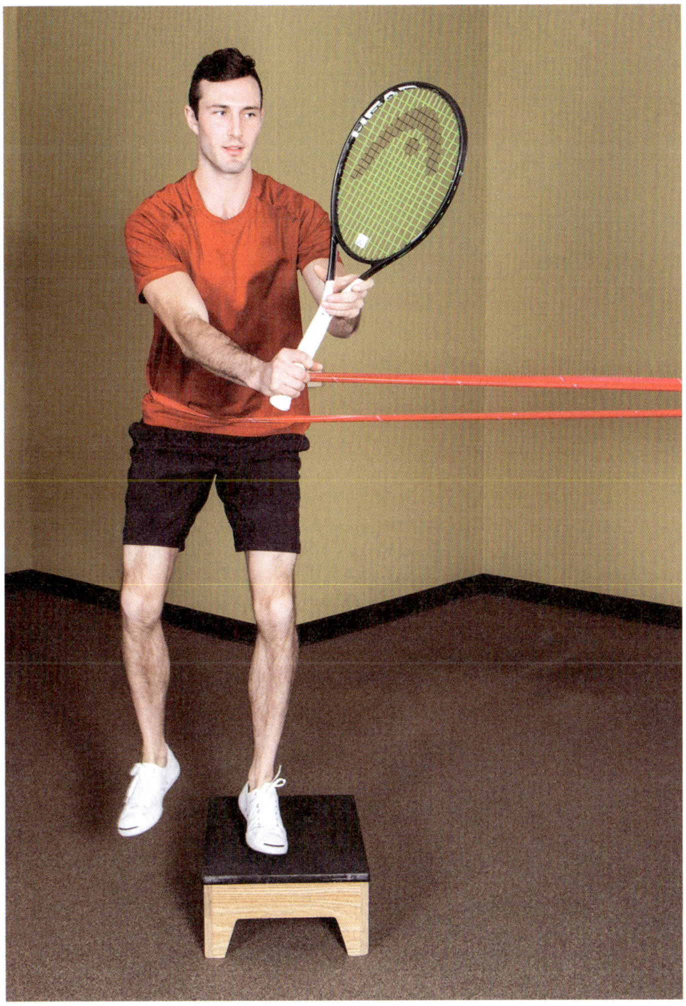

# 골프(Golf)

골퍼의 손상은 주로 손목, 손, 어깨 및 허리에서 발생한다. 손목과 허리의 안정화를 향상시키는 운동이 골퍼 훈련 프로그램의 중요한 부분이다. 그리고 골프 스윙 때 강력한 파워를 내기 위해 많은 양의 몸통 회전이 사용된다. 이때의 몸통 회전은 중요한 역할을 하는 다리와 고관절로부터 나온다. 그러므로 다리의 근력과 고관절의 파워를 향상시키는 운동들이 강력한 스윙 파워를 낼 수 있도록 만든다. 주요 운동인 회전 운동을 포함하는, 허리 근육과 복부 근육을 위한 프로그램이 척추를 안정화시키기 위해 권장된다. 골프 스윙 때 어깨의 역할과 회전근개가 제공하는 중요한 안정화 때문에, 회전근개의 근력을 강화하는 운동도 중요하다.

기본 운동 이외에, 골프 스윙의 여러 단계를 시뮬레이션하기 위해 탄성 저항 운동도 이용될 수 있다. 운동 동안 폼 플랫폼이나 stability trainer를 이용하는 균형 훈련과 함께, 이들 시뮬레이션 기술의 수행이 모든 연령대와 모든 능력 수준의 골퍼를 위해 또 다른 차원의 훈련 효과를 제공한다.

## 기본 운동(Base Exercises)

| | |
|---|---|
| 90°에서 어깨 내회전(Shoulder internal rotation at 90°) | 페이지 94 |
| 90°에서 어깨 외회전(Shoulder external rotation at 90°) | 페이지 95 |
| 대각선 신전: PNF(Diagonal extension: PNF) | 페이지 91 |
| 손목 굴곡(Wrist flexion) | 페이지 50 |
| 손목 신전(Wrist extension) | 페이지 51 |
| 요측 편위(Radial deviation) | 페이지 55 |
| 척측 편위(Ulnar deviation) | 페이지 54 |
| 전완 회내(Forearm pronation) | 페이지 53 |
| 전완 회외(Forearm supination) | 페이지 52 |
| 몸통 회전(Trunk rotation) | 페이지 131 |
| 네발 자세 안정화(Quadruped stabilization) | 페이지 137 |
| 고관절 내회전(Hip internal rotation) | 페이지 56 |
| 고관절 외회전(Hip external rotation) | 페이지 57 |
| 프론트 스쿼트(Front squat) | 페이지 114 |
| 닫힌 사슬에서의 고관절 회전(Closed-chain hip rotation) | 페이지 108 |

## 스포츠 시뮬레이션 운동(Sport Simulation Exercises)

| | |
|---|---|
| 클럽을 이용한 골프 스윙 가속 단계 운동(Golf swing acceleration with club) | 페이지 223 |
| 클럽을 이용한 골프 스윙 테이크-백 단계 운동<br>(Golf swing take-back with resistance with club) | 페이지 224 |
| 몸통 회전과 팔 회전 비틀기의 결합(Trunk rotation with arm rotation twists) | 페이지 225 |

## 클럽을 이용한 골프 스윙 가속 단계 운동(Golf Swing Acceleration With Club)

**모든 근육군(All Muscle Groups)**

밴드의 한쪽 끝을 어깨 높이의 고정 물체에 연결하고, 골프 스탠스를 취한다. 밴드의 다른 쪽 끝과 클럽을 양손으로 잡는다. 테이크-백 위치에서, 밴드의 저항을 이겨내며 컨택트 위치까지 클럽을 빠르게 가속시킨다. 그런 다음 천천히 시작자세로 돌아온다.

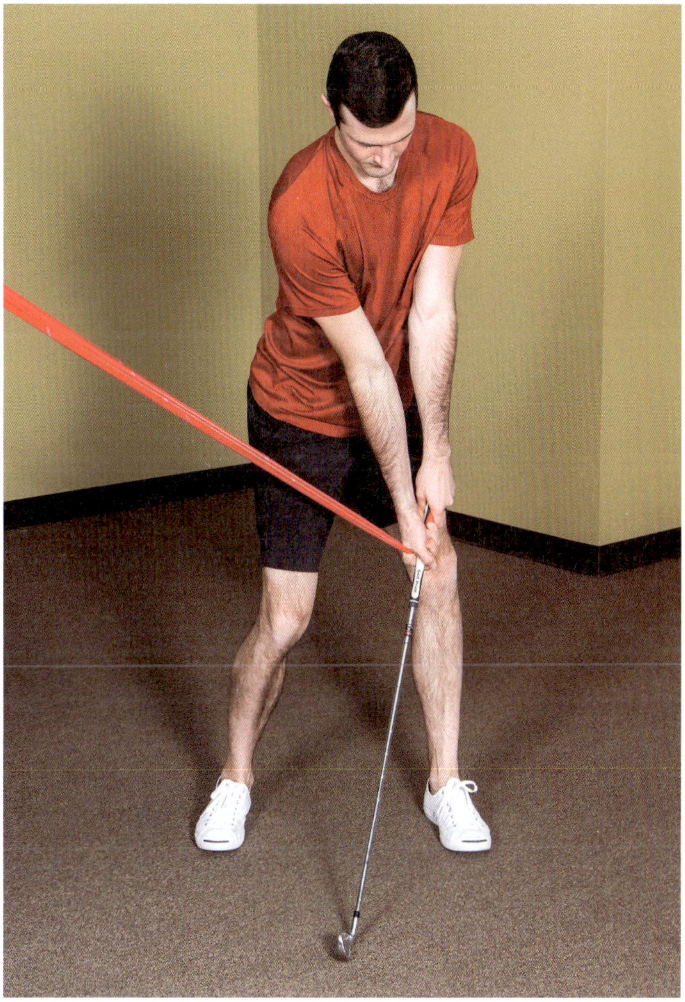

## 클럽을 이용한 골프 스윙 테이크-백 단계 운동
## (Golf Swing Take-Back With Resistance With Club)

**모든 근육군(All Muscle Groups)**

긴 밴드의 한쪽 끝을 바닥 높이 근처의 고정 물체에 연결하고, 밴드의 다른 쪽 끝과 클럽을 양손으로 잡는다. 스윙의 시작자세를 취하고, 밴드의 저항을 이겨내며 스윙의 테이크-백 자세까지 여러분의 양팔과 클럽을 가져간다. 천천히 시작자세로 돌아온다.

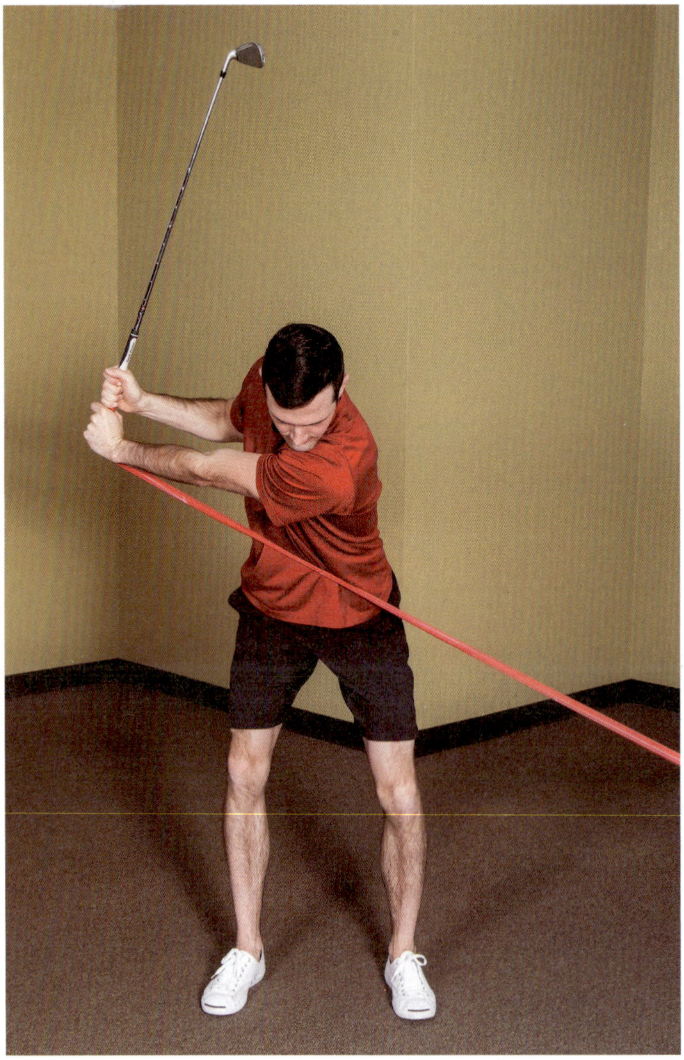

## 몸통 회전과 팔 회전 비틀기의 결합(Trunk Rotation With Arm Rotation Twists)

**코어 근육, 어깨 고정근(Core Musculature, Shoulder Stabilizers)**

밴드의 중간 부분을 고정물체에 연결한다. 선 자세에서 양손으로 밴드의 양쪽 끝을 각각 잡고, 또 메디신 볼을 함께 잡는다. 사진처럼, 몸통이 오른쪽으로 회전된 자세에서 시작한다. 여러분의 왼손은 볼의 위쪽에 배치되고, 오른손은 볼의 아래쪽에 배치된다. 밴드의 저항을 이겨내며 왼쪽으로 몸통을 회전한다. 여러분이 몸통을 왼쪽으로 회전할 때, 여러분 양손의 위치를 바꾼다: 오른손이 볼의 위쪽에 위치하고, 왼손이 볼의 아래쪽에 위치한다. 여러분의 양쪽 무릎은 약간의 굴곡을 유지하고, 엉덩이는 벽을 가볍고 압박한다. 동작을 천천히 수행하고, 시작자세로 되돌아온다. 왼쪽 회전 동작을 모두 반복한 후에는, 오른쪽 몸통 회전을 수행한다.

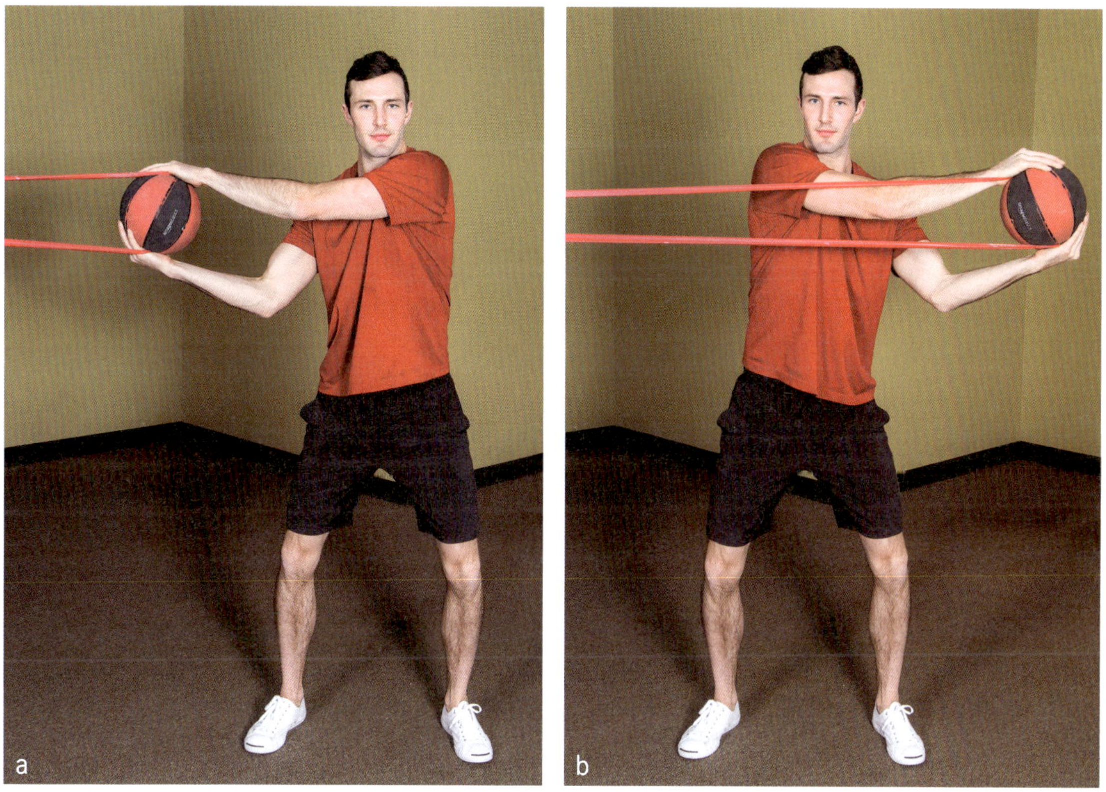

## 스키(Skiing)

스키어는 하지의 특별한 균형, 근력 및 지구력을 필요로 한다. 상완삼두근과 광배근을 이용하는 운동에 꼭 필수적인 상지의 신전과 추진도 필요하다. 스키와 스키 바인딩 기술이 진전되고 향상되었지만, 무릎 손상이 스키 손상의 대부분(50% 까지)을 차지한다. 대퇴사두근과 고관절 근육의 강화는 무릎 안정화에 도움을 주고, 손상의 위험을 감소시킨다. 어깨 탈구나 상지 골절과 같은 낙상으로 인한 외상성 손상을 피하기 위해, 균형 훈련도 필수적이다.

스키어의 근육은 관절을 안정화하고, 터닝과 기타 조절과 같은 특정 움직임을 허용하고, 또 신체 위치를 최적화하는 복잡한 패턴으로 작용한다. 스키어는 특별히 둔부 근육, 대퇴사두근, 슬괵근(햄스트링), 고관절 내전근 및 장딴지 근육에 의존한다. 이 근육들의 작용은 매우 제한된 기저면을 사용할 때 그들의 중력중심을 적절하게 조절할 수 있도록 허용한다. 이 프로그램의 많은 운동들은 균형 조절을 향상시키기 위해 발밑에 밸런스 플랫폼을 배치함으로써 숙련된 스키어에 맞도록 조정될 수 있다. 밸런스 플랫폼을 첨가하는 것만으로도 운동의 난이도와 운동 때 요구되는 고정근의 숫자를 증가시킬 수 있다.

근력과 지구력을 향상시키는 프로그램이 초보 스키어와 숙련된 스키어 모두에게 수석 코치와 의사에 의해 널리 권장된다. 대퇴사두근, 슬괵근(햄스트링) 및 둔부 근육을 강화하는 아래의 수정 운동은 스포츠 요구에 맞도록 스키어를 준비시킬 뿐 만 아니라, 그들이 직면하게 되는 여러 어려운 상황에서도 하중을 흡수하고 그들의 신체 움직임을 조절할 수 있도록 만든다. 이 운동들의 원심성 요소와 균형에 대한 집중이 매우 중요하다.

### 기본 운동(Base Exercises)

| | |
|---|---|
| 고관절 굴곡(Hip flexion) | 페이지 58 |
| 고관절 신전(Hip extension) | 페이지 59 |
| 고관절 외전(Hip abduction) | 페이지 60 |
| 런지(Lunge) | 페이지 110 |
| 한발 스쿼트(Single-leg squat) | 페이지 116 |
| 랫 풀-다운(Lat pull-down) | 페이지 82 |
| 팔꿈치 신전(Elbow extension) | 페이지 49 |
| 래터럴 런지(Lateral lunge) | 페이지 112 |

### 스포츠 시뮬레이션 운동(Sport Simulation Exercises)

| | |
|---|---|
| 턱 스쿼트(Tuck squat) | 페이지 227 |
| 벤치를 이용한 밸런스 스쿼트(Balance squat with bench) | 페이지 228 |
| 양쪽 다리 저항 스쿼트(Double-leg resisted squat) | 페이지 229 |

## 턱 스쿼트(Tuck Squat)

**고관절 신전근, 대퇴사두근, 종아리근육**(Hip Extensors, Quadriceps, Calves)

긴 밴드의 중간 부분을 허리에 배치하고, 턱 자세를 취한다. 밴드의 양쪽 끝을 여러분의 발 밑에 배치한다. 미니-스쿼트를 수행하는 동안 턱 자세를 유지한다.

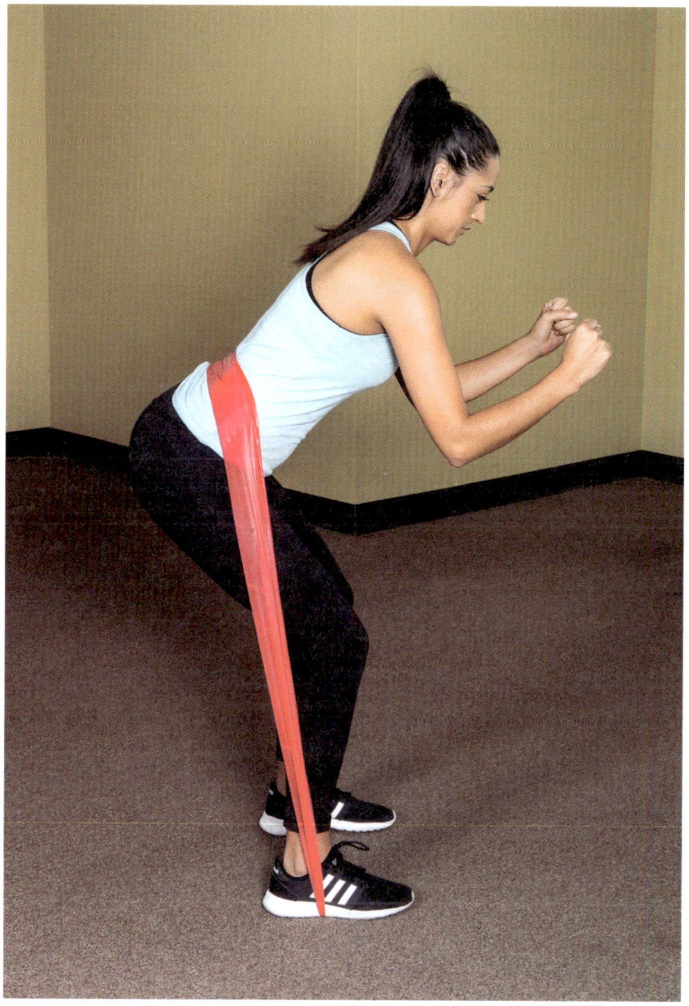

## 벤치를 이용한 밸런스 스쿼트(Balance Squat With Bench)

**모든 근육군(All Muscle Groups)**

한발로 서서, 밴드나 튜빙의 한쪽 끝을 그 발밑에 배치한다. 밴드의 다른 쪽 끝을 잡고, 허리높이까지 당긴다. 이때 다른 쪽 다리를 여러분의 뒤쪽에 놓인 벤치 위에 올려놓는다. 몸통을 똑바로 세우고 전방을 응시하면서 45-60°까지 무릎을 굴곡하는 한발 스쿼트를 수행한다.

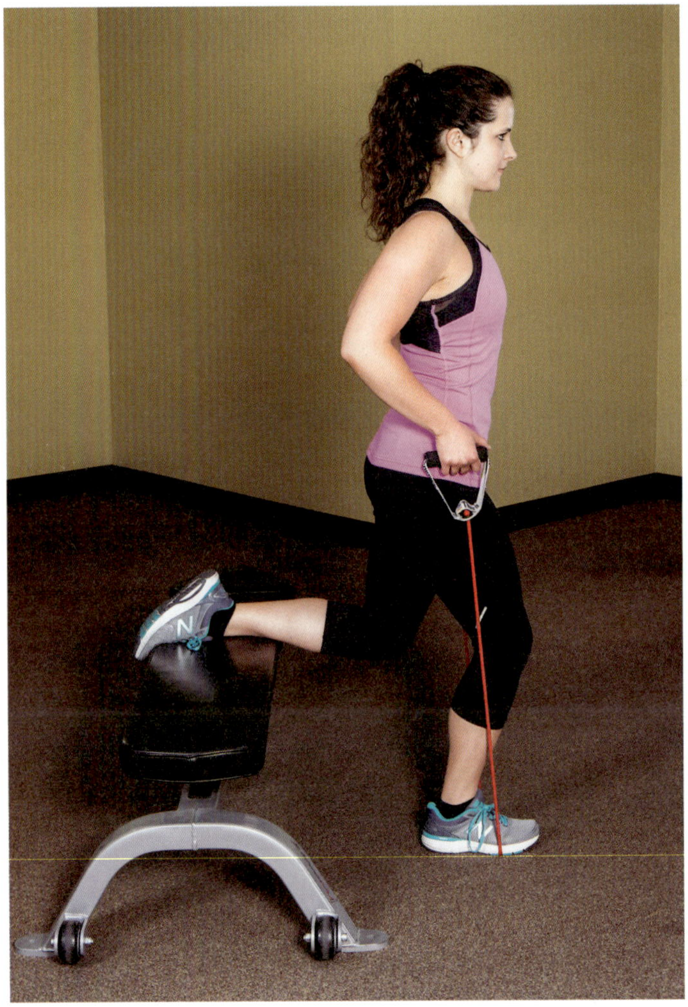

## 양쪽 다리 저항 스쿼트(Double-Leg Resisted Squat)

**고관절 신전근, 대퇴사두근, 종아리근육(Hip Extensors, Quadriceps, Calves)**

양쪽 발밑에 밴드의 중간부분을 배치한다. 밴드를 어깨 위로 걸치고 양손으로 밴드의 양쪽 끝을 각각 잡는다. 전방을 응시하면서 부분 스쿼트를 수행한다. 이때 몸통은 최소한으로 굴곡되어야 한다. 그런 다음 천천히 시작자세로 돌아온다.

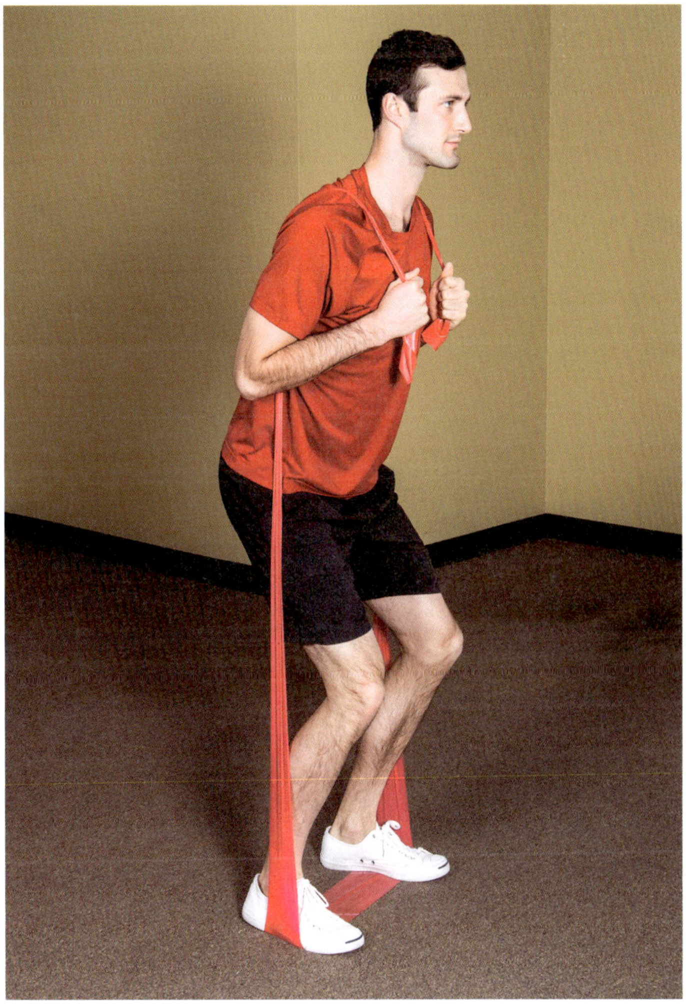

# 사이클링(Cycling)

사이클리스트가 탄성 저항 훈련에 많은 시간을 투자하고 있다는 것을 생각할 수 없다. 사이클링 자체가 반복 움직임 패턴을 통해 대퇴사두근과 장딴지 근육을 환상적으로 발달시킨다: 그러나 ERT는 사이클리스트에 매우 도움이 되는 보완 근육을 발달시킬 수 있다. 예를 들어, 사이클 경기를 하면, 사이클리스트는 장시간 동안 몸통이 굽힘된 자세를 취해야 하고, 이로 인해 허리에 스트레스가 가해진다. 또 팔 쪽으로 머리를 숙여야 하기 때문에, 상부 등과 승모근에 스트레스가 가해진다. ERT는 사이클리스트에게 훌륭한 훈련을 제공하여 라이딩 자세와 전반적인 근력 발달에 도움을 준다.
그러나 이 프로그램의 기본 운동은 견갑골 근육과 허리 근육 뿐 만 아니라 다리 발달에 강한 자극으로 제공하는 고관절 고정근을 위해 설계되었다.

우리는 사이클리스트의 지구력과 반복 환경을 고려해서 1세트 당 15-25회 또는 20-30초의 운동으로 이루어진 다중 세트 훈련을 권장한다.

## 기본 운동(Base Exercises)

| | |
|---|---|
| 전거근 펀치(Serratus punch) | 페이지 47 |
| 어깨 으쓱하기(Shrug) | 페이지 81 |
| 시티드 로우(Seated row) | 페이지 79 |
| 브릿지(교각 자세)(Bridge) | 페이지 102 |
| 네발 자세 안정화(Quadruped stabilization) | 페이지 137 |
| 랫 풀-다운(Lat pull-down) | 페이지 82 |
| 테라밴드 퀵 킥(TheraBand quick kick) | 페이지 122 |
| 고관절 신전(Hip extension) | 페이지 59 |
| 벽에서 걷기(60-90°)(Wall walk (60-90 degrees)) | 페이지 97 |

## 스포츠 시뮬레이션 운동(Sport Simulation Exercises)

| | |
|---|---|
| CLX를 이용한 루마니안 데드 리프트(RDL)(Romanian deadlift (RDL) with CLX) | 페이지 231 |
| 저항 포워드 스텝-오버(Resisted forward step-over) | 페이지 232 |

## CLX를 이용한 루마니안 데드 리프트(RDL)(Romanian Deadlift (RDL) With CLX)

**모든 하지 근육, 코어 근육(All Lower Extremity Muscle Groups, Core Musculature)**

CLX의 한쪽 끝을 허벅지에 둘러 감싸고 선 자세를 취한다. 밴드의 다른 쪽 끝을 안쪽면에 유지한다. 밴드의 한번 회전을 위해 그 밴드를 가쪽으로 감싼다(무릎의 위쪽과 아래쪽 모두). 밴드 루프 안에 반대쪽 발을 배치하는데, 이것은 운동 동안 피로 긴장을 유발한다(a). 몸통을 똑바로 세우고, 허리를 앞쪽으로 굴곡하고 비체중부하 다리를 뒤쪽으로 뻗는다. 움직임을 최소화하고 적절한 균형을 유지하면서 장시간 동안 이 자세를 유지한다(b). 시작자세로 돌아온다. 피로 발생을 줄이기 위해 시간 간격(예, 20-30초)을 두고 여러 번 수행한다.

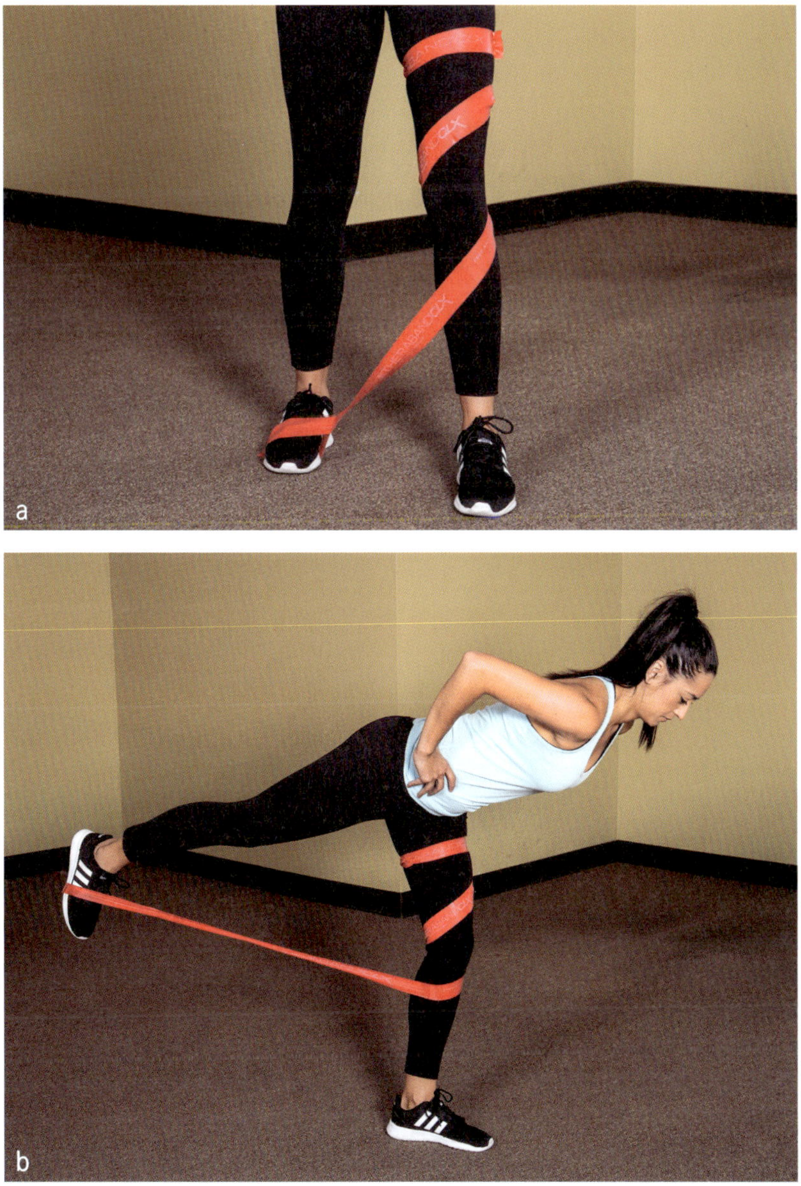

## 저항 포워드 스텝-오버(Resisted Forward Step-Over)

**대퇴사두근, 햄스트링, 고관절 굴곡근, 둔부 근육, 코어 근육**
**(Quads, Hamstring, Hip Flexors, Glutes, Core Musculature)**

여러분의 뒤쪽에 위치한 고정 물체에 밴드를 연결하고, 밴드의 중간부분을 허리에 배치한다. 한발을 플랫폼(6-8인치 높이) 위에 올려놓는다(a). 뒤쪽 발을 앞쪽으로 스텝하여 플랫폼을 넘어서 지면에 내려놓는다. 이때 밴드의 긴장이 증가된다(b). 천천히 그리고 통제하면 시작자세로 되돌아온다. 이를 여러 번 반복한다. 양쪽 다리 근육의 균형된 발달을 위해 반대쪽 발을 플랫폼 위에 올려놓고 위의 동작을 수행한다.

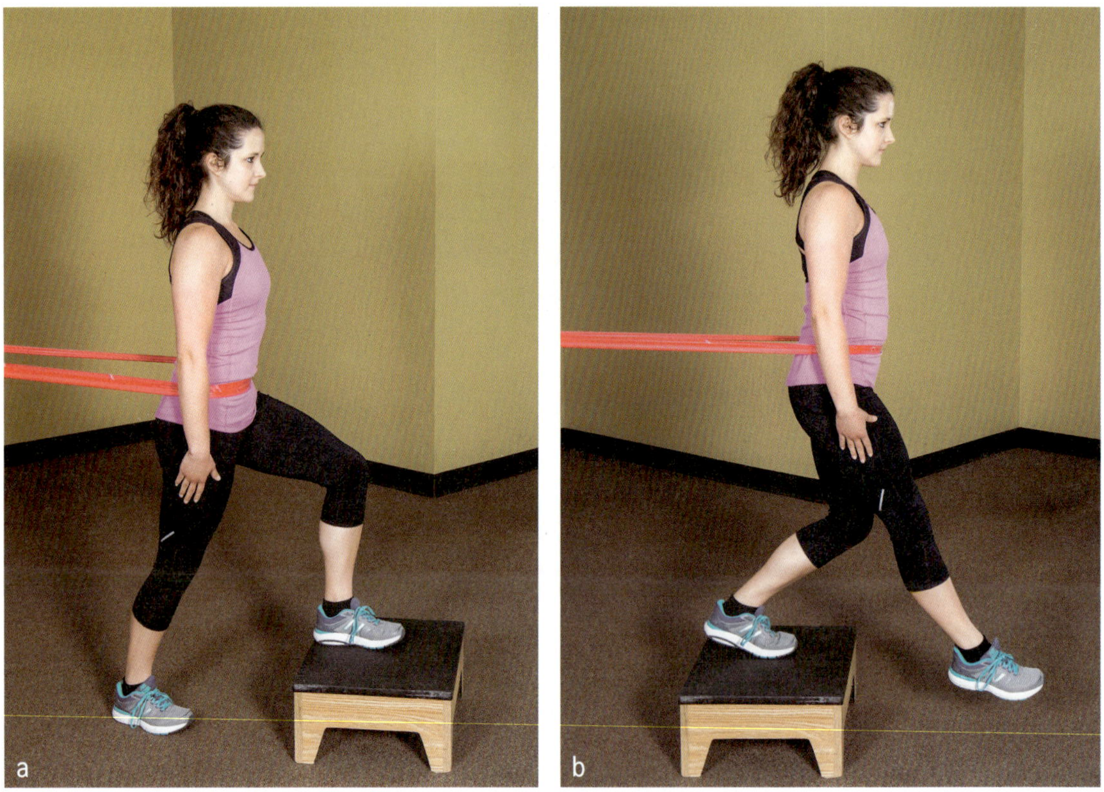

14

# 재활

# Rehabilitation

본 장의 목적은 일반적인 근골격계 부상의 재활을 위한 탄성 저항 사용에 대한 매우 일반적이고 기본적인 권장사항을 제공하는 것이다. 그러나 추천된 이런 운동은 주의깊게 적용되어야 한다. 중요한 이들 권장사항은 부상을 진단하고 특정 재활을 수행할 수 있는 의사, 물리치료사 또는 의료제공자의 평가를 대체할 수 있는 것은 아니고, 흔한 부상을 만났을 때 도움이 될 수 있는 특정 운동을 보여줄 뿐이다. 여기에서 제시되는 적정 저항 수준과 특정 움직임 패턴으로 이루어진 근력강화 운동은 부상이나 컨디션을 향상시키는데 도움을 줄 수 있다. 이것을 명심하자: 만약 어떤 운동이 관절이나 부상 부위의 국소 통증을 유발한다면, 이 운동을 중단하고 자격을 갖춘 전문가로부터 의학적 평가를 구한다.

## 회복을 위한 탄성 저항 운동 적용의 원칙
## (Principles of Elastic Resistance Exercise Application to a Rccovering Area)

중요한 것은 현재의 근골격계 부상 부위나 과거에 부상이 있던 부위에 탄성 저항의 사용을 위한 몇 가지 일반적인 원칙을 밝히고 거론하는 것이다. 탄성 저항을 사용하는 장점 중의 하나는 탄성 밴드의 길이를 바꾸거나 탄성 밴드의 저항을 실제로 증가시킴으로써 저항 레벨을 쉽게 변화시킬 수 있는 것이다. 특히, 부상이 있는 부위를 운동할 때, 너무 강한 저항을 적용하지 않는 것이 매우 중요하다. 물리치료사들은 근피로를 일으키지 않고 근골격계를 재활하기 위해 많은 반복 횟수와 낮은 저항 프로그램을 권장하고 적용한다. 그리고 물리치료사는 통증이 발생하지 않고 가동범위의 끝지점까지 도달하지 않는 관절가동범위운동을 적용한다. 이것은 완전 가동범위운동이 적용될 수 없는 부위에 중요한 근수축과 근육의 일을 허용할 수 있다.

끝으로, 우리가 각 신체 부위를 움직일 때, 부상을 위한 운동의 일부로서 일반적으로 근위 부위의 운동을 먼저 권장하고, 그다음 원위 부위를 위한 운동으로 진전한다. 이것은 매우 중요하다. 근골격계 부상으로부터의 적절한 재활과 회복이 부상 분절만의 운동을 포함하지 않고, 부상 분절의 위쪽과 아래쪽에 위치한 분절의 운동을 포함해야 한다. 이런 중요한 개념은 '운동사슬'과 관련되고, 거의 모든 신체 분절의 재활에 적용되는 중요한 원칙이다. 예를 들어, 팔꿈치 부상이나 어깨 부상을 치료할 때 견갑골 근육의 운동을 포함시키는 것이 이런 개념을 잘 설명해 주고 있다.

## 상지(Upper Extremity)

상지의 부상은 상지 전체 운동사슬의 근력강화와 지구력 강화로부터 많은 이점을 얻을 수 있다. 하나의 중요한 예는 주로 가속과 밀기 수행을 담당하는 어깨 앞쪽의 근육과 감속과 당기기를 수행하는 어깨 뒤쪽과 상부 등에 있는 근육 사이의 적절한 균형이다. 앞쪽 근육과 뒤쪽 근육의 균형은 부상 예방과 재활의 측면에서 중요한 역할을 한다. 탄성 저항은 신체의 효율성과 전반적 기능을 향상시킬 수 있는 매우 중요한 도구가 될 수 있다. 탄성 저항은 구심성 수축과 원심성 수축 모두를 향상시킬 수 있는 적절한 도구이다. 본 단락은 어깨, 팔꿈치 및 손목의 부상을 위한 탄성 저항의 사용을 잘 설명하고 있다.

### 어깨 부상(Shoulder Injury)

어깨는 신체 중에서 가장 가동성이 좋은 관절이고, 또 어깨 관절을 안정화시키는 다양한 근육을 가지고 있다. 회전근개로 이루어진 이 근육들은 어깨의 안정성을 주로 담당한다. 견갑골 근육의 근력과 지구력의 향상과 함께, 회전근개의 근력을 강화하는 운동은 종종 회전근개의 건염, 충돌증후군 및 어깨 불안정과 같은 어깨 부상을 치료하는데 큰 도움을 준다. 많은 운동선수와 활동적인 사람의 경우에는, 회전근개와 견갑골 근육을 위한 운동이 전통적인 웨이트-리프팅 프로그램에 종종 포함되지 않고 있다. 테니스, 야구, 배구 등과 같은 스포츠의 경우에는, 경기를 수행하기 위해 높은 수준의 스트레스와 활동이 이들 근육에 의해 요구된다.

다음의 운동들은 회전근개 부상으로 인한 어깨 통증 환자에게 권장되는 중요한 재활 프로그램의 일부이다. 낮은 저항과 많은 반복 횟수로 이루어진 운동이 권장된다. 팔을 머리 위로 올리거나 등 뒤로 위치시키는 운동들은 가급적 피해야 한다. 엉뚱한 이런 유형의 운동 패턴들은 어깨 근력을 향상시키려는 활동적인 사람에게서 종종 나타난다. 그러나, 그런 운동은 회전근개나 어깨를 안정화시키는 조직에 좋지 못한 스트레스를 가할 수 있다.

### 추천운동(Recommended Exercises)

| | |
|---|---|
| 어깨 외회전(팔을 몸통 옆에 붙인 상태)(Shoulder external rotation at side) | 페이지 46 |
| 어깨 내회전(팔을 몸통 옆에 붙인 상태)(Shoulder internal rotation at side) | 페이지 45 |
| 시티드 로우(Seated row) | 페이지 79 |
| 견갑골 후인이 동반된 어깨 외회전(Shoulder external rotation with retraction) | 페이지 92 |
| 견갑골 후인이 동반된 양쪽 팔의 신전(Bilateral extension with retraction) | 페이지 85 |
| 벽에서 걷기(60-90°)(Wall walk (60 to 90 degrees)) | 페이지 97 |
| 어깨 높이의 바이셉스 컬(Biceps curl at shoulder level) | 페이지 87 |
| 전거근 펀치(Serratus punch) | 페이지 47 |

이들 기본 운동이 쉬워지고 잘 이겨낼 수 있다면(여러분이 좋은 조절을 가지고 적절하게 이 운동들을 수행할 수 있다면), 여러분은 아래 운동을 기본 운동에 첨가함으로써 더 높은 난이도의 운동으로 진행할 수 있다.

### 진전(Progression)

| | |
|---|---|
| 90°자세에서 어깨 외회전(Shoulder external rotation at 90°) | 페이지 95 |
| 90°자세에서 어깨 내회전(Shoulder internal rotation at 90°) | 페이지 94 |
| 선 자세 어깨 수평외전(외회전)(Shoulder standing horizontal abduction with external rotation) | 페이지 213 |

## 팔꿈치 부상(Elbow Injury)

대부분의 팔꿈치 부상은 테니스 엘보우처럼 과사용 손상이다. 이런 손상은 반복 사용으로 일어나고, 운동 뿐만 아니라 일상 활동의 수행을 제한할 수 있다. 팔꿈치 부상에는 2가지 주요 유형이 있다: 외측 부상과 내측 부상. 운동은 재활 과정을 도울 수 있고, 상지 전체 운동사슬을 포함한다. 이것이 과사용 손상이기 때문에, 무거운 하중을 이용하는 운동 수행은 바람직하지 않고, 실제로 부상을 장기간 지속시킬 수 있다. 테니스 엘보우는 휴식과 적절한 관리와 운동으로 완화될 수 있다.

팔꿈치 재활 운동의 독특한 특징은 주관절을 통과하지만 전완과 손목보다 주관절에 영향을 많이 주지 않는 근육과 건을 활성화하는 것이다. 아래의 추천 운동은 테니스 엘보우를 치유하는데 도움을 주는 운동이다. 증상(통증)이 팔꿈치의 외측이나 내측 중 어디에 있던 관계없이, 중요한 것은 전완 근육의 근력과 근지구력을 향상시키기 위해 아래 운동을 이용하는 것이다.

### 추천운동(Recommended Exercises)

| | |
|---|---|
| 손목 신전(Wrist extension) | 페이지 51 |
| 손목 굴곡(Wrist flexion) | 페이지 50 |
| 전완 회내(Forearm pronation) | 페이지 53 |
| 전완 회외(Forearm supination) | 페이지 52 |
| 요측 편위(Radial deviation) | 페이지 55 |
| 척측 편위(Ulnar deviation) | 페이지 54 |
| 시티드 로우(Seated row) | 페이지 79 |
| 견갑골 후인이 동반된 어깨 외회전(Shoulder external rotation with retraction) | 페이지 92 |
| 어깨 외회전(팔을 몸통 옆에 붙인 상태)(Shoulder external rotation at side) | 페이지 46 |

## 손목 부상(Wrist Injury)

주로 손목 부상은 손목을 지나가고 손목관절의 움직임을 조절하는 전완 근육의 건염이다. 타이핑, 집안일 및 운동활동과 같은 반복 사용이 손목 부상을 초래할 수 있다. 테니스 엘보우의 치료처럼, 손목과 전완을 통과하는 전완 근육의 운동이 적용된다. 사실, 손목 재활의 운동은 팔꿈치 재활의 운동과 동일하다. 손목의 모든 측면에 작용하는 전완 근육의 활성화 운동은 손목 안정화를 향상시키는데 꼭 필요할 뿐 만 아니라, 주관절의 근력과 안정성을 제공하는데도 필수적이다. 견갑골 근육과 회전근개(외회전)를 위한 운동은 상지 전체 운동사슬에 도움을 줄 뿐 만 아니라, 손목 부상의 치료에도 도움이 된다.

# 하지(Lower Extremity)

탄성 저항 운동은 부상을 당한 하지 근육의 훈련에도 유용할 수 있다. 우리는 하지의 경우 탄성 저항을 사용해 하지의 말단(발)이 지면, 플랫폼 또는 물체에 놓이지 않는 열린사슬운동과 지면이나 고정된 물체에 신체를 밀거나 안정화시킨 닫힌사슬운동을 종종 이용한다. 이 운동들은 하지의 주요 근육 활성화에 중요한 역할을 한다. 본 단락의 운동은 하지 운동 사슬에 초점을 맞추고 있다.

## 고관절 부상(Hip Injury)

고관절 부상은 고관절을 통과하고 운동 보조와 안정화를 제공하는 근육과 건의 손상을 포함한다. 어깨와는 달리, 고관절은 안정성이 더 좋은 관절이지만, 여전히 최적의 근육길이와 안정성을 가지고 효율적으로 기능을 한다. 흔한 부상 중의 일부는 고관절을 지나가는 근육[대퇴사두근, 슬괵근(햄스트링) 및 내전근]의 부상이다. 대퇴사두근과 슬괵근(햄스트링)은 고관절과 슬관절을 모두 지나가기 때문에 2관절 근육으로 간주된다. 고관절과 코어의 근력과 안정성을 향상시키는 것은 고관절 재활 프로그램의 주요 요소이다. 누운 자세나 옆으로 누운 자세에서 실시되는 단독 근육의 운동은 특정 고관절 근육의 작용을 이용하지만, 런지와 스쿼트 등과 같은 체중부하 상태(닫힌사슬운동)에서 수행되는 운동들은 단독 근육이 아닌 여러 근육의 작용을 이용한다. 이 운동들은 고관절의 전반적인 근력을 제공할 수 있다. 아래의 운동들은 고관절 부상을 일으키는 고관절의 약증을 해결하는데 도움을 준다.

### 추천운동(Recommended Exercises)

| | |
|---|---|
| 클램(Clam) | 페이지 106 |
| 몬스터 워크(Monster walk) | 페이지 117 |
| 옆으로 누운 자세의 힙 리프트(Side-lying hip lift) | 페이지 105 |
| 테라밴드 퀵 킥(TheraBand quick kick) | 페이지 122 |
| 고관절 내전(Hip adduction) | 페이지 61 |
| 루프 밴드 브릿지(Loop band bridge) | 페이지 103 |

| | |
|---|---|
| 고관절 신전(Hip extension) | 페이지 59 |
| 고관절 내회전과 고관절 외회전(Hip internal rotation and external rotation) | 페이지 56-57 |
| 양발 저항 스쿼트(Double-leg resisted squat) | 페이지 229 |
| 힙 클락(Hip clock) | 페이지 123 |
| 레그 익스텐션(Leg extension) | 페이지 170 |
| CLX를 이용한 루마니안 데드 리프트(RDL)(Romanian deadlift (RDL) with CLX) | 페이지 231 |
| 저항 포워드 스텝-오버(Resisted forward step-over) | 페이지 232 |

## 무릎 부상(Knee Injury)

무릎 부상은 무릎을 불안정하게 만드는 인대 손상이나 연골과 뼈의 손상을 포함한다. 가장 흔한 부상 중의 하나인 연골연화증은 슬개대퇴관절에서 일어난다. 어깨와 비슷하게, 슬관절도 대퇴골의 끝단을 따라 슬개골을 안정화시키는 근육의 지지에 좌우된다. 슬관절의 부상은 흔한 편이고, 운동 뿐 만 아니라 일상활동에도 영향을 줄 수 있다.

많은 요소들이 무릎 부상을 치료하는데 이용되지만, 고관절과 코어의 안정성을 향상시키는 운동들이 대부분의 무릎 부상을 치료하는 높은 수준의 치료로서 권장된다. 전통적으로 대퇴사두근을 표적으로 하는 운동이 대부분의 무릎 부상을 치료하는데 적용되지만, 하지의 안정성에 고관절 근육의 역할이 중요하다는 것을 이해함으로써 무릎 재활 프로그램에 고관절과 코어의 운동을 포함시킨다.

### 추천운동(Recommended Exercises)

| | |
|---|---|
| 무릎 최종 신전(Terminal knee extension) | 페이지 64 |
| 무릎신전(Knee extension) | 페이지 63 |
| 프론트 스쿼트(Front squat) | 페이지 114 |
| CLX를 이용한 루마니안 데드 리프트(RDL)(Romanian deadlift (RDL) with CLX) | 페이지 231 |
| 저항 포워드 스텝-오버(Resisted forward step-over) | 페이지 232 |
| 고관절 외전(Hip abduction) | 페이지 60 |
| 몬스터 워크(Monster walk) | 페이지 117 |

## 발목 부상(Ankle Injury)

가장 흔한 발목 부상은 저측굴곡-내반성 발목 염좌이다. 이것은 발이 안쪽으로 회전하는 손상을 의미하며, 발목의 외측면에 있는 인대가 손상되는 것이다. 발목 염좌는 하지를 지지하는 근육의 적절한 근력과 지구력이 회복되지 않으면 빈번하게 재발되는 매우 취약한 손상이다. 이런 부상도 고관절의 근력이 중요하다. 연구에 따르면, 만성 발목 불안정을 가진 운동선수들이 고관절의 약증을 많이 가지고 있다는 것이다. 이것은 발목 부상을 치료하는데 있어 하지 전체 사슬 운동의 역할이 중요하다는 것을 다시 한 번 지적하고 있는 것이다.

모든 하지 재활 운동의 중요한 다른 요소는 '고유수용성 훈련'으로 불리는 균형 시스템의 운동을 이용하는 것이다. 만성 발목 염좌 환자나 처음 당한 발목 염좌 환자를 대상으로 변화된 고유수용성 감각을 기록해야 한다. 발목이나 하지의 운동 동안에 밸런스 플랫폼이나 다른 환경을 첨가하는 것은 매우 유용하며, 반드시 권장되어야 할 사항이다. 코어, 고관절 및 무릎 등의 운동에 이런 개념을 적용시키고, 균형이나 고유수용성 감각 운동을 통해 하지 근조직의 요구를 증가시킨다.

### 추천운동(Recommended Exercises)

| | |
|---|---|
| 발목 저측 굴곡(Ankle plantarflexion) | 페이지 66 |
| 발목 배측 굴곡(Ankle dorsiflexion) | 페이지 65 |
| 발목 내번(Ankle inversion) | 페이지 67 |
| 발목 외번(Ankle eversion) | 페이지 68 |
| 고관절 외전(Hip abduction) | 페이지 60 |
| 테라밴드 퀵 킥(TheraBand quick kick) | 페이지 122 |
| 클램(Clam) | 페이지 106 |
| 런지와 메디신 볼 회전의 결합(Lunge with medicine ball rotation) | 페이지 143 |
| 몬스터 워크(Monster walk) | 페이지 117 |

## 척주 부상(Spine Injury)

어깨와 고관절의 근력과 안정성을 향상시키는 운동은 궁극적으로 척추의 안정성에 영향을 줄 수 있어, 척추 재활 프로그램의 중요한 부분이 될 수 있다. 전통적으로 코어와 견갑골 안정성을 향상시키는데 이용되는 특수 운동도 척추 부상의 재활에 효과적일 수 있다. 본 단락은 상부 등 부상과 허리 부상을 위한 탄성 저항 운동을 다룰 것이다.

### 상부 등과 목 부상(Upper Back and Neck Injury)

견갑골을 안정화시키고 목이나 두개골과 어깨 복합체 사이에서 시작하는 근육을 표적하는 운동은 경추와 흉추에 지지를 제공할 수 있다. 컴퓨터 작업, 독서, 자동차 운전 및 기타 활동을 수행할 때, 사람들은 둥근 어깨와 머리 전방 쏠림 자세를 취하게 된다. 이것은 나쁜 자세를 유발하고 머리와 목을 지지하는 중요한 근육에 많은 스트레스를 가하게 된다. 본장에서 설명된 다른 부위의 부상과 비슷하게, 낮은 하중과 많은 반복 횟수의 운동이 근육의 피로를 감소시키고 지구력을 증가시킬 수 있기 때문에 척추 부상을 당한 환자에게 권장된다. 이런 운동을 수행할 때 적절한 자세와 좋은 신체 위치를 강조하는 것이 매우 중요하다. 거울이나 다른 형태의 피드백 사용도 운동하는 동안 환자가 자신의 자세를 모니터링하는데 매우 유용할 수 있다.

### 추천운동(Recommended Exercises)

| | |
|---|---|
| 어깨 으쓱하기(Shrug) | 페이지 81 |
| 목 안정화 운동(Neck stabilizer) | 페이지 156 |
| 시티드 로우(Seated row) | 페이지 79 |
| 벤트-오버 로우(Bent-over row) | 페이지 83 |
| 견갑골 후인이 동반된 어깨 외회전(Shoulder external rotation with retraction) | 페이지 92 |
| 견갑골 후인이 동반된 양쪽 팔의 신전(Bilateral extension with retraction) | 페이지 85 |
| 벽에서 걷기(60-90°)(Wall walk (60 to 90 degrees)) | 페이지 97 |
| 랫 풀-다운(Lat pull-down) | 페이지 82 |

## 허리 부상(Low Back Injury)

허리 부상은 모든 연령대에서 발생하는 가장 흔한 부상 중의 하나이다. 운동선수들은 많은 반복 회전과 무거운 하중에 의해 허리 부상을 당할 수 있고, 일반인은 잘못된 자세, 나쁜 복부 조절 능력, 과체중, 무사용 등에 의해 허리 부상을 당할 수 있다. 허리 부상을 예방하고 재활하는 운동이 매우 유용할 수 있다. 여기에 포함되는 운동은 고관절과 코어의 안정성을 향상시킬 수 있고, 또 이 운동들은 허리에서 고관절까지 펼쳐져 있는 척추기립근과 복부 근육을 통해 허리 안정성을 향상시키고 허리 지지를 제공하기 위해 사용될 수 있다. 이런 운동을 수행하는 동안 적절한 자세와 척추 위치를 사용하는 것이 중요하며, 독자들은 본 장에서 제시된 사진, 설명 및 비디오 등을 이용하여 허리 재활을 위한 적절한 운동을 더욱 잘 이해하기 바란다. 많은 운동 세트와 반복도 허리 부위의 지구력 발달에 중요한 역할을 한다.

### 권장 운동(Recommended Exercises)

| | |
|---|---|
| 루프 밴드 브릿지(Loop band bridge) | 페이지 103 |
| 복부 크런치(Abdominal crunch) | 페이지 126 |
| 클램(Clam) | 페이지 106 |
| 고관절 외전(Hip abduction) | 페이지 60 |
| 테라밴드 퀵 킥(TheraBand quick kick) | 페이지 122 |
| 몸통 회전(Trunk rotation) | 페이지 131 |
| 앉은자세의 등 신전(Seated back extension) | 페이지 134 |
| 오블릭 컬-업(Oblique curl-up) | 페이지 127 |
| 소화전 운동(Fire hydrant) | 페이지 124 |

본 단락의 운동과 설명은 독자들이 부상 부위의 근력과 안정성을 향상시킬 수 있도록 권장되고 제공되는 운동이다. 이 운동들이 물리치료사 등 자격을 갖춘 전문가들의 평가나 운동 프로그램을 대체할 수 있다는 것을 의미하지 않는다. 오히려 이 운동들은 부상 부위에 안정성을 제공할 수 있는 주요 근육과 근육군을 표적으로 한다. 본 책의 전신 피트니스 운동과 함께, 본 장의 프로그램은 탄성 저항 운동을 통해 전반적인 피트니스의 향상에 도움을 줄 수 있다.

## Chapter 1


Aboodarda, S.J., J. George, A.H. Mokhtar, and M. Thompson. 2011. "Muscle Strength and Damage Following Two Modes of Variable Resistance Training." J Sports Sci Med 10: 635-642.

Aboodarda, S.J., M.S.A. Hamid, A.M.C. Muhamed, F. Ibrahim, and M. Thompson. 2013. "Resultant Muscle Torque and Electromyographic Activity During High Intensity Elastic Resistance and Free Weight Exercises." Eur J Sport Sci 13 (2): 155-163.

Aboodarda, S.J., P.A. Page, and D.G. Behm. 2015. "Eccentric and Concentric Jumping Performance During Augmented Jumps With Elastic Resistance: A Meta-Analysis." Int J Sports Phys Ther 10, (6): 839-849.

Aboodarda, S.J., P.A. Page, and D.G. Behm. 2016. "Muscle Activation Comparisons Between Elastic and Isoinertial Resistance: A Meta-Analysis." Clin Biomech (Bristol, Avon) 39 (November): 52-61.

Biscarini, A. 2012. "Determination and Optimization of Joint Torques and Joint Reaction Forces in Therapeutic Exercises With Elastic Resistance." Med Eng Phys 34 (1): 9-16.

Calatayud, J., S. Borreani, J.C. Colado, F. Martin, and M.E. Rogers. 2014. "Muscle Activity Levels in Upper-Body Push Exercises With Different Loads and Stability Conditions." Phys Sportsmed 42 (4): 106-119.

Colado, J.C., and N.T. Triplett. 2008. "Effects of a Short-Term Resistance Program Using Elastic Bands Versus Weight Machines for Sedentary Middle-Aged Women." J Strength Cond Res 22 (5): 1441-1448.

Hughes, C.J., K. Hurd, A. Jones, and S. Sprigle. 1999. "Resistance Properties of Thera-Band Tubing During Shoulder Abduction Exercise." J Orthop Sports Phys Ther 29 (7): 413-420.

Jakobsen, M.D., E. Sundstrup, C.H. Andersen, P. Aagaard, and L.L. Andersen. 2013. "Muscle Activity During Leg Strengthening Exercise Using Free Weights and Elastic Resistance: Effects of Ballistic Vs Controlled Contractions." Hum Mov Sci 32 (1): 65-78.

Sundstrup, E., M.D. Jakobsen, C.H. Andersen, K. Jay, and L.L. Andersen. 2012. "Swiss Ball Abdominal Crunch With Added Elastic Resistance Is an Effective Alternative to Training Machines." Int J Sports Phys Ther 7 (4): 372-380.


## Chapter 2


Hughes, C.J., K. Hurd, A. Jones, and S. Sprigle. 1999. "Resistance Properties of Thera-Band Tubing During Shoulder Abduction Exercise." J Orthop Sports Phys Ther 29 (7): 413-20.

Page, P., L. Andersen, J.C. Colado, M. Rogers, M. Voight, and D. Behm. 2019. "The Science of Elastic Resistance Exercise Dosing." J Perform Health Res 3 (1): 19-29. In Review.

Page, P., R. Topp, P. Maloney, E. Jaeger, A. Labbe, and G.W. Stewart. 2017. "A Comparison of Resistive Torque Generated by Elastic Resistance and Isotonic Resistance (Abstract)." J Orthop Sports Phys Ther 47 (1): A203.

U.S. Department of Health and Human Services. 2018. Physical Activity Guidelines for Americans. 2nd ed. Washington, DC: U.S. Department of Health and Human Services.

## Chapter 3

Andersen, L.L., J. Vinstrup, M.D. Jakobsen, and E. Sundstrup. 2017. "Validity and Reliability of Elastic Resistance Bands for Measuring Shoulder Muscle Strength." Scand J Med Sci Sports 27 (8): 887-894.

Behm, D.G., and K.G. Anderson. 2006. "The Role of Instability With Resistance Training." J Strength Cond Res 20 (3): 716-722.

Colado, J.C., X. Garcia-Masso, T.N. Triplett, J. Flandez, S. Borreani, and V. Tella. 2012. "Concurrent Validation of the Omni-Resistance Exercise Scale of Perceived Exertion With Thera-Band Resistance Bands." J Strength Cond Res 26 (11): 3018-3024.

Colado, J.C., F.M. Pedrosa, A. Juesas, P. Gargallo, J.J. Carrasco, J. Flandez, M.U. Chupel, A.M. Teixeira, and F. Naclerio. 2018. "Concurrent Validation of the Omni-Resistance Exercise Scale of Perceived Exertion With Elastic Bands in the Elderly." Exp Gerontol 103 (March): 11-16.

Colado, J.C., and N.T. Triplett. 2008. "Effects of a Short-Term Resistance Program Using Elastic Bands Versus Weight Machines for Sedentary Middle-Aged Women." J Strength Cond Res 22 (5): 1441-1448.

Garber, C.E., B. Blissmer, M.R. Deschenes, B.A. Franklin, M.J. Lamonte, I.M. Lee, D.C. Nieman, D.P. Swain, and Medicine American College of Sports. 2011. "American College of Sports Medicine Position Stand. Quantity and Quality of Exercise for Developing and Maintaining Cardiorespiratory, Musculoskeletal, and Neuromotor Fitness in Apparently Healthy Adults: Guidance for Prescribing Exercise." Med Sci Sports Exerc 43 (7): 1334-1359.

Reibe, D., ed. 2018. ACSM's Guidelines for Exercise Testing and Prescription. 10th ed. Philadelphia: Wolters Kluwer. Topp, R., A. Mikesky, and K. Thompson. 1998. "Determinants of Four Functional Tasks Among Older Adults: An Exploratory Regression Analysis." J Orthop Sports Phys Ther 27 (2): 144-153.

U.S. Department of Health and Human Services (HHS). 2018. Physical Activity Guidelines for Americans. 2nd ed. Washington, DC: U.S. Department of Health and Human Services. Available online: https://health.gov/PAGuidelines

## Chapter 5

Andersen, L.L., C.A. Saervoll, O.S. Mortensen, O.M. Poulsen, H. Hannerz, and M.K. Zebis. 2011. "Effectiveness of Small Daily Amounts of Progressive Resistance Training for Frequent Neck/Shoulder Pain: Randomised Controlled Trial." Pain 152 (2): 440-446.

Brandt, M., M.D. Jakobsen, K. Thorborg, E. Sundstrup, K. Jay, and L.L. Andersen. 2013. "Perceived Loading and Muscle Activity During Hip Strengthening Exercises: Comparison of Elastic Resistance and Machine Exercises." Int J Sports Phys Ther 8 (6): 811-819.

Hopkins, J.T., C.D. Ingersoll, M.A. Sandrey, and S.D. Bleggi. 1999. "An Electromyographic Comparison of 4 Closed Chain Exercises." J Athl Train 34 (4): 353-357.

Jakobsen, M.D., E. Sundstrup, C.H. Andersen, T. Bandholm, K. Thorborg, M.K. Zebis, and L.L. Andersen. 2012. "Muscle Activity During Knee-Extension Strengthening Exercise Performed With Elastic Tubing and Isotonic Resistance." Int J Sports Phys Ther 7 (6): 606-616.

Jakobsen, M.D., E. Sundstrup, C.H. Andersen, R. Persson, M.K. Zebis, and L.L. Andersen. 2014. "Effectiveness of Hamstring Knee Rehabilitation Exercise Performed in Training Machine Vs. Elastic Resistance:

Electromyography Evaluation Study." Am J Phys Med Rehabil 93 (4): 320-327.

Reinold, M.M., K.E. Wilk, G.S. Fleisig, N. Zheng, S.W. Barrentine, T. Chmielewski, R.C. Cody, G.G. Jameson, and J.R. Andrews. 2004. "Electromyographic Analysis of the Rotator Cuff and Deltoid Musculature During Common Shoulder External Rotation Exercises." J Orthop Sports Phys Ther 34 (7): 385-394.

Serner, A., M.D. Jakobsen, L.L. Andersen, P. Holmich, E. Sundstrup, and K. Thorborg. 2014. "EMG Evaluation of Hip Adduction Exercises for Soccer Players: Implications for Exercise Selection in Prevention and Treatment of Groin Injuries." Br J Sports Med 48 (14): 1108-1114.

Thigpen, C.A., D.A. Padua, N. Morgan, C. Kreps, and S.G. Karas. 2006. "Scapular Kinematics During Supraspinatus Rehabilitation Exercise: A Comparison of Full-Can Versus Empty-Can Techniques." Am J Sports Med 34 (4): 644-652.

Willett, G.M., J.B. Paladino, K.M. Barr, J.N. Korta, and G.M. Karst. 1998. "Medial and Lateral Quadriceps Muscle Activity During Weight-Bearing Knee Extension Exercise." J Sport Rehabil 7: 248-257.

## Chapter 6

Calatayud, J., S. Borreani, J.C. Colado, F. Martin, and M.E. Rogers. 2014. "Muscle Activity Levels in Upper-Body Push Exercises With Different Loads and Stability Conditions." Phys Sportsmed 42 (4): 106-119.

Choi, W.J., T.L. Yoon, S.A. Choi, J.H. Lee, and H.S. Cynn. 2017. "Different Weight Bearing Push-Up Plus Exercises With and Without Isometric Horizontal Abduction in Subjects With Scapular Winging: A Randomized Trial." J Bodyw Mov Ther 21 (3): 582-588.

Decker, M.J., R.A. Hintermeister, K.J. Faber, and R.J. Hawkins. 1999. "Serratus Anterior Muscle Activity During Selected Rehabilitation Exercises." Am J Sports Med 27 (6): 784-791.

Hintermeister, R.A., G.W. Lange, J.M. Schultheis, M.J. Bey, and R.J. Hawkins. 1998. "Electromyographic Activity and Applied Load During Shoulder Rehabilitation Exercises Using Elastic Resistance." Am J Sports Med 26 (2): 210-220.

Iversen, V.M., P.J. Mork, O. Vasseljen, R. Bergquist, and M.S. Fimland. 2017. "Multiple-Joint Exercises Using Elastic Resistance Bands Vs. Conventional Resistance-Training Equipment: A Cross-Over Study." Eur J Sport Sci 17 (8): 973-982.

Reinold, M.M., K.E. Wilk, G.S. Fleisig, N. Zheng, S.W. Barrentine, T. Chmielewski, R.C. Cody, G.G. Jameson, and J.R. Andrews. 2004. "Electromyographic Analysis of the Rotator Cuff and Deltoid Musculature During Common Shoulder External Rotation Exercises." J Orthop Sports Phys Ther 34 (7): 385-394.

Witt, D., N. Talbott, and S. Kotowski. 2011. "Electromyographic Activity of Scapular Muscles During Diagonal Patterns Using Elastic Resistance and Free Weights." Int J Sports Phys Ther 6 (4): 322-332.

## Chapter 7

Berry, J.W., T.S. Lee, H.D. Foley, and C.L. Lewis. 2015. "Resisted Side Stepping: The Effect of Posture on Hip Abductor Muscle Activation." J Orthop Sports Phys Ther 45 (9): 675-682.

Colado, J.C., and N.T. Triplett. 2008. "Effects of a Short-Term Resistance Program Using Elastic Bands Versus Weight Machines for Sedentary Middle-Aged Women." Strength Cond Res 22 (5): 1441-1448.

Cordova, M.L., L.S. Jutte, and J.T. Hopkins. 1999. "EMG Comparison of Selected Ankle Rehabilitation Exercises." J Sport Rehabil 8 (3): 209-218.

Hintermeister, R.A., M.J. Bey, G.W. Lange, J.R. Steadman, and C.J. Dillman. 1998. "Quantification of Elastic Resistance Knee Rehabilitation Exercises." J Orthop Sports Phys Ther 28 (1): 40-50.

Hoogenboom, B.J., A. Stinson, A. Huyser, and M. Suter. 2018. "2D Video Analysis of the Effects of Theraband CLX Neuromuscular Exercises on Overhead Deep Squat: An Observational Cohort Study." J Perform Health Res 2 (1): 27-39.

Hopkins, J.T., C.D. Ingersoll, M.A. Sandrey, and S.D. Bleggi. 1999. "An Electromyographic Comparison of 4 Closed Chain Exercises." J Athl Train 34 (4): 353-357.

Iversen, V.M., P.J. Mork, O. Vasseljen, R. Bergquist, and M.S. Fimland. 2017. "Multiple-Joint Exercises Using Elastic Resistance Bands Vs. Conventional Resistance-Training Equipment: A Cross-Over Study." Eur J Sport Sci 17 (8): 973-982.

Kang, M.H., J.H. Jang, T.H. Kim, and J.S. Oh. 2014. "Effects of Shoulder Flexion Loaded by an Elastic Tubing Band on Emg Activity of the Gluteal Muscles During Squat Exercises." J Phys Ther Sci 26 (11): 1787-1789.

Reinold, M.M., K.E. Wilk, G.S. Fleisig, N. Zheng, S.W. Barrentine, T. Chmielewski, R.C. Cody, G.G. Jameson, and J.R. Andrews. 2004. "Electromyographic Analysis of the Rotator Cuff and Deltoid Musculature During Common Shoulder External Rotation Exercises." J Orthop Sports Phys Ther 34 (7): 385-394.

Selkowitz, D.M., G.J. Beneck, and C.M. Powers. 2013. "Which Exercises Target the Gluteal Muscles While Minimizing Activation of the Tensor Fascia Lata? Electromyographic Assessment Using Fine-Wire Electrodes." J Orthop Sports Phys Ther 43 (2): 54-64.

Spracklin, K.F., D.C. Button, and I. Halperin. 2018. "Looped Band Placed Around Thighs Increases EMG of Gluteal Muscles Without Hindering Performance During Squatting." J Perform Health Res 1 (1): 60-71.

Sundstrup, E., M.D. Jakobsen, C.H. Andersen, T. Bandholm, K. Thorborg, M.K. Zebis, and L.L. Andersen. 2014. "Evaluation of Elastic Bands for Lower Extremity Resistance Training in Adults With and Without Musculo-Skeletal Pain." Scand J Med Sci Sports 24 (5): e353-e359.

## Chapter 8

Gottschall, J.S., J. Mills, and B. Hastings. 2013. "Integration Core Exercises Elicit Greater Muscle Activation Than Isolation Exercises." J Strength Cond Res 27 (3): 590-596.

Sundstrup, E., M.D. Jakobsen, C.H. Andersen, K. Jay, and L.L. Andersen. 2012. "Swiss Ball Abdominal Crunch With Added Elastic Resistance Is an Effective Alternative to Training Machines." Int J Sports Phys Ther 7 (4): 372-380.

Vinstrup, J., E. Sundstrup, M. Brandt, M.D. Jakobsen, J. Calatayud, and L.L. Andersen. 2015. Core Muscle Activity, Exercise Preference, and Perceived Exertion During Core Exercise With Elastic Resistance Versus Machine." Scientifica 2015 (403068): 1-6.

## Chapter 10

Garber, C.E., B. Blissmer, M.R. Deschenes, B.A. Franklin, M.J. Lamonte, I.M. Lee, D.C. Nieman, D.P. Swain, and Medicine American College of Sports. 2011. "American College of Sports Medicine Position Stand. Quantity and Quality of Exercise for Developing and Maintaining Cardiorespiratory, Musculoskeletal, and Neuromotor Fitness in Apparently Healthy Adults: Guidance for Prescribing Exercise." Med Sci Sports Exerc 43 (7): 1334-1359.

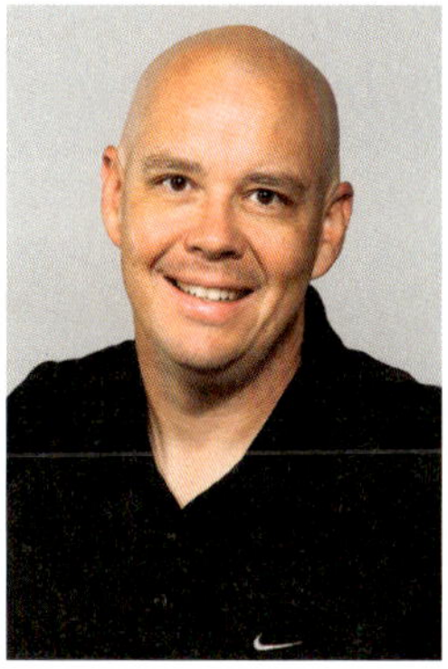

**Phil Page,** PhD, PT, ATC, LAT, CSCS, FACSM은 TheraBand, Biofreeze & Cramer product Brands의 Performance Health에 대한 임상 교육과 연구를 가르치는 글로벌 디렉터이다. 그는 Franciscan University 물리치료박사 과정의 겸임교수이고, New Orleans에 있는 Tulane University School of Medicine Orthopadics의 임상 강사이다. 그는 Louisiana State University(LSU)에서 물리치료를 공부했고, Mississippi State University에서 운동생리학으로 석사학위를 받았다. 그리고 운동학으로 박사를 받기 위해 LSU로 돌아왔다. 그는 미국 스포츠물리치료학위에서 Lifetime Excellence in Education Award를 수상했고, 연구분과 위원회의 의장으로 활동했다. 현재 그는 미국 스포츠물리치료학위의 회원이다.

Page 박사의 임상과 연구의 관심은 근골격계 통증에 대한 근불균형의 역할과 건강 관련(특히, 만성 질환 관리) 신체 피트니스를 위한 신체 활동의 촉진이다. 그는 Journal of Performance Health Research의 편집장이고, 국제 스포츠츠 물리치료학회 편집위원이고, 몇몇 국립자문 위원의 회원이다.

Page는 전세계를 돌면서 다양한 주제를 가진 워크숍에서 광범위하게 강의하고 있다. 그는 3개의 책을 포함해 100편 이상의 저작물을 발표했다. 그는 LSU와 Tulane University에서 운동신수 프로그램을 운영했고, New Orleans Saints, the Seattle Seahawks 및 미국 올림픽 트랙과 필드경기에 참여했다. 그는 Louisiana 주, Baton Rouge 시에서 아내와 4명의 자녀와 살고 있다.

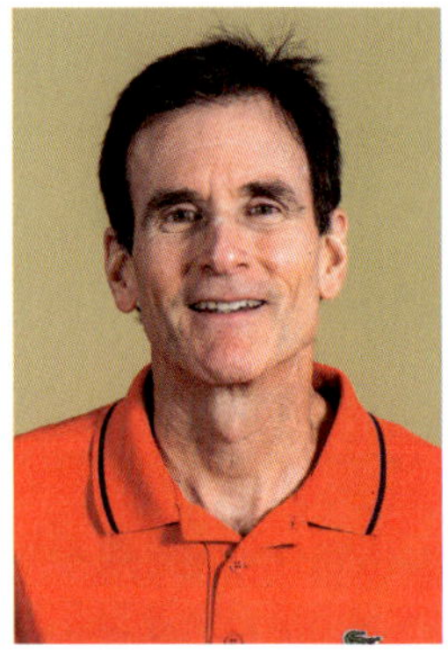

**Todd S. Ellenbecker,** MS, DPT, SCS, OCS, CSCS는 30년 이상의 물리치료 경험을 가졌고, 2018년 8월 Rehab Plus Sports Therapy-Scottsdale과 조인했다. 그는 ATP Tour medical services의 부의장을 역임했고, TheraBand Research Advisory Commitee(TRAC)의 멤버이다. 그는 여러 개의 자격증을 가지고 있다: Sports Clinical Specialist(APTA), Orthopedics Clinical Specialist(APTA), Strength & Conditioning Specialist(NSCA) 등. 그는 USPTA-certified tennis teaching professional이다.

Ellenbecker는 University of Wisconsin-La Crosse에서 물리치료를 공부했고, Arisona State University에서 운동생리학 석사학위를 받았다. 그리고 MGH Institute of Health Professions에서 DPT를 받았다. 그는 방대한 경험을 가졌고, 많은 상을 받았다: 2003년 NSCA's Sports Medicine Professional of the Year Award와 2007년 the Sports Physical Therapy Section's Ron Peyton Award. 그는 2008년에 from the International Tennis Hall of Fame로부터 Samuel Hardy Award를 받았다.

그는 미국 스포츠 의학회에서 문서 리뷰어와 편집위원으로 활동하고 있다. 그리고 그는 15권 이상의 책, 75개 이상의 챕터, 그리고 55개 이상 동료심사 논문의 저자나 또는 편집자이다. Ellenbecker는 아내인 Gail과 함께 Arizonawn Scottsdale에서 살고 있다.